RADIUMTHÉRAPIE

TRAVAUX DES MÊMES AUTEURS

SUR LA RADIUMTHÉRAPIE

WICKHAM. — Quelques notes sur l'emploi du radium en thérapeutique, *Ann. de derm.*, oct. 1906.

WICKHAM et DEGRAIS. — Épithélioma ; Tuberculose cutanée, *Soc. de derm.*, nov. 1906.

— Nævus vasculaire, *Soc. de derm.*, déc. 1906.

— Lichen plan et ulcère variqueux, *Soc. de derm.*, juin 1907.

— Traitement des épithéliomas cutanés par le radium, *Cong. pour l'avancement des sciences*, Reims, 5 août 1907.

— Radiumthérapie des épithéliomas de la peau, *Presse médicale*, 4 sept. 1907.

— Traitement des épithéliomas par le radium, *Cong. international de derm.*, New-York, 7 sept. 1907 (Communication exposée par le Dr Gastou).

WICKHAM. — The use of radium in skin diseases, *The Canadian practitioner Review*, sept. 1907.

WICKHAM et DEGRAIS. — Traitement des nævi vasculaires par le radium, *Académie de médecine*, 8 oct. 1907.

— Traitement par le radium du prurit, des hyperesthésies cutanées, des affections de la peau inflammatoires chroniques superficielles et localisées (Eczémas, Psoriasis, Lichénifications, Névrodermites), IXᵉ *Cong. français de méd.*, Paris, (en collaboration avec M. le Dr de Beurmann), 16 oct. 1907.

— Valeur des tissus de reconstitution en radiumthérapie dermatologique, *Cong. de médecine de Paris*, 16 oct. 1907.

— Traitement des nævi vasculaires par le radium, *Revue de thérapeutique*, oct. 1907.

— The treatment of vascular birth-marks (Angiomata) by radium, *The Canadian practitioner Review*, nov. 1907.

— The treatment of vascular nævi by radium, *The Bristish journal of Dermatology*, nov. 1907.

— Traitement de l'épithélioma cutané, *Soc. de thérapeutique*, 12 fév. 1908.

— Emploi du radium dans la tuberculose de la peau, *Presse médicale*, 22 fév. 1908.

— Mémoire déposé à l'Académie de médecine sur le *Traitement des angiomes par le radium*, 29 fév. 1908 (Prix Barbier).

— Angiomes et nævi pigmentaires, *Soc. de derm.*, 5 mars 1908.

WICKHAM. — Revue des résultats obtenus à ce jour en radiumthérapie cutanée par MM. Wickham et Degrais, *La Clinique*, 6 mars 1908.

— Action élective du radium, *La Clinique*, 1908.

— Principales applications thérapeutiques du radium, *Presse médicale*, 12 déc. 1908.

WICKHAM et DEGRAIS. — Angiomes, nævi pigmentaires, épithéliomas et cicatrices vicieuses, *Soc. méd. des hôp.*, 27 mars 1908.

— Traitement par le radium des chéloïdes et des cicatrices vicieuses, *Académie de médecine*, 26 mai 1908.

— Traitement des angiomes par le radium, *Revue de medecine*, juin et juillet 1908.

— Note sur la décoloration et la réduction de certains tissus angiomateux par le radium sans réaction inflammatoire. Action élective du radium, *Soc. de derm.*, juillet 1908.

— Tumeurs angiomateuses érectiles. *Cong. pour l'avancement des sciences*, Clermont-Ferrand, 4 août 1908.

— Action spécifique du radium, Xᵉ *Cong. français de médecine*, Genève, sept. 1908.

— Le radium dans le traitement des cancers épithéliomateux, *Soc. méd. des hôp. de Paris*, 6 nov. 1908.

— Action du radium dans le traitement des néoplasies, par MM. de Beurmann, Wickham et Degrais, *Soc. méd. des hôp.*, 6 nov. 1908.

— Traitement des cancers épithéliaux, *Association française pour l'étude du cancer*, 21 déc. 1908.

5465-08. — Corbeil. Imprimerie Crété.

RADIUMTHÉRAPIE

*INSTRUMENTATION, TECHNIQUE,
TRAITEMENT DES CANCERS,
CHÉLOÏDES, NÆVI, LUPUS,
PRURITS, NÉVRODERMITES, ECZÉMAS;
APPLICATIONS GYNÉCOLOGIQUES.*

PAR

Le Dr Louis **WICKHAM** ET Le Dr **DEGRAIS**

MÉDECIN DE SAINT-LAZARE
ANCIEN CHEF DE CLINIQUE
DERMATOLOGIQUE DE LA FACULTÉ DE PARIS
LAURÉAT DE L'ACADÉMIE

CHEF DE LABORATOIRE
A L'HOPITAL SAINT-LOUIS
LAURÉAT DE L'ACADÉMIE
DE MÉDECINE

Préface de M. le Professeur **FOURNIER**

MEMBRE DE L'ACADÉMIE DE MÉDECINE

Avec 20 planches coloriées et 72 figures.

PARIS

LIBRAIRIE J.-B. BAILLIÈRE ET FILS

19, RUE HAUTEFEUILLE, 19

1909

LETTRE-PRÉFACE

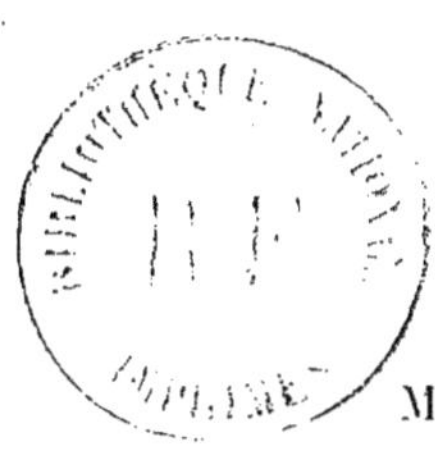

Mon cher Wickham,

Vous me demandez de présenter au public le livre que vous avez écrit avec M. Degrais. Croyez-vous donc avoir vraiment besoin de mon patronage? Je gage que le public ne sera pas de votre avis sur ce point.

Vos travaux sont depuis longtemps connus et appréciés de nous tous, et je ne saurais mieux faire que de répéter aujourd'hui ce que j'ai dit à l'Académie lorsque je lui ai présenté votre premier mémoire. Votre œuvre est belle, féconde en prodigieux résultats, et je vous en félicite.

Je n'ai qu'un regret : c'est de ne pas voir la syphilis prendre sa part dans lesdits résultats. Mais qui sait? J'ai confiance en vous pour nous apprendre bientôt ce qu'elle peut avoir à espérer de ce côté.

Nul plus que moi ne sait le labeur consciencieux et scientifique dont vous êtes capable. Voici vingt ans que je vous vois à l'œuvre près de moi, et les sentiments d'estime et d'affection que j'ai pour mon ancien Chef de clinique de Saint-Louis n'ont pu que s'affermir avec les années.

A vous cordialement,

Alfred Fournier.

AVANT-PROPOS

Ce livre est dédié à la mémoire de P. Curie et à Mme Curie.

.*.

Aussitôt après la découverte du radium, de nombreuses expériences faites sur les plantes et sur les animaux inférieurs démontrèrent ses propriétés biologiques.

Sur les tissus humains, c'est fortuitement, en 1901, que l'action du radium fut constatée. Becquerel maniait un tube contenant du radium pur et le mit dans une poche de son gilet; son préparateur, M. Matout, lui fit remarquer l'imprudence commise; Becquerel n'en tint pas compte, garda le tube sur lui pendant plusieurs heures, et, quinze jours après, la peau sous-jacente était le siège d'une inflammation assez vive que M. Besnier put attribuer à l'action du radium.

Telle fut la fameuse « brûlure de Becquerel », dont le souvenir est resté si vivace qu'à l'heure actuelle encore, dans l'esprit de bien des médecins, l'action du radium est corrélative de brûlure.

P. Curie fit alors volontairement sur lui-même une expérience concluante et, pensant fort justement qu'il pourrait y avoir dans les propriétés du radium quelque application médicale, il confia un échantillon de radium à M. Danlos, médecin de l'hôpital Saint-Louis.

Ce fut le point de départ d'une nouvelle branche de la physiothérapie.

Aujourd'hui les qualités du radium comme agent thérapeutique sont reconnues, et les progrès obtenus sont nombreux. Nous possédons des moyens de mesures qui offrent une garantie suffisante et ont aidé à la réalisation de nombreuses espérances.

Déjà bien des malades atteints d'affections jusqu'ici difficilement curables ont largement bénéficié de la découverte des Curie.

Aussi nous a-t-il été agréable de placer en tête de cet ouvrage, en témoignage de la reconnaissance de tous, le nom des savants auxquels les médecins et les malades doivent la découverte d'un aussi précieux agent thérapeutique.

***

On trouvera, dans les diverses parties de notre travail, quelques éléments de l'historique de la radiumthérapie, mais nous n'y consacrerons pas un chapitre spécial. Quant à la part qui nous revient dans ces études, nous préférons laisser à d'autres le soin de l'indiquer.

En possession d'une instrumentation nouvelle et de moyens d'études uniques, force nous a été de reprendre la question tout à son début.

Nous indiquerons, dans une « Introduction », la première phase des recherches qui furent poursuivies par l'un de nous dès le mois de mars 1905, dans son service à Saint-Lazare et à la Clinique médico-chirurgicale de MM. Cazin et Banzet.

Les résultats de ces travaux furent la base de la création du Laboratoire biologique du radium, et c'est grâce à l'organisation perfectionnée de ce nouveau centre d'études que les récents progrès de la radiumthérapie ont pu être réalisés. Pour notre part, il nous fut possible, dès lors, de développer nos premiers essais et de les étendre à l'étude réglée et en série des affections rebelles qui nous semblaient justiciables du radium et de préciser peu à peu les conclusions qui motivent ce livre.

Nous nous sommes inspirés de ce principe qu'en matière de radiumthérapie, plus encore qu'en toute autre, les *affirmations doivent être prudentes et basées sur la consécration du temps et d'un nombre suffisant de cas traités;* en effet, pendant de longs mois, les tissus influencés par le radium sont en travail, et il faut, avant de se prononcer sur la réussite d'un traitement, laisser à des modifications possibles le temps d'évoluer définitivement.

Aujourd'hui, notre champ d'observation s'étend au cours de quatre années sur neuf cents malades environ.

Notre principale préoccupation a toujours été l'étude des mesures, des filtrages et des dosages, et nous nous sommes efforcés, devant la magie captivante qu'exerce une puissance telle que le radium et où l'imagination risque de se laisser entraîner, d'apporter constamment dans nos observations cliniques l'esprit de doute scientifique nécessaire à une semblable étude.

Toute science nouvelle et complexe est sujette à de constantes modifications; aussi est-ce bien modestement que nous avons formulé nos affirmations et présenté ce premier livre de *Radiumthérapie.*

Nous n'avons pas la prétention d'échapper à de multiples critiques.

Le but de ce travail est avant tout d'exposer en un domaine, où presque tout est nouveau, les faits que nous avons personnellement observés et de permettre à nos confrères d'utiliser le radium pour le bien de leurs malades, en leur évitant les minutieuses et longues recherches par lesquelles nous avons dû passer.

**

Nous devons bien des conseils de physique à MM. Razet, Danne, Matout, Sagnac, Debierne.

Mais nous tenons à mettre en lumière le rôle important de notre laboratoire de physique au Laboratoire biologique du radium.

Les travaux que M. Beaudoin, ingénieur de physique et de chimie, y a exécutés ont contribué pour une très large part à l'étude des rayonnements du radium dans leurs applications thérapeutiques.

Nous devons beaucoup à nos collègues et amis MM. Dominici et Jaboin pour leur obligeante et si utile collaboration.

On remarquera combien, dans nos « observations », se retrouvent souvent les noms de MM. Balzer, de Beurmann, Brocq, Ertzbischoff, Gaucher, Gastou, Hallopeau, Jeanselme, Magnin, Robinson, Triboulet et d'autres confrères. En effet, nos maîtres et amis des hôpitaux, parmi lesquels M. de Beurmann, médecin de l'hôpital Saint-Louis, fut le premier à s'intéresser à nos travaux par sa collaboration directe, nous ont largement ouvert leurs services, en nous confiant nombre de leurs malades.

Nous n'oublierons pas que, si des malades indigents ont pu bénéficier des avantages du radium, — M. le professeur Gaucher, parlant au nom de son service, en a fait la remarque au cours d'une leçon qui fut la *consécration officielle* de la radiumthérapie, — c'est grâce à l'amabilité avec laquelle MM. Armet de Lisle et Farjas nous ont prêté à cet effet du radium, c'est grâce aussi à l'esprit qui a présidé à l'organisation de notre institution nouvelle.

Nous n'oublierons pas non plus l'aide apportée par les travaux de la première heure, français et étrangers, parmi lesquels il faut citer spécialement ceux de MM. Danlos, Béclère, Abbé, Williams, Davidson, Lassar, Blaschko, ni les paroles éloquentes prononcées dernièrement par Sir Frederick Treves, lors d'une leçon dans son service, au « London Hospital », ni l'intérêt particulier qu'ont porté à nos recherches le professeur Bayet, Sir Malcolm Morris et les confrères qui, grâce au libre accès du Laboratoire, ont pu suivre le traitement de nos malades; on nous excusera de ne pouvoir les nommer tous.

Nous tenons à exprimer notre reconnaissance à MM. Baillière pour le soin qu'ils ont apporté à la publication de notre ouvrage.

A tous ces collaborateurs nous adressons nos plus vifs remerciements (1).

Notre vénéré maître, le professeur Fournier, sait quelle reconnaissance nous lui vouons pour sa constante et affectueuse sollicitude ; c'est à la grande autorité de sa parole que nous devons l'intérêt porté par l'Académie de médecine à la radiumthérapie.

.˙.

L'ordre adopté dans cet ouvrage est simple et se définit de lui-même : il fallait indiquer ce qu'est le radium, d'où il provient et quelle est son énergie utilisable, soit une :

Première partie : *Physique*.

Ensuite, indiquer l'instrumentation, les moyens dont on peut disposer, les conditions de mesures et de dosages, soit une :

Deuxième partie : *Instrumentation, Technique*.

Puis, enfin, montrer ce que nous avions obtenu à l'aide de ces divers moyens, soit une :

Troisième partie : *Clinique thérapeutique*, comprenant *les considérations générales sur la réaction* et une suite de chapitres sur les *cancers*, les *chéloïdes* et *cicatrices vicieuses*, les *angiomes*, les *nævi pigmentaires*, la *tuberculose*, les *dermatoses chroniques rebelles*, *inflammatoires* ou *prurigineuses*, et diverses autres affections; enfin les applications en *gynécologie*.

(1) Nous remercions bien vivement M. Combres, interne en médecine à Saint-Lazare, pour l'aide qu'il nous a apportée dans la rédaction de la table alphabétique et des chapitres sur les nævi pigmentaires et sur la tuberculose.

RADIUMTHÉRAPIE

INTRODUCTION

PAR

LOUIS WICKHAM

I. — BASES SCIENTIFIQUES DU RADIUM.

Si les faits se confirment, si certaines hypothèses se justifient, nous aurons assisté, au début de ce siècle, à un bouleversement des sciences physiques et chimiques de très haute portée.

Des théories nouvelles ébranlent les bases mêmes de ces sciences ; certains dogmes considérés jusqu'ici comme intangibles sont sérieusement menacés.

On reconnaissait dans l'univers deux mondes distincts : le monde du Pondérable (la matière qui se pèse) et le monde de l'Impondérable (l'éther et tous les phénomènes d'énergie produits au sein de l'éther, telles la lumière, la chaleur, l'électricité, etc.).

Entre le Pondérable et l'Impondérable existait une barrière infranchissable définitivement établie.

L'Énergie était indestructible.

La Matière était indestructible ; elle pouvait bien passer par d'autres formes ; un solide pouvait devenir liquide ou gazeux, mais l'ensemble des éléments de nouvelle formation reproduisait toujours le poids exact de la matière première.

La matière était inerte et ne possédait en elle-même d'autre énergie que celle qui lui avait d'abord été transmise. Elle ne pouvait pas « créer » de l'énergie.

L'énergie électricité, par exemple, ne pouvait provenir de la matière qu'autant que celle-ci était l'objet de certaines impulsions, de certaines réactions chimiques.

La transmutation des corps simples semblait inadmissible.

Sur ces bases, les sciences physiques et chimiques paraissaient solidement et irrémédiablement établies.

On possédait enfin, après plusieurs siècles d'efforts, des lois fixes, des principes fondamentaux.

Il s'élevait bien cependant vers la fin du dernier siècle quelques notes discordantes. Des expériences contradictoires appelaient le doute, mais n'ébranlaient par les convictions ; elles n'apportaient que des arguments trop faibles, faciles à combattre. Pour toucher à de pareilles bases, il fallait des découvertes et des expériences autrement nettes et décisives ; il fallait l'évidence même.

La découverte de la radio-activité et principalement celle du « Radium » par P. Curie et Mme Curie ont été le levier nécessaire ; elles ont été le trait de lumière.

Par ses propriétés plus nettes, plus affirmatives, le radium est venu consolider certaines croyances nouvelles encore hésitantes. Il a permis la réussite d'expériences plus concluantes. Il a suscité des hypothèses jusque-là peu vraisemblables. Il est le centre même, le foyer autour duquel semble s'opérer toute une révolution scientifique.

Sir William Ramsay avait précédemment démontré l'existence dans l'air d'une certaine quantité d'Hélium analogue à l'hélium du spectre solaire, lorsque, isolant dans un tube le gaz émanation produit de la désagrégation du radium, il constata que ce gaz, à mesure qu'il se détruisait, se transformait en hélium.

Ce phénomène faisait supposer que l'hélium de l'air était une expression ultime de l'émanation, une transformation naturelle de l'émanation opérée lentement dans les âges les plus reculés.

Il offrait l'exemple d'un corps simple, l'Émanation, donnant naissance à un autre corps simple, l'hélium.

M. Debierne a vu également que l'émanation de l'Actinium se transformait en hélium.

Cette production d'hélium semble donc une conséquence des désagrégations des corps radio-actifs en général.

Mais sir W. Ramsay aurait même fourni, au moyen de l'émanation, un exemple plus précis de transmutation des corps. Si le cas se vérifiait, — il est contesté par Mme Curie, — ce serait la négation des lois fondamentales de la chimie.

Ayant mis de l'émanation en contact avec de l'azotate de cuivre, il obtint divers produits, parmi lesquels, à l'examen spectroscopique, il reconnut les raies du lithium !

En matière de physique, les faits ne sont pas moins inattendus.

Le gaz émanation détermine le phénomène si curieux de la radio-activité induite, c'est-à-dire qu'à son contact d'autres corps deviennent eux-mêmes pour un temps radio-actifs ; ils acquièrent de nouvelles propriétés empruntées au radium. Une eau, une vaseline, etc., pourront être radio-actives *sans contenir du radium*, après avoir été soumises à l'influence du gaz émanation.

Le radium, en se désagrégeant, libère de l'énergie de façon continue sous forme de particules matérielles et semi-matérielles, infiniment ténues, chargées *spontanément* d'électricité (particules α et électrons β variant en volume de l'atome hydrogène, le plus petit connu à des dimensions 2 000 fois moindres). Le radium les lance avec une extraordinaire vitesse, plus ou moins voisine de celle de la lumière (300 000 kilomètres à la seconde).

Cette émission produit elle-même une perturbation de l'éther, qui se traduit par l'existence de rayons appelés γ.

Particules et perturbation forment les rayons issus du Radium ; ceux-ci possèdent une énergie considérable qui se manifeste dans les domaines physique, chimique et biologique ; ils traversent les corps, impressionnent les plaques photographiques, ionisent l'air et modifient les cellules organiques.

Le radium produit non seulement de l'électricité, mais aussi de la chaleur en abondance et de la lumière ; il est phosphorescent.

Or c'est spontanément que toutes ces diverses formes d'énergie prennent naissance et se manifestent.

Le radium, en effet, ne semble recevoir d'où que ce soit aucun stimulant.

Il retrouverait donc spontanément l'énergie qu'il dépense sans cesse.

Jusqu'à présent, du moins, on n'a pu découvrir ce qui pourrait l'alimenter et le soutenir. Il devrait, en conséquence, perdre rapidement de poids. Or il n'en est rien ; les fragments pesés il y a plusieurs années ont conservé exactement leur même poids !

Certains calculs récents tendent à établir que la perte se fait cependant, mais dans des conditions telles que nous ne pouvons l'apprécier ; il faudrait des centaines d'années pour user l'énergie d'un grain de radium.

Ce sont là les faits troublants et inattendus, qui ont entraîné des physiciens éminents à des hypothèses quelque peu fantaisistes, mais vraisemblables, et en tout cas fort intéressantes.

Si l'on considère que d'autres substances, bien que de nature absolument différente, dégagent, sous l'influence de réactions chimiques et physiques connues, des éléments analogues à ceux émis par le radium (produits de l'étincelle électrique dans l'ampoule de Crookes — rayons canaux et cathodiques — et hors de l'ampoule de Crookes — rayons X), ne peut-on se demander s'il n'existe pas à ces phénomènes un point de départ commun ? Si ce n'est pas la matière elle-même qui, quelle qu'elle soit, contient en l'ultime expression de ses atomes les mêmes éléments constitutifs ? Les rayons seraient dès lors la résultante de la désorganisation de la matière en général, cette désorganisation s'accomplissant de façon rapide, évidente et spontanée pour certains corps rares, et pour d'autres ne pouvant être décelée que sous certaines impulsions.

Pour en expliquer le mécanisme, on pourrait supposer que les éléments constitutifs des atomes, qui forment toutes substances, sont animés de mouvements giratoires en tourbillon de vitesse si grande, qu'ils sont l'objet d'attractions et de répulsions (tel un système planétaire).

Il résulterait de cette vitesse de rotation un état d'équilibre qui rend compte de la stabilité apparente de la matière. Plus une toupie tourne vite, plus elle est stable.

Or c'est dans cette vitesse même de la rotation des éléments que résiderait l'énergie incomparable maintenue en réserve dans la matière.

Pour peu qu'une cause vienne diminuer la vitesse giratoire nécessaire à la stabilité, l'équilibre se rompra.

La conséquence immédiate de cette rupture sera la mise en liberté d'une partie de la force en réserve. Des éléments s'échapperont avec une vitesse considérable, et la force ainsi libérée sera d'autant plus violente que la rupture d'équilibre aura été plus complète, plus accentuée.

Or la stabilité des atomes ne saurait être absolument parfaite ; la rupture d'équilibre existe toujours pour une part, en sorte qu'une portion d'énergie est sans cesse libérée.

Cela revient à dire que toute matière se dissocie, se décompose. Elle est en état permanent de désagrégation, puisqu'elle se libère de particules d'atome, et cette désagrégation se traduit par l'émission d'énergies diverses : chaleur, lumière, électricité, radio-activité, etc...

Les forces provenant de la libération de l'énergie qui réside dans les atomes des corps seraient des états de transition du matériel à l'immatériel. Quelques-unes ne sont plus que semi-matérielles (comme le gaz émanation du radium et les électrons); d'autres ne sont même plus matérielles. Ces forces s'évanouissent ; on ne peut les suivre au delà d'une certaine limite. Elles retourneraient à l'éther, au monde impondérable ; elles formeraient transition, elles détruiraient la barrière que l'on établissait entre le monde pondérable et le monde impondérable.

Une partie de ces forces sont déjà entre nos mains et soumises à nos études ; c'est la chaleur, l'électricité, la lumière, la radio-activité, etc.

Nous nous croyons avec elles en possession de grandes richesses ; or il se pourrait que ces forces ne soient qu'une très faible partie, une partie même infinitésimale de l'énergie que semble contenir la matière dont elles proviennent.

Cette désagrégation de la matière, si grosse de conséquences, — si c'est bien d'elle que dérivent toutes les forces de la nature, — se produit d'elle-même spontanément, de façon continue ; mais elle se produit avec une lenteur telle qu'elle est restée jusqu'à ce jour inconnue ; elle avait échappé à nos moyens d'investigation. Nous possédions, nous utilisions bien quelques-uns de ses effets, mais sans soupçonner même leur véritable origine. Notre action, quand nous obtenions de la chaleur, de l'électricité, de la lumière, de la phosphorescence, consistait à activer, à rendre un peu plus rapide, cette dissociation des corps ; mais nous ne le savions pas.

Or il ne s'agirait en tout ceci que de décompositions encore d'extrême lenteur et à peine ébauchées.

Que des chercheurs trouvent le moyen d'activer quelque peu la dissociation des corps, dès lors, ceux-ci mettront en liberté des énergies de force incalculable, augmentant des énergies déjà connues et en découvrant de nouvelles.

Il n'y a pas si longtemps que Galvani ne possédait d'électricité que le nécessaire pour agiter des pattes de grenouille. Nul ne peut donc s'inscrire en faux contre l'espoir prochain d'utiliser la force énorme contenue dans la matière.

Déjà on étudie les divers moyens d'augmenter l'intensité du rayonnement de certains corps spontanément radio-actifs.

Si la libération des forces que contiendrait la matière pouvait s'accomplir facilement et économiquement, on posséderait alors des mécanismes d'énergie illimitée.

Voici, en effet, diverses évaluations intéressantes en ce qu'elles émanent de physiciens autorisés, et qui ont, entre autres, pour principale base la formule $\dfrac{MV^2}{2}$ (demi-produit de la masse des particules par le carré de leur vitesse) :

D'après J.-S. Thomson, l'énergie accumulée dans 1 gramme de matière représenterait 100 milliards de kilogrammètres ;

Max Abraham calcule que 1 gramme d'électrons (particules libérées au cours de la dissociation de la matière) représente l'énergie de 80 milliards de chevaux-vapeur en une seconde.

Nous ne pouvons résister au plaisir de reproduire ici le passage suivant de l'*Éloge de Curie* prononcé à l'Académie des sciences par M. H. Poincarré :

« Quand les Curie eurent isolé et recueilli le radium, on vit que ce nouveau métal possédait les propriétés les plus surprenantes. Il en sort constamment des radiations que l'on peut assimiler à un flux de corpuscules électrisés, extraordinairement ténus, animés de vitesses presque aussi grandes que celles de la lumière. Ces corpuscules sont, croit-on, si légers que le radium pourrait en émettre pendant des milliards d'années sans que son poids diminue sensiblement. Quand ils atteignent un électroscope, ils le déchargent ; quand ils frappent certains corps, ils les illuminent, et, au premier abord, cette lumière semble éternelle, puisque sa source en semble inépuisable.

« Ces corpuscules réalisent des vitesses que nous ne ne connaissons pas, et l'étude de leurs mouvements nous révèle une mécanique nouvelle qui, aux yeux de quelques enthousiastes, doit bientôt supplanter notre pauvre vieille mécanique, bonne tout au plus pour nos misérables machines, qui font péniblement du 12 à l'heure, ou pour les paresseuses planètes, qui vont à peine mille fois plus vite. Et cette mécanique nouvelle ne laisse rien debout ; on nous annonce déjà qu'il n'y a plus de matière et que ce que nous appelons ainsi n'est qu'une illusion d'origine électrique.

« Le radium qui produit de la lumière doit également produire de la chaleur ; Curie a montré qu'il en produit beaucoup, et ce fut une nouvelle surprise. Était-ce là le mouvement perpétuel? On s'est peut-être trop hâté de l'affirmer, puisqu'on nous dit maintenant que le radium doit s'épuiser en douze cents ans. A ce compte, il contiendrait encore cent mille fois plus de chaleur que le même poids de charbon. Et alors on a voulu voir la source de la chaleur interne du globe ou même de la chaleur solaire dans des provisions cachées de radium.

« Plus on étudiait le nouveau corps, plus on trouvait de faits inattendus qui semblaient démentir tout ce que nous croyons savoir de la matière. On en voyait sortir de mystérieuses émanations, dont les transformations successives paraissaient la cause de la chaleur produite et qui, finalement, aboutissaient à l'hélium, un gaz très léger qu'on a trouvé dans le soleil bien avant de le rencontrer sur la terre. Le rêve des vieux alchimistes était-il donc réalisé ? Était-on en présence de la transmutation des éléments ? Ceux qui s'effraient de nouveautés auraient tort de s'alarmer trop vite. Il est probable que les chimistes réussiront finalement à faire rentrer ces phénomènes étranges dans les cadres qui leur sont familiers ; on s'arrange toujours en effet, et si les éléments sont par définition ce qui demeure constant dans les transformations, il faudra bien qu'ils soient immuables. Toujours est-il que ce sont là des réactions bien différentes de tout ce que nous connaissions et qui mettent en jeu d'invraisemblables quantités d'énergie. On a peut-être été trop vite, mais de ce que l'on a rêvé il restera toujours assez pour que toute la physique demeure bouleversée. »

Ces lignes résument admirablement les diverses hypothèses qu s'agitent autour de la question du radium.

On conçoit ce que peut avoir de passionnant et de séduisant l'étude d'une force aussi grande et aussi mystérieuse mise au service du traitement des affections rebelles et chroniques, spécialement celles de la peau et des muqueuses, et si, revenant des hypothèses vers la réalité, on ne veut plus considérer que les faits acquis dans le domaine médical, tels que je les exposerai avec le Dr Degrais au cours de ce travail, il sera difficile de méconnaître la puissance et la variété de l'énergie que le radium permet dès maintenant aux médecins d'utiliser.

II. — ORGANISATION ET GENÈSE D'UN LABORATOIRE DE THÉRA-PEUTIQUE DU RADIUM.

Mes premières études sur l'action thérapeutique du radium en dermatologie et particulièrement dans les cancers épithéliaux de la peau ayant eu pour conséquence la fondation du « Laboratoire biologique du radium », il m'appartient, semble-t-il, d'introduire cet ouvrage par quelques lignes sur la genèse et l'organisation même de ce premier centre d'études de radiumthérapie.

Au début de l'année 1905, du radium provenant de l'usine Armet de Lisle me fut prêté, incorporé dans des appareils de construction nouvelle.

M. Danlos venait précisément de publier ses travaux si fertiles en enseignement, faits à l'hôpital Saint-Louis, avec du radium que lui avait prêté P. Curie. Il concluait à l'utilité fort restreinte du radium, mais laissait entendre cependant que, si la radiumthérapie possédait des appareils suffisamment nombreux, actifs et perfectionnés, elle pourrait offrir de très sérieux avantages.

Or les appareils qui m'étaient présentés étaient au nombre de huit (1) et offraient des puissances considérables de radio-activité extérieure. Ils étaient perfectionnés, de forme nouvelle, et n'avaient pas encore été expérimentés en dermatologie ; ils comportaient de grands avantages scientifiques et laissaient entrevoir la possibilité d'entreprendre des études sérieuses de dosages thérapeutiques.

D'autre part, le laboratoire de physique de l'usine avait à sa tête M. Danne, préparateur du laboratoire des Curie à la Sorbonne; l'usine elle-même était mise à la disposition du Laboratoire Curie pour ses recherches et offrait en conséquence toutes les garanties d'une excellente organisation scientifique.

En présence de ces avantages et très pénétré de la haute portée d'avenir que pouvait présenter l'étude des corps radio-actifs, j'acceptai d'expérimenter des échantillons de radium dont la valeur scientifique rare était en quelque sorte recouverte de l'estampille officielle.

Après plusieurs mois d'études, je pus me rendre compte de la valeur thérapeutique des appareils et de la grande variété de leur mode d'emploi. La régression des néoplasies fut obtenue très

Radiation extérieure utilisable.

(1) 1º Rond, plat, vernis. 500 000 ; 0,04.   50 000 (0 α ; 85 p. 100 β ; 15 p. 100 γ)
     2º   —   ....   —   0,03.   64 000 (2 p. 100 α ; 84   — β ; 14   — γ)
     3º   —   ....   —   0,01.   10 000 (5   — α ; 80 à 85 β ; 10 à 15 γ)
     4º Appareil à écran .   —   0,05.   48 000 (0   — α ; 89   — β ; 11   — γ)
     5º Carré, vernis.....   pur   0,01.   50 000 (10 — α ; 75   — β ; 15   — γ)
     6º Cylindre......... 500 000 ; 0,02.
     7º et 8º Deux toiles radifères de 4 centimètres carrés (activité 8 000 et 15 000).

facilement sans avoir été le siège de la moindre irritation de surface, par filtrage, après interposition d'écrans destinés à diminuer la radio-activité globale utilisable des appareils et à laisser passer à petites doses les rayons plus pénétrants.

Il m'apparut clairement non seulement que le radium pouvait devenir pour la dermatologie et diverses affections relevant de la pathologie externe (tumeurs, affections gynécologiques, etc.) une arme précieuse, non seulement que cette arme pouvait s'étendre utilement. à la pathologie interne, grâce aux propriétés du gaz « émanation » (radio-activité induite communiquée à diverses substances), grâce à la solubilité de certains sels de radium, grâce enfin à la possibilité d'incorporer le radium à certains produits de la pharmacopée (ainsi que les travaux antérieurs de M. Jaboin l'avaient démontré); mais il m'apparut aussi, et surtout, qu'aucune méthode de thérapeutique sérieuse et durable, qu'aucun résultat de doctrine thérapeutique hors de l'empirisme, qu'aucune investigation assez large et utile aux praticiens, ne pourraient être réalisés sans la collaboration étroite de laboratoires de physique, de chimie et de médecine expérimentale, sans une instrumentation nombreuse et variée, puissante et bien analysée.

Ces idées furent heureusement partagées, et les résultats que j'avais obtenus jusqu'alors décidèrent, au début de l'année 1906, de l'organisation d'un centre d'études de radiumthérapie qui fut dénommé « Laboratoire biologique du radium ».

En raison de l'ampleur et de la variété du champ offert aux investigations, une répartition des rôles était indispensable.

Le laboratoire des recherches chimiques fut confié à M. Jaboin ; le laboratoire de physique, muni des appareils de mesure les plus sensibles (électromètre de Curie, électroscopes spéciaux, etc.) devait être surveillé par M. Danne; il fut ensuite dirigé par M. Beaudoin, ingénieur de l'École de physique et de chimie.

Le Dr Dominici fut appelé alors à la direction du laboratoire de physiologie et des recherches de thérapeutique en pathologie interne.

La direction des recherches en pathologie externe me fut naturellement réservée, en raison de mes études passées en dermatologie et en gynécologie, et je priai mon ami, le Dr Degrais, de bien vouloir m'assister dans la tâche très vaste qui m'était confiée.

C'est le 1er juillet 1906 que ce centre d'études commença ses travaux, approvisionné d'une importante quantité de radium. Mais, jusque-là, pendant le temps nécessaire à l'organisation matérielle des laboratoires, j'avais continué avec les huit premiers appareils les recherches commencées précédemment, et c'est l'ensemble de ces travaux préliminaires datant de mars 1905 qui fut consigné en un mémoire paru dans les *Annales de dermatologie* (octobre 1906).

Voici résumées les principales indications qui ressortaient alors de ces premières études :

1° **Question des mesures. — Emploi méthodique du radium**. — Jusqu'alors, les radiumlogistes se contentaient d'indiquer la radio-activité du sel de radium incorporé dans les appareils ; on disait, par exemple, que tel appareil contenait 0,05 de bromure de radium d'activité 500 000.

Or, puisque le radium doit forcément être enfermé dans une substance quelconque, les rayonnements qui auront filtré à travers cette substance auront changé de quantité et de qualité. Donc, la seule condition utile à connaître pour une thérapeutique scientifiquement comprise est non point ce qui est dans l'appareil, mais ce qui en sort.

Dès lors, il ne suffit pas de dire qu'un appareil contient 0,05 de sel à 500 000, il faut indiquer que ce qui en sort est une radio-activité de 45 000, je suppose, composée de 10 p. 100 de rayons α, 85 p. 100 de rayons β et 5 p. 100 de rayons γ.

En résumé, ce qu'il importe de connaître, c'est la force — quantité et qualité — *qui pénètre dans les tissus, celle qui est utilisable.*

Voici quelques exemples de cet essai de dosage thérapeutique :

Fonte d'un épithéliome bourgeonnant après treize applications en vingt-deux jours, chacune de une heure de durée, d'un appareil à rayonnement *extérieur utilisable* d'activité 50 000 comportant 0 rayon α, 85 à 90 p. 100 de rayons β et 10 à 15 p. 100 de rayons γ ;

Guérison d'un épithéliome ulcéré du nez, avec la même force radio-active utilisable, par huit applications de une heure, de deux jours en deux jours ;

Effacement absolu de deux chéloïdes par trois applications de trente minutes à trois jours d'intervalle d'un appareil rayonnant *extérieurement* une activité de 48 000 composée de 0 rayon α, 89 p. 100 de rayons β et 11 p. 100 de rayons γ.

Disparition d'une névrodermite après quatre applications de vingt minutes chacune, espacées en quatorze jours, d'un appareil rayonnant *extérieurement* l'activité 20 000, composée de 15 p. 100 de rayons α, 73 p. 100 de rayons β et 12 p. 100 de rayons γ.

2° **Question des écrans et du filtrage**. — On n'avait point fait encore de filtrage dans un but thérapeutique.

Certes, comme le radium ne pouvait être placé sur les tissus que maintenu par une substance, comme les appareils devaient être protégés, il fallait bien que les rayonnements traversassent cette substance et soient filtrés.

Mais l'idée n'était point encore venue en effet d'interposer des écrans entre les appareils une fois constitués et les tissus à traiter, dans le but de modifier le rayonnement émis des appareils.

Dès mes premières applications, j'ai interposé des écrans formés de matelas d'ouate hydrophile tassée, épais de 1 centimètre environ, enveloppés de 2 feuilles de Baudruche Hamilton et des lames d'aluminium, pour modérer la puissance de la radio-activité de mes appareils, et, au cours du travail précité, j'indiquais l'importance et l'utilité de connaître toutes les interpositions qui pourraient exister.

3° **Question de la révulsion et des destructions provoquées.** — Sans *inflammation de surface*, sans *irritation surajoutée*, même avec des applications directes et par doses de radio-activité massives, j'ai indiqué la possibilité de guérir des épithéliomes, des chéloïdes, des névrodermites.

« La radio-activité peut amener la guérison des tissus morbides soit en les détruisant par production d'une ulcération qui, plus tard, se comportera à peu près comme une plaie simple, *soit en modifiant simplement les cellules, en ramenant les tissus, sans ulcération, vers l'état normal ou la cicatrisation.* Entre ces deux phénomènes, la destruction ulcérative et la modification simple, tous les degrés existent...

« Dans certains cas, on assiste à une véritable fonte des tissus bourgeonnants, à la réfection de . tissus pathologiquement ulcérés vers la cicatrisation, sans phase ulcérative nouvelle, même en employant des doses extrêmement actives.

« Dans deux cas de petites chéloïdes,... il y eut effacement des tumeurs *sans altération de la peau.* »

4° **Question de l'analgésie produite sans déterminer de révulsion de surface.** — « Les rayonnements agissent certainement sur les douleurs et les prurits superficiels.

« Dans un cas d'hyperesthésie cutanée intense consécutive à un zona de la région cervicale, l'analgésie s'est faite presque complète dès une première séance. Après huit séances, il y avait apparence de guérison; pas d'érythème consécutif aux applications...

« Dans plusieurs cas de névrodermites, l'analgésie a été obtenue...

« Il est bon de noter que, dans toutes nos tentatives, *nous avons à peine produit d'érythème cutané*, malgré l'intensité des doses pénétrées; cela provient du mode opératoire imaginé. Nous avons répété les applications successivement sur toute une série de points voisins différents, afin de faire converger les rayonnements vers les points douloureux profonds, sans que la peau ait trop à subir de rayonnements à la même place. Il suffit que le temps de chaque application soit inférieur à celui qui produit l'érythème léger. »

C'est ainsi que, dès cette époque, j'ai utilisé les rayons très pénétrants même en appliquant les appareils directement et *sans déterminer de révulsion de surface.*

De cette technique nous nous sommes inspirés, plus tard, le Dr Degrais et moi, pour imaginer la méthode du « feu croisé ».

5° **Question de la différence de résistance des tissus.** —

La résistance des tissus sains et morbides selon les régions et selon leur structure est extrêmement variable. Un épithélioma bourgeonnant se laisse influencer beaucoup plus facilement qu'un épithélioma ulcéreux ou qu'un tissu lupique.

« Les tissus cutanés morbides résistent en principe plus que la peau saine.

« Trois applications ont déterminé la fonte complète d'un petit papillome séborrhéique du cuir chevelu sans produire la moindre érosion ; or les mêmes applications sur nous-mêmes (face antérieure de l'avant-bras) ont produit une assez forte exulcération.

« De même les muqueuses paraissent plus résistantes, ainsi que nous avons pu le constater à l'occasion des applications gynécologiques.

« Un cas de métrite catarrhale chronique du col avec ectropion considérable a été traité et guéri dans notre service de Saint-Lazare sans destruction particulièrement appréciable, avec des intensités qui, sans aucun doute, eussent ulcéré toute peau saine. »

6° **Question de l'action des rayons par diffusion au delà des points d'application des appareils.** — Les rayons peuvent agir à distance et sans ulcérer les tissus. « Sur le centre, seul ulcéré, d'une large plaque de tuberculose cutanée, le radium fut appliqué à doses destructives ; une ulcération plus vaste et plus profonde se produisit en ce point et fut suivie de cicatrisation lente ; mais, fait inattendu, la région péri-ulcéreuse malade mais non ulcérée, sur laquelle le radium n'avait pas été appliqué, se modifia sans formation d'ulcération ; trois mois après, une belle cicatrice fine et lisse s'étendait sur la totalité de la plaque tuberculeuse. »

7° **Les cancers épithéliomateux ont été l'objet de mes premières recherches.** — Voici la liste des affections que j'avais traitées jusqu'alors en obtenant leur guérison, quelques-unes avec l'aide du Dr Degrais :

Épithéliomes 11 cas : épithéliomes ulcéreux du nez (3 cas), du dos de la main (2 cas), de la joue (3 cas), épithéliomes bourgeonnants du pubis (2 cas), de la tempe (1 cas) ;

Papillomes du cuir chevelu (2 cas), de la langue (1 cas) ;

Chéloïdes (2 cas).

Lupus vulgaires (5 cas), lupus érythémateux fixe (1 cas) ;

Tuberculoses verruqueuses et ulcéreuses (3 cas) ;

Gommes scrofulo-tuberculeuses (3 cas) ;

Nævi vasculaires (2 cas) ;

Ulcérations syphilitiques rebelles (4 cas) ;

Blennorragie de l'anus avec ulcération (1 cas) ;

Parakératose psoriasiforme (1 cas) ;

Hyperesthésie intense consécutive à un zona cervical (1 cas) ;

Métrites catarrhales chroniques (2 cas).

8° **Injections d'eau radifère et radio-activée.** — « Dans

un cas de lupus du cou, qui nous fut adressé par mon maître le Dr Hallopeau, les injections intralupiques de 1 à 2 centimètres cubes d'eau radio-activée (1 litre pour 0,001 de sulfate de radium pur) et d'eau radifère (1 litre pour 0,001 de bromure de radium pur) ont été utilisées et parfaitement supportées par le malade. Il y a là toute une voie nouvelle ouverte aux investigations. Elle permet d'entrevoir, par cette possibilité de faire pénétrer l'énergie radio-active en tous les points de l'économie, une précieuse ressource thérapeutique.

9° **Action bactéricide**. — La radiation extérieure des appareils de radium à sels collés a pu arrêter rapidement, dans certains cas, des suppurations à staphylocoques et à gonocoques; elle a donc cliniquement paru douée de propriétés bactéricides. Mais cette action bactéricide n'est qu'apparente, car, en réalité, nos recherches de laboratoire ont montré qu'il s'agissait surtout d'une modification apportée au terrain de culture.

En effet, les rayonnements émis par les appareils n'influencent pas à l'étuve les cultures vigoureuses de staphylocoques, ni de gonocoques, du moins dans le temps compatible avec la pratique clinique (expériences faites au Laboratoire de Leysin sur des cultures de staphylocoques dorés et de gonocoques).

Par contre, l'eau radifère, même au millionième de radium pur, semble agir sur les cultures. Les corpuscules α joueraient donc un rôle plus spécial dans l'action bactéricide, puisque ces corpuscules sont, en grande partie, absorbés par le vernis des appareils, tandis qu'ils existent au contraire en abondance et sont émis dans toute solution de bromure de radium.

C'est donc probablement aux substances radio-actives par radio-activité induite et radifères, qui laissent passer les rayons α, qu'on devra avoir recours, lorsqu'on voudra obtenir une action bactéricide directe.

Telles sont les conclusions dont plusieurs étaient nouvelles, auxquelles mes premiers travaux m'avaient conduit. Depuis, avec l'aide du Dr Degrais, d'autres progrès ont été obtenus dans mon service concernant la technique, les dosages et les résultats cliniques.

Dans les autres services, depuis l'ouverture du Laboratoire biologique du radium jusqu'à ce jour, de grands progrès ont été réalisés.

La chimie a apporté une large contribution en offrant en expérimentation à la pathologie interne nombre de produits radifères.

Le Laboratoire de physique nous a grandement aidés.

C'est aux travaux et aux conseils de M. Beaudoin que sont dus les progrès réalisés au Laboratoire biologique du radium dans les dosages et l'étude physique de la question des filtrages.

Les contributions dues au Laboratoire de physiologie et au Service de pathologie interne ont été nombreuses et fort intéressantes.

Bref, les travaux accomplis à ce jour ont donné une suffisante impulsion à la radiumthérapie pour la dégager de la voie lente et tâtonnante dans laquelle elle était engagée; ils lui ont acquis des droits et lui ont fait une place scientifique dans la thérapeutique.

Mais le Laboratoire biologique du radium avait une autre portée ; il devait être largement ouvert à tous les malades, à tous les confrères et faire école, et c'est ainsi que nombre de médecins français et étrangers, qui ont pu profiter de nos efforts, sont maintenant partisans convaincus des effets thérapeutiques du radium. Actuellement, sur la base des résultats que nous avons obtenus, des centres d'études similaires sont en voie de création officielle en divers pays étrangers (1).

Le Laboratoire du radium devait même prêter ses moyens d'investigation à quelques services hospitaliers, et, à ce titre, je tiens à remercier tout particulièrement nos maîtres et amis de l'hôpital Saint-Louis et d'autres hôpitaux de nous avoir confié nombre de malades de leurs services, ainsi que M. Armet de Lisle, qui, en consentant à nous remettre un supplément de radium, nous donna les moyens d'appliquer nos méthodes de radiumthérapie dans ces services hospitaliers, qui, intéressés au nouvel agent thérapeutique, ne pouvaient l'obtenir par les voies officielles.

Mes recherches personnelles et celles faites en collaboration avec le Dr Degrais étaient disséminées par articles épars au fur et à mesure de nos communications aux sociétés savantes; nos amis nous ont demandé de les réunir en un recueil.

Aujourd'hui, malgré les difficultés inhérentes à l'exécution d'un travail où bien des sujets sont nouveaux et personnels, nous présentons cet ouvrage, n'ayant d'autre prétention que de mettre à jour les résultats auxquels nous sommes arrivés.

(1) Un Institut de radiumthérapie sera prochainement inauguré à Londres et comprendra dans son conseil de direction : Sir Frederick Treves, Sir William Ramsay, Sir Malcolm Morris, etc.

PREMIÈRE PARTIE
PHYSIQUE

Nous n'avons recherché dans ce chapitre que l'exposé de notions élémentaires.

Ce n'est pas aux physiciens, mais aux médecins que ce travail s'adresse.

Le désir d'être clair, en matière aussi complexe et nouvelle, oblige aux explications simples et souvent schématiques.

I. — DÉCOUVERTE DE LA RADIO-ACTIVITÉ ET DES SUBSTANCES RADIO-ACTIVES.

Rayons de Becquerel et uranium. — En étudiant les sels d'urane au point de vue de leur phosphorescence, H. Becquerel, en 1896, découvrit que les rayonnements spontanés invisibles qui étaient émis de sels uraniques, phosphorescents, l'étaient aussi des sels uraneux, des oxydes d'uranium et de l'uranium-métal lui-même, toutes substances non phosphorescentes.

Il en conclut que le rayonnement spontané était indépendant des propriétés phosphorescentes et ne relevait uniquement que de l'atome uranium.

Il reconnut ensuite que ce rayonnement invisible non seulement impressionnait les plaques photographiques au travers des corps opaques, mais déchargeait les corps électrisés, l'électroscope, par exemple.

C'est à ce phénomène nouveau différent de la phosphorescence et de la fluorescence qu'on a donné le nom de « rayons de Becquerel ».

Thorium. — En 1898, Mme Curie et M. Schmidt découvrirent séparément des rayons analogues dans le thorium, métal connu depuis longtemps, ainsi que l'uranium.

Poursuivant ses recherches, Mme Curie arriva à établir et à fixer le degré d'activité des rayons de l'uranium métallique, et, en étudiant les divers composés de l'uranium, tels que la pechblende (minerai d'oxyde d'uranium), elle eut la surprise d'observer qu'ils émettaient des rayons nettement plus actifs que ceux de l'uranium.

Elle en conclut que ces *composés* devaient contenir d'autres substances radio-actives que l'uranium.

Radium et polonium. — Telles sont les premières observations qui, en 1900, amenèrent P. Curie et Mme Curie, après de longues et ingénieuses recherches, à la découverte de deux nouveaux corps : l'un extrêmement actif, qu'ils dénommèrent **radium** ; l'autre, différent et beaucoup plus faible, auquel ils donnèrent le nom de **polonium**, en souvenir du pays d'origine de Mme Curie.

Actinium. — Dans la même année, en 1900, M. Debierne, professeur à l'École Alsacienne, en étudiant les résidus des manipulations chimiques servant à l'extraction de ces corps, décela la présence d'une nouvelle substance radio-active : l'actinium.

Radiothorium. — Enfin, en 1904, MM. Ramsay et Hahn découvrirent le radiothorium.

Tels sont les principaux corps radio-actifs connus jusqu'à ce jour.

Et tout naturellement les études se portèrent surtout sur le radium, à cause de l'intérêt que présentait son extrême puissance radio-active de 2 000 000 de fois supérieure à celle de l'uranium prise pour unité de mesure.

Dans ce travail, nous ne traiterons que du radium, puisque ce métal est actuellement le seul corps radio-actif employé en thérapeutique.

Mais chacun de ces corps ayant des propriétés physiques spéciales et pouvant offrir sur le radium certains avantages physiques ou matériels, il est possible qu'un jour vienne où la particularité de leur énergie radiante soit utilisée en thérapeutique. Ainsi le polonium n'émet que des rayons α et le plomb radio-actif que des rayons β ; quant à l'uranium, son abondance relative le laisse à un prix accessible, et son extraction est facile.

Le principal obstacle à l'emploi thérapeutique de ces corps est la faiblesse de leur radio-activité ; mais on a trouvé le moyen de concentrer la radio-activité de quelques-uns d'entre eux. La radio-activité de l'uranium, par exemple, peut être concentrée en précipitant du sulfate de baryte dans une solution de chlorure d'urane.

Il est donc fort probable que, dans l'avenir, on pourra utiliser d'autres corps radio-actifs que le radium.

II. — QU'EST-CE QUE LE RADIUM ?
SA PROVENANCE.

D'après ses propriétés chimiques propres, le radium apparaît comme un métal alcalino-terreux de la famille du baryum et du strontium. Son entité élémentaire est aujourd'hui exactement déter-

minée par l'analyse spectrale révélant un spectre nouveau caractéristique et par son poids anatomique de 226,45, dernier nombre
obtenu par Mme Curie.

Les quantités insuffisantes de radium dont on dispose encore
actuellement et la difficulté d'isoler les métaux de cette classe n'ont
pas encore permis d'essayer de l'obtenir à l'état métallique. Cette
opération ne pourrait être risquée sans danger d'en perdre une
certaine quantité ; il est donc aisé de comprendre que personne ne
l'ait encore tentée.

C'est pour ces raisons que jusqu'à présent il n'a pu être étudié que
sous forme de sels (chlorure, bromure, sulfate, carbonate, etc.) (1).

Le radium qui a servi à nos travaux de radiumthérapie provient
de l'usine Armet de Lisle, qui traite la plupart des minerais français
ou étrangers.

P. Curie et Mme Curie ont extrait le radium tout d'abord des
résidus de traitement de la pechblende de Saint-Joachimstahl. Depuis,
la présence du radium a été reconnue non seulement dans tous les
gisements de pechblende, mais encore dans tous les minéraux qui
contiennent de l'uranium. On a même trouvé une parenté entre
l'uranium et le radium.

Minerais de radium. — Les minerais de radium sont dans tous
les composés d'uranium :

Pechblende et pechurane (oxyde d'uranium);

Uranite ou autunite (phosphate double d'uranium et de cal-
cium);

Chalcolite (phosphate double d'uranium et de cuivre);

Carnotite (vanadate d'uranium);

Thorianite (oxyde d'uranium et de thorium).

On a cependant exploité pendant quelque temps un phosphate de
plomb, la pyromorphite, qui contenait du radium sans contenir
d'uranium. C'est le seul exemple de minerai de radium exempt d'uranium.

Les principaux gisements de pechblende sont ceux de Saint-
Joachimstahl, en Bohême, dans un massif montagneux, à 16 kilomètres à vol d'oiseau de Carlsbad.

Les autres gisements de pechblende sont nombreux, principalement
en Bohême, en Hongrie, en Saxe, en Turquie, en Suède, au Canada,
dans le Colorado, etc.

L'autunite tire son nom de la localité d'Autun, dans les environs
de laquelle on la rencontre en assez grande abondance ; on la trouve
également en Auvergne, au Portugal et au Tonkin.

La chalcolite a été rencontrée mélangée à l'autunite, en France
en Saxe, au Portugal.

(1) M**atout**, Propriétés du radium (*Presse méd.* 8 avril 1908).

La carnotite a été trouvée dans le plateau de l'Utah (États-Unis).

La thorianite provient de Ceylan, où elle se présente cristallisée en cubes quelquefois assez réguliers.

La pyromorphyte a été rencontrée en France, à Issy-l'Évêque (Saône-et-Loire).

III. — COMMENT OBTIENT-ON LE RADIUM (1) ?

Quoique la marche générale soit toujours la même, les traitements des minerais en vue de l'extraction du radium diffèrent d'un minerai à l'autre, suivant la composition chimique. Les opérations nécessitées par ce traitement sont toujours nombreuses, longues et difficiles.

Elles comprennent :

1° *Une préparation mécanique ;*

2° *Un traitement chimique :*

3° *Un fractionnement.*

1° **Préparation mécanique.** — La préparation consiste en une série d'opérations diverses : concassage, pulvérisation, enrichissement mécanique.

Le *concassage* s'opère au moyen d'un concasseur américain à mâchoires, qui amène les morceaux de minerai à la grosseur d'une noix environ.

La *pulvérisation* se fait avec un broyeur à marteaux qui réduit les minerais en poudre assez fine. Quand on a besoin d'une pulvérisation très parfaite, on emploie un broyeur à boulets.

On opère l'*enrichissement mécanique* suivant les substances, soit au moyen de tables à secousses, soit au moyen de lavages et de séparations de densités.

2° **Traitement chimique.** — Le traitement chimique le plus simple est celui des résidus de pechblende ; nous le prendrons comme type.

Dans les résidus de pechblende, le radium est à l'état insoluble et inattaquable par les acides, mélangé ou combiné avec des silicates terreux, alcalino-terreux et alcalins, etc. Des lavages répétés à l'acide chlorhydrique et à l'eau débarrassent les résidus d'une notable quantité de matières inactives. La partie insoluble contient le radium ; elle est soumise à une ébullition prolongée avec du carbonate de soude, ce qui amène la transformation des sels de radium insolubles et inaltérables par les acides en sels également insolubles, mais attaquables par les acides. Des lavages à l'eau sont nécessaires pour éliminer des substances qui transformeraient le radium en composés

(1) Les traitements que nous indiquons dans ce paragraphe sont ceux employés à l'usine Armet de Lisle ; nous les donnons d'après les informations dues à l'extrême obligeance de M. Hazet, ingénieur de l'École de physique et de chimie, préparateur à l'usine.

que les acides ne pourraient altérer. Quand ces lavages sont terminés, la boue est attaquée par l'acide chlorhydrique, qui dissout le radium en même temps qu'une grande quantité d'impuretés.

Le radium est alors en solution. On purifie soigneusement cette solution par précipitation de sulfures dans les liqueurs acidifiées, et d'oxydes dans les mêmes liqueurs rendues alcalines.

Finalement, pour 1 tonne de minerai, on obtient, après avoir remué 56 tonnes de produits (1 tonne de minerai, 5 tonnes de produits

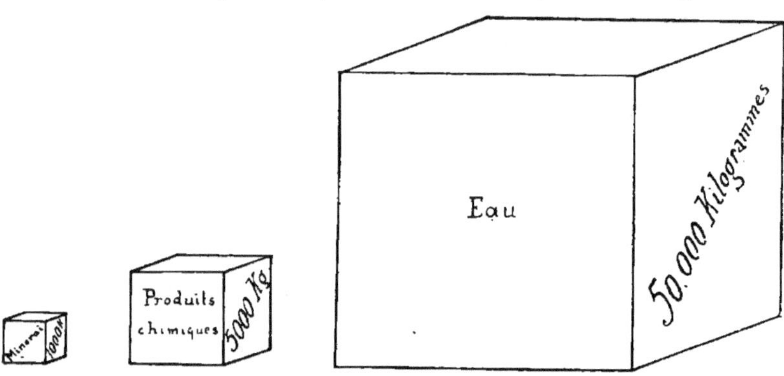

Fig. 1. — Proportion des matériaux nécessaires pour obtenir avec une tonne de minerai de 2 à 5 centigrammes de bromure de radium pur (schéma dû à M. Razet).

chimiques, 50 tonnes d'eau) une solution d'environ 25 kilogrammes de matière déjà très active qui ne contient plus que du baryum et du radium (fig. 1).

3° **Fractionnement**. — Cette solution est prête pour le fractionnement. Celui-ci comprend plusieurs phases : gros fractionnement, petit fractionnement, fractionnement des bromures.

Quand on fait cristalliser une solution de chlorure de baryum radifère, on s'aperçoit que les cristaux contiennent plus de radium que les eaux qui surnagent ; c'est ce fait qu'on utilise dans le fractionnement.

Voici comment on opère : les liqueurs obtenues après la dernière purification sont concentrées par la chaleur dans un récipient no 1 ; puis on les abandonne au refroidissement. Il se dépose des cristaux le long des parois et dans le fond. Après complet refroidissement, on vide les liqueurs dans un récipient n° 2, et on redissout les cristaux du n° 1 dans l'eau. On concentre les deux solutions ; après refroidissement, les eaux du n° 2 sont mises dans un n° 3, les eaux du n° 1 sont mises sur les cristaux du n° 2 et les cristaux du n° 1 sont dissous dans l'eau. Les trois solutions sont amenées à concentration convenable ; puis, quand elles sont froides, on ajoute un n° 4, et ainsi de suite, les eaux d'un récipient passant toujours sur les cristaux du suivant. Au bout d'un certain temps, il ne reste plus en tête du fractionnement qu'une petite quantité de sel très actif, tandis qu'il arrive à la fin une grande quantité de produits inactifs.

Le gros fractionnement se fait à l'usine. On le commence dans de grandes cuves; on le termine dans des terrines. Il réduit la matière en œuvre de 25 kilogrammes à 4 ou 5 kilogrammes.

Le petit fractionnement se fait au laboratoire de l'usine, dans des capsules de porcelaine ; quand on n'a plus que 400 ou 500 grammes de chlorures, on arrête le fractionnement; on fait une dernière purification très soignée ; on transforme les chlorures en bromures, qu'on fractionne comme on fractionnait les chlorures, dans des capsules de porcelaine. Le fractionnement donne enfin quelques centigrammes de bromure de radium pur.

La pureté du sel est reconnue soit au spectroscope, soit à l'électromètre de Curie.

Radio-activité du radium pur : 2 000 000. — C'est le *pouvoir d'ionisation* qui sert à définir la force du sel de radium pur. En prenant l'uranium comme unité de mesure, on considère que le sel de radium pur possède une activité voisine de 2 000 000 ; cela veut dire qu'une quantité donnée de sel de radium pur rend une colonne d'air environ 2 000 000 de fois meilleure conductrice de l'électricité, il la ionise 2 000 000 de fois plus fortement que ne le fait une quantité égale d'uranium pur.

Le bromure de radium est un sel parfaitement défini, à partir duquel on prépare tous les autres sels, tels que le carbonate, le sulfate, le nitrate, le stéarate, etc., suivant les services qu'on attend du radium.

Le bromure, le chlorure, le nitrate sont solubles; le sulfate et le carbonate sont insolubles.

Ce sont les sulfates qui sont incorporés dans les appareils, à sels collés, destinés à la thérapeutique, vernis et toile.

Les diverses manipulations qui viennent d'être décrites montrent combien l'extraction du radium est délicate et laborieuse. La quantité de matériaux nécessaires pour traiter 1 tonne de minerai et extraire une faible proportion de bromure de radium pur est considérable. Elle est bien mise en évidence par le schéma de la figure 1, que nous devons à M. Razet.

IV. — QUELLES SONT LES PROPRIÉTÉS DU RADIUM ?

Le radium a des propriétés physiques, chimiques et biologiques ; nous n'indiquerons dans ce paragraphe que les principales d'entre elles, celles qui nous sont les plus essentielles à connaître.

I. — PROPRIÉTÉS PHYSIQUES ET CHIMIQUES.

Dégagement de chaleur. — Le radium dégage de la chaleur d'une façon spontanée, régulière et continue. On a calculé qu'en une heure 1 gramme de radium dégage environ une petite calorie et peut fondre à peu près son poids de glace en une heure. A toutes les températures, le radium est susceptible d'ajouter au milieu ambiant cette petite calorie. Cette propriété est particulièrement intéressante : en effet, cette quantité de chaleur, qui semble faible à première vue, devient colossale quand on considère quelle peut être la durée probable du radium et à quoi correspond cette énergie emmagasinée pour des temps hors de notre conception. *Il se peut qu'on reconnaisse un jour à cette propriété le principal rôle dans le mécanisme thérapeutique qui aboutit à la modification des cellules morbides.*

Dégagement de lumière. — Lorsqu'on met dans un tube de verre une certaine quantité d'un sel de radium de radio-activité puissante, on constate dans l'obscurité que ce sel est lumineux.

Coloration des corps. — Si on place un sel de radium sur une pastille de Sabouraud-Noiré au platino-cyanure de baryum, celle-ci perd, au bout d'un certain temps, sa coloration verte. Elle jaunit et prend ensuite une couleur orangée.

Au début, on avait cru pouvoir se servir de cette propriété comme mesure dans les applications thérapeutiques; mais en réalité elle ne peut rendre jusqu'ici aucun service pratique (1).

Le radium a aussi le pouvoir de colorer le verre en violet, en brun ou en noir. Il donne un ton jaune-orange à la topaze incolore. Il colore le diamant en rose, en vert, en bleu ou en jaune.

Mais la plupart de ces modifications sont passagères et disparaissent peu après le contact, soit d'elles-mêmes, sous l'influence du temps, soit sous l'influence des agents physiques, la chaleur par exemple.

Impression des plaques photographiques. — Les rayons du radium agissent sur les substances généralement employées en photographie, ce qui permet d'obtenir des radiumgraphies. Le phénomène du passage des rayons à travers les corps. —plus ou moins facile selon le degré d'opacité de ces corps, — explique aisément la formation d'ombres et de clairs sur la plaque photographique. Cette propriété peut être utilisée pour comparer la valeur respective de divers appareils que l'on possède. Le Dr Abbé en fait grand usage.

---

(1) Wickham, Note sur l'emploi du radium en thérapeutique (*Annales de dermatologie*, oct. 1906, p. 7) : « Un appareil contenant 0,006 de radium pur produit de l'érythème après cinq minutes d'application à la face antérieure de l'avant-bras, tandis qu'il lui faut de quatre à cinq heures pour virer la pastille à la teinte indiquée au delà de laquelle, pour les rayons X, on risque l'érythème. »

Nous pensons que l'ionisation donne des indications de mesures plus rapides, plus précises et plus utiles. (Voy. plus loin).

Ionisation. — Le radium rend l'air bon conducteur d'électricité, c'est-à-dire qu'il a le pouvoir de dissocier les particules de l'air en éléments appelés *ions*, qu'il charge d'électricité.

Si donc on place dans une pièce un électroscope chargé, celui-ci se déchargera sitôt que le radium sera introduit dans la pièce. Or la vitesse de cette décharge, aisément calculable, est très exactement, en rapport direct avec la puissance d'activité du sel. Cette propriété, qui appartient à tous les corps radio-actifs, a été utilisée pour la mesure comparative des diverses radio-activités. C'est ainsi qu'a pu être établie par comparaison avec l'uranium pris comme unité de mesure le chiffre de 2 000 000 attribué au radium pur. Cette propriété, l'ionisation, est encore aujourd'hui la seule par laquelle on puisse mesurer exactement la puissance radio-active.

C'est elle qui sert à mesurer la radio-activité qui est émise de nos appareils.

Réveil de la phosphorescence de certains corps. — Le radium réveille la phosphorescence de certains corps, celle du platino-cyanure de baryum par exemple.

On place dans l'obscurité le radium, à une certaine distance d'un écran de platino-cyanure de baryum ; l'écran s'éclaire. Si on rapproche l'appareil, la clarté se circonscrit, en prenant plus d'intensité. Si on interpose un livre ou divers autres objets, l'écran continuera à s'éclairer, mais en raison inverse de l'opacité de la substance interposée.

Passage au travers des corps opaques. — L'expérience précédente démontre le passage des rayons du radium à travers les corps ; en effet, si le radium éclaire un écran placé à une certaine distance, c'est que les rayons peuvent traverser une couche d'air, et ce même mode d'expérience peut être utilisé pour démontrer le passage des rayonnements à travers les corps solides opaques et les corps liquides, puisque l'écran s'éclaire, quand bien même ces corps sont interposés entre lui et le radium. Mais l'écran s'éclairera plus ou moins selon la nature de ces corps, et le passage se fera d'autant plus difficilement que le corps sera plus opaque (plomb, platine).

Certains corps, comme l'aluminium, le mica, certains vernis, etc., se laissent très aisément traverser, ainsi qu'en témoignent les analyses électrométriques ou la vive lumière dont l'écran s'éclaire lorsque ces substances seules sont interposées entre lui et le radium. C'est pourquoi ce sont ces substances qui ont été utilisées dans la construction des premiers appareils ; la facilité avec laquelle elles se laissent pénétrer réduit dans de grandes proportions la perte que les rayonnements subiraient s'ils devaient traverser des substances plus denses.

II. — PROPRIÉTÉS BIOLOGIQUES.

Les propriétés biologiques du radium ont été démontrées par des expériences nombreuses.

M. Matout a établi que des graines qu'il avait exposées durant une huitaine de jours aux rayonnements du radium et plantées ensuite avaient perdu leur faculté de germination.

M. Giesel, en exposant des feuilles de plantes au radium, les a vues jaunir et s'effriter.

M. J. Reverdin a étudié l'action du radium sur les chrysalides.

M. Bohn a démontré que les tissus d'animaux inférieurs en voie de croissance se modifiaient.

M. Danysz et d'autres physiciens ont fait des observations du plus haut intérêt (1).

En ce qui concerne les tissus humains, nous avons vu, dans notre préface, comment l'action du radium avait été révélée. Toute la partie de notre ouvrage consacrée à la clinique thérapeutique n'est qu'un long développement des propriétés biologiques du radium.

V. — EN QUOI CONSISTE L'ÉNERGIE DU RADIUM ?

Nous avons vu succinctement quelles étaient les principales propriétés du radium. Leur ensemble et leur diversité prouvent que les forces radio-actives qui se dégagent du radium sont douées d'une *énergie* fort complexe et active.

Il importe d'analyser et d'expliquer cette *énergie*.

Le radium se désagrège; cette désagrégation donne un gaz appelé *émanation* et libère de l'énergie. L'énergie se manifeste sous forme de *rayons* invisibles.

Nous aurons donc à étudier :

1° *Les rayons ;*

2° *L'émanation.*

I. — RAYONS INVISIBLES α, β, γ.

On a pu constater que le rayonnement du radium n'est pas homogène. H. Becquerel, P. Curie et M. P. Villard ont pu identifier trois espèces distinctes de rayons : les rayons α, les rayons β et les rayons γ. Ces rayons sont invisibles, mais se manifestent par de nombreuses réactions.

(1) La réaction des tissus végétaux et des animaux inférieurs est fort intéressante, et nous regrettons de ne pouvoir ici parler des nombreux travaux qui ont traité de ces questions. Ils ont fait l'objet d'une série de communications aux sociétés savantes, principalement à l'Académie des sciences, et nous conseillons vivement leur lecture.

Rayons α. — Les rayons α sont attribués à des atomes, c'est-à-dire à des particules d'ordre de grandeur chimique. Ces atomes sont matériels. Leur masse est extrêmement ténue, de dimensions comparables à celles de l'atome hydrogène. Ils sont de même nature, mais plus pénétrants que les rayons canaux de l'ampoule de Crookes.

Ressemblant à de véritables projectiles, ces atomes radio-actifs sont animés d'une vitesse de translation qui mesure environ le dixième ou le vingtième de la vitesse de la lumière.

Ils sont chargés d'électricité positive.

Ils forment un groupe dont l'homogénéité varie selon que le radium est de préparation récente ou ancienne (1).

Ils sont déviés par un aimant à sa gauche, mais assez faiblement. Leur proportion dans le rayonnement émis du radium nu est considérable ; elle est d'environ 90 p. 100 (fig. 2).

Ils sont très facilement absorbables, peu pénétrants ; une mince feuille de métal ou de caoutchouc suffit à les arrêter.

Rayons β. — Les rayons β sont assimilables aux rayons cathodiques, mais environ 500 fois plus pénétrants ; ils sont attribués par quelques physiciens à des atomes matériels. Mais, pour la plupart, avec M. Kauffmann, les particules β ou « électrons » sont de nature électro-magnétique, non absolument matérielle, et tenant le milieu entre la matière et l'éther. *La particule β a un intérêt physique considérable, car on la considère comme l'atome primordial d'électricité.*

L'existence de *l'electron*, auquel on attribue l'origine de tous les phénomènes thermiques, électriques et lumineux, est la base sur laquelle s'appuient toutes les théories de la physique moderne.

Ces particules β sont chargées d'électricité négative.

Elles sont fortement déviées à droite par un aimant. Elles sont en proportion de 9 p. 100 environ dans le rayonnement du radium nu (fig. 2). Elles forment un groupe hétérogène, c'est-à-dire qu'elles varient des unes aux autres par leurs dimensions et leur vitesse de translation et comme conséquence par leur pouvoir de pénétration.

Les rayons β les moins vites et les moins ténus sont comparables par leur pouvoir de pénétration aux rayons α, ce sont les β mous.

D'autres rayons appelés β durs sont composés de particules dont la ténuité est extrême (2 000 fois moindre que celle des atomes d'hydrogène). Ces mêmes particules sont animées d'une extrême vitesse voisine de celle de la lumière (200 000 à 300 000 kilomètres à la seconde). Entre ces deux extrêmes β mous et β durs et avec tous les intermédiaires se placent les rayons composés de β moyens.

---

(1) Les rayons α du radium *fraichement préparé* sont homogènes ; leur parcours dans l'air à 760 millimètres est de 3^m,25. Les rayons α émis par le radium vieux ou par les appareils ne sont pas homogènes. Voici les parcours des cinq sortes de rayons α du radium vieux et nu : 3^m,5 ; 3^m,9 ; 4^m,3 ; 4^m,8 ; 7^m,1 (note de M. Razet).

En raison de leur ténuité et de leur vitesse, ces rayons ont un grand pouvoir de pénétration ; ils traversent aisément les corps ; mais ils les traversent inégalement et de plus en plus facilement des β mous aux β durs. Les β mous sont vite absorbés : les β durs, au contraire, traversent plusieurs mètres d'air. D'après M. Debierne, avec un foyer puissant de radium pur, entre 5 millimètres de plomb et 1 centimètre de plomb, on ne sait pas au juste où il ne reste plus de rayons β. D'après Sir W. Ramsay, on trouverait encore des β en très minime quantité après le rayonnement à travers 5 millimètres de plomb. Il s'agit, bien entendu, des rayons β d'origine, dits primaires, ceux qui ont traversé, et non des rayons β secondaires produits après le passage à travers le plomb.

Mais voici une donnée sur laquelle nous ne saurions trop insister : elle montre combien il est judicieux, en matière de radiumthérapie, d'éviter toute distinction par trop méthodique et tranchée entre l'action des divers groupes de rayons. En plus des β primaires, il semble qu'il faille compter avec des β secondaires. Ceux-ci résultent de l'action même des rayons γ, qui, en frappant la matière, donnent des rayons secondaires β décrits par M. Sagnac. Il est probable que ces rayons β secondaires se forment en quantité appréciable sur tout le trajet des rayons γ à travers la matière. Même en isolant les rayons γ par un champ magnétique intense, de nouveaux rayons β se formeraient aussitôt que les γ rencontreraient de la matière.

Rayons γ. — Les rayons γ sont une perturbation de l'éther et assimilables aux rayons X.

Ces ondulations de l'éther ont probablement pour origine l'ébranlement produit par la désagrégation du radium en atomes α et β. Probablement aussi elles ont une vitesse égale à celle de la lumière. Elles ne sont nullement déviées par un aimant.

La fréquence et la longueur d'onde de ces rayons ne sont pas encore déterminées, car ils ne subissent aucune des lois de l'optique.

Les rayons γ ont un pouvoir de pénétration extrême ; ils traversent jusqu'à 10 centimètres de plomb. Dans un laboratoire, on ne peut guère en réalité se débarrasser de ces rayons. *Ce pouvoir dépasse de beaucoup celui des rayons X, lequel est limité à 1 ou 2 millimètres de plomb.*

Ainsi, par exemple, lorsqu'on a à sa disposition une quantité de radium pur suffisante (environ 5 centigrammes), on peut, d'après M. Matout, grâce à la propriété qu'a le radium d'éclairer un écran radioscopique, observer la prodigieuse pénétration des rayons γ, qui traversent le corps d'un homme à la hauteur du thorax. C'est sans révéler la moindre trace du squelette qu'ils le traversent avec autant de facilité que les parties charnues du corps. On ne peut même, par une différence d'intensité, indiquer le moment où le sujet s'interpose entre le radium et l'écran. Dans cette expérience, le radium peut être placé à 4ᵐ,20 de l'écran.

Les rayons γ sont en proportion de 1 p. 100 dans le rayonnement du radium nu (fig. 2).

Mécanisme et explication du passage des rayons à travers les corps. — On conçoit aisément que des projectiles aussi ténus que les rayons α et β et animés d'une pareille vitesse jouissent d'un pouvoir de pénétration vis-à-vis de la matière. De même il est facile de comprendre que les atomes α, plus gros et moins rapides, pénètrent moins loin que les rayons β, et que ceux-ci, en raison de leur caractère hétérogène, pénètrent différemment des β mous aux β durs. Il reste à expliquer le mécanisme de cette pénétration.

Tous les corps réduits à leur ultime expression s'offrent sous forme d'une agglomération d'atomes séparés par des espaces dits interatomiques.

Or, puisque les particules α et β sont infiniment plus petites que les atomes des corps qu'ils frappent, leur vitesse les conduit à se glisser et à se faufiler entre les espaces interatomiques de ces corps.

Quant aux ondulations γ, il suffit de savoir que l'éther baigne tous les corps, est en toutes les substances pour comprendre leur facile propagation.

Le degré respectif de puissance de pénétration pour les trois ordres de rayons sera désormais facile à saisir. Les vibrations γ ne perdent au passage que très peu de leur énergie, et c'est ainsi qu'elles ne sont définitivement arrêtées que par une plaque de plomb de 10 centimètres d'épaisseur environ.

Pour les particules α et β, la déperdition est plus grande, puisqu'il y a frottement d'une masse contre une autre et que plus le frottement est grand, plus le passage est rendu difficile. Aussi bien les α perdent-ils plus vite de leur énergie que les β. C'est ce qu'exprime la qualification de « facilement absorbables » donnée aux rayons α par rapport aux β.

Filtrage. — Ces notions de physique nous permettent d'expliquer le phénomène qui, sous la dénomination de filtrage, comporte la sélection possible des différents rayons.

Puisque les divers éléments constitutifs du rayonnement sont plus ou moins absorbables, tout corps placé devant le foyer d'émission non seulement diminuera la quantité globale du rayonnement, mais sélectionnera ces éléments constitutifs selon leur pouvoir de pénétration. Telle substance interposée arrêtera tels ou tels rayons plus absorbables et ne laissera filtrer que tels autres rayons.

Un rayonnement placé à son émission contre les tissus cutanés inondera ces tissus dans toute son épaisseur et au delà, les α s'arrêtant aux couches superficielles, les β allant sensiblement plus loin, des β mous aux β durs, les γ les traversant aisément. Ainsi les tissus se chargent eux-mêmes d'opérer le filtrage.

Ce sont ces différentes qualités de pénétration des rayons que nous avons appliquées à la thérapeutique dès le début de nos recherches pour modifier le rayonnement.

En plaçant devant un appareil à radium un écran d'ouate, une plaque d'aluminium, d'épaisseur calculée, pour arrêter les rayons α, on laissera filtrer seulement les β et les γ. Avec des écrans de plus en plus denses, on n'aura plus que les β durs et les γ, qui constituent les rayonnements *surpénétrants*; puis enfin les γ seuls, que l'on ne peut guère être assuré d'avoir tels que si l'on interpose un écran d'au moins 5 à 6 millimètres de plomb.

Quantité proportionnelle des rayons α, β et γ dans un rayonnement. — Si le pouvoir de pénétration diffère pour chaque espèce de rayons, il existe aussi une grande différence dans la quan-

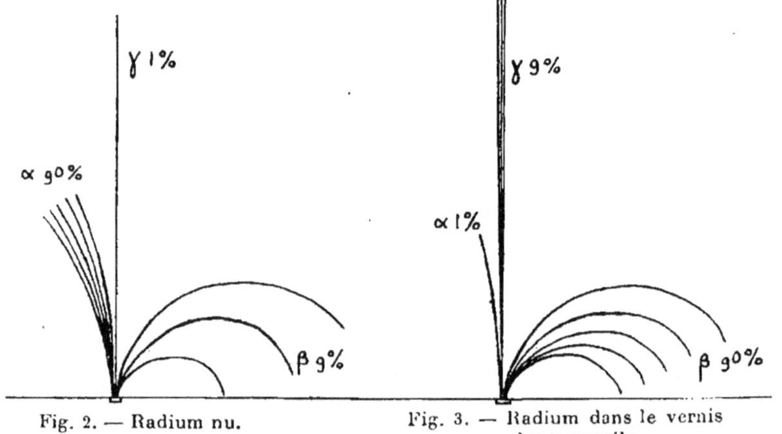

Fig. 2. — Radium nu. Fig. 3. — Radium dans le vernis des appareils.

Séparation analytique des rayons du radium par le champ magnétique (schéma dû à M. Razet).

tité relative et proportionnelle des rayons contenus dans un même rayonnement.

Lorsque le radium est considéré à l'état libre, les rayons α sont de beaucoup les plus nombreux, puisqu'ils comprennent les neuf dixièmes du rayonnement total; les rayons β et γ sont en très petit nombre, les β 9 p. 100 et les γ 1 p. 100 (fig. 2).

Mais, lorsqu'il s'agit d'applications à la surface de la peau, l'obligation où l'on est de fixer le sel de radium par une substance quelconque vernis ou autre, qui forcément agit comme un écran, cause l'absorption d'une grande partie des rayons α; aussi la proportion des divers rayons entre eux est-elle en partie renversée. Les rayons α n'existent plus alors qu'en très petit nombre, 1 à 10 p. 100; les rayons β dominent dans la proportion de 80 à 90 p. 100, et les rayons γ sont dans la proportion de 1 à 10 p. 100. En sorte qu'en pratique la principale valeur quantitative de la radio-activité émise par le radium réside dans les rayons β (fig. 3).

Action de l'aimant sur les rayons (fig. 3). — L'action de l'aimant sur les rayons doit être connue, car *il se peut qu'un jour on lui trouve une application thérapeutique.* Les rayons α et β peuvent être déviés par l'aimant; les γ ne se laissent nullement influencer. En sorte qu'un champ magnétique très intense placé derrière un foyer de rayons permettrait la pénétration dans les tissus de tous les γ seuls, sans besoin d'interposer des écrans; d'où peut-être aussi la possibilité d'employer les β seuls. Par un mécanisme spécial, on pourrait en effet utiliser les β seuls en leur faisant décrire une courbe qui passerait par les tissus à traiter. Mais de tels résultats nécessiteraient un électro-aimant puissant et, par conséquent, très pesant et peu maniable.

Par quel mécanisme explique-t-on l'action des rayons ? — De nombreuses explications ont été proposées; aucune n'apporte de solution satisfaisante.

La chaleur que le rayonnement dégage doit peut-être être invoquée.

On se contente, en général, de dire que les rayons abandonnent de leur énergie aux tissus dans lesquels ils pénètrent; mais cette explication vague couvre notre ignorance.

En ce qui concerne les rayons α et β, les phénomènes d'énergie constatés peuvent répondre à une loi de la physique qui unit étroitement ces trois termes : vitesse, chaleur, énergie. A mesure que les *projectiles* perdent de leur vitesse en traversant les corps, ils y abandonneraient de l'énergie proportionnellement à la demi-somme du produit de leur masse par le carré de leur vitesse : $E = \dfrac{MV^2}{2}$.

En ce qui concerne les rayons γ, il n'y a pas encore d'explication du mécanisme de leur action. Il faut noter la production de rayons secondaires composés d'électrons β sur tout le parcours des rayons γ à travers la matière et trouver peut-être dans cette production la raison pour laquelle les rayons γ semblent avoir une action réelle même à la surface des tissus, malgré l'extraordinaire facilité avec laquelle ils les traversent.

On conçoit que ces énergies puissent impressionner et modifier les cellules dans leur évolution biologique normale ou pathologique, en s'épuisant vers la profondeur à mesure que leur force décroît; mais ce n'est pas là expliquer le mécanisme même, et le problème, un des plus passionnants qui soient, reste entièrement à résoudre.

II. — ÉMANATION.

Le radium, en se désagrégeant, non seulement libère de l'énergie sous forme de rayons α, β et γ, mais donne aussi d'une manière continue un gaz radio-actif appelé *émanation*, qui rayonne α et se transforme à son tour pour donner des radio-activités induites.

De cette émanation, nous ne dirons que quelques mots, nous bornant aux indications essentielles, car jusqu'ici elle n'a guère été utilisée dans la radiumthérapie.

Cependant certaines expériences, certains essais que nous avons tentés ont montré la possibilité de son emploi.

Il faut donc bien se garder de négliger cette force, qui est bactéricide ; d'ici peu, avec le perfectionnement des techniques, elle prendra dans la thérapeutique une place importante.

L'émanation qui se dégage du radium est soumise, comme les autres gaz, aux lois de Mariotte et de Gay-Lussac.

C'est un gaz matériel et radio-actif fort bien étudié par M. Rutherford ; on peut le recueillir et le condenser dans l'air liquide.

Il diffuse à travers les corps comme tous les gaz, mais si faiblement que cette diffusion est négligeable dans la thérapeutique.

On conçoit donc que, dans les appareils destinés actuellement à la thérapeutique et sur lesquels le radium est fixé par une substance vernissée, l'émanation ne puisse se dégager et être utilisée. *Dans les solutions, au contraire, où le radium est à l'état libre, il se dégage de l'émanation, qui par conséquent est utilisable en injections d'eau radifère ou de quelque autre solution radifère.*

La production de l'émanation par le radium est proportionnelle au temps ; mais, une fois produite, l'émanation se transforme et se perd selon une loi exponentielle définie, dont nous reparlerons à propos de la radio-activité induite.

Radio-activité induite. — L'émanation a cette propriété curieuse de *conférer à tous les corps, à tous les éléments qu'elle touche, un pouvoir radio-actif.*

Il s'agit là d'une propriété d'emprunt, dont la durée est plus ou moins courte et la puissance plus ou moins grande, selon la nature du corps influencé et selon la durée de contact de l'émanation avec le corps.

Si, par exemple, on met de l'émanation en contact avec de la vaseline pendant un certain temps, cette vaseline sera lumineuse et enverra des rayons radio-actifs, mais seulement pendant quelques jours.

Tel est le phénomène de la radio-activité induite.

Ainsi une eau, une huile, ou quelque autre substance radio-activée par l'émanation peut être introduite dans les tissus, et, sans contenir trace de radium, peut agir en qualité de corps radio-actif et émettre des rayons actifs.

Les eaux minérales radio-actives nous en offrent un exemple.

Qu'une nappe souterraine d'eau courante rencontre des terrains radifères sur sa route, elle sera influencée par l'émanation, et, au sortir de terre, elle présentera une certaine radio-activité par radio-activation induite. Cette activité n'existera guère qu'au griffon, et cette même eau perdra vite ses propriétés d'emprunt. C'est de cette perte rapide que pourraient bien dépendre les effets thérapeutiques tout différents que l'on obtient, selon que certaines eaux minérales sont prises à la source ou après leur transport.

Les eaux minérales radio-actives sont nombreuses. En voici quelques-unes parmi les plus riches en radio-activité : Bad-Gastein (Autriche); Plombières (Vosges), Source Vauquelin; Cadellas (Portugal); Bussang (Vosges); Bains-les-Bains (Vosges) ; Aix-les-Bains (Savoie); Dax (Landes).

Loi de décroissance de la radio-activité induite. — La perte de la radio-activité induite conduit à des considérations intéressantes.

Elle se fait selon une loi de décroissance de forme dite exponentielle et qui est invariable. *La perte est de moitié par demi-heure* lorsque le corps imprégné de radio-activité *n'est pas enfermé.* Lorsque, au contraire, ce corps contient l'*émanation bien close,* on ne constate, par la mesure de son rayonnement au travers des parois, qu'une *perte correspondant à la moitié de l'activité en quatre jours.* La matière active déposée par le gaz est donc d'une autre nature que le gaz lui-même et consiste en des produits de désintégration du radium. Ces produits ont été bien étudiés par M. Rutherford, qui en a donné toute une nomenclature sous le nom de radium, émanation, radium A, B, C, etc. Ce sont ces différents produits qui, toujours en état de transformation, imprègnent le radium à l'état de sel et lui donnent son rayonnement complexe suivant un régime absolument régulier.

Si, par l'action d'une haute température, par exemple, on vient à chasser ces produits, à les séparer du radium, celui-ci, désactivé en partie, récupère par la suite spontanément son activité suivant une loi complémentaire de la loi de destruction de l'émanation. Ainsi, quelle que soit la désactivation du radium, son activité se reformera toujours.

Nous ne reviendrons pas (Voy. *Introduction*) sur la propriété, qu'a l'émanation de se transformer lentement en hélium, ni sur les expériences de sir W. Ramsay, qui aurait transformé du cuivre en lithium au moyen de l'émanation. Si tous ces faits se confirmaient, avons-nous dit, ce serait la démonstration de la transmutation possible des corps simples et le bouleversement des idées si bien établies depuis tant de siècles sur les principes fondamentaux de la chimie et de l'énergétique.

DEUXIÈME PARTIE
INSTRUMENTATION

Nous venons de voir que le radium est une source puissante d'énergie qui se manifeste sous forme d'*émanation* et de *rayons*.

Comment et sous quelles formes cette énergie est-elle mise à la disposition des médecins ?

Comment peut-on l'employer, la faire varier, la mesurer ?

Telles sont les questions que nous allons entreprendre d'analyser.

L'émanation présente un gros intérêt d'avenir; nous réunirons brièvement en un premier chapitre les divers éléments essentiels qui concernent la possibilité de son utilisation.

Les rayons employés sans émanation constituent presque toute la radiumthérapie actuelle. Nous y insisterons spécialement en un second chapitre, qui comprendra trois parties :

1° *Appareils radifères ;*

2° *Technique et manuel opératoire ;*

3° *Mesures et dosages.*

I. — ÉMANATION.

Les procédés opératoires qui comportent l'utilisation de l'émanation relèvent pour la plupart, de la pathologie interne.

En effet, pour que l'émanation, qui ne traverse pratiquement aucun corps, puisse entrer en action directe, il faut l'employer soit par inhalations à l'état de gaz, soit par ingestions, injections, etc., dans des substances qui, la véhiculant, ou véhiculant ses propriétés, mettent son énergie en liberté après leur absorption.

Il est évident que les applications extérieures qui nécessitent l'incorporation du radium dans des appareils ne peuvent utiliser l'émanation d'aucune façon, au moins directement.

Bien que la pathologie externe n'emploie pas encore l'émanation d'une façon réglée et définitive, nous ne négligerons pas de donner les principales lignes de son utilisation; un avenir lui est certainement réservé du jour où le radium sera devenu moins rare.

Notre conviction est absolue à ce sujet en raison des résultats encourageants et positifs que nous avons obtenus en diverses occasions.

Nous pensons, par exemple, que certaines lotions, certaines pommades qui utiliseront l'émanation, certaines solutions de sels solubles ou insolubles injectées dans les tumeurs, dans les tissus cutanés morbides, dans les profondeurs, etc., pourront très heureusement combiner leur action à celle des applications des appareils à l'extérieur ou agir seules par elles-mêmes.

Malheureusement, pour aborder l'étude de cette question, la pathologie interne elle-même ne nous fournit que peu de renseignements.

La physique et la chimie ont mis depuis longtemps à la disposition des expérimentateurs nombre de produits utilisables et parfaitement combinés et dosés; mais les progrès ont été naturellement plus lents en thérapeutique interne qu'en pathologie externe, où l'emploi des appareils à radium a donné rapidement des résultats nombreux et probants.

L'utilisation de l'émanation se présente sous deux modalités différentes :

1° Celle où l'émanation est captée et employée isolément;

2° Celle où l'émanation est employée simultanément avec les rayons.

I. — ÉMANATION UTILISÉE ISOLÉMENT.

Nous avons vu que les sels de radium fournissent d'une manière continue de l'émanation, gaz radio-actif qui rayonne et se transforme à son tour pour donner les radio-activités induites.

Nous savons que la production de l'émanation par le radium est proportionnelle au temps, mais aussi que sa perte par transformation se fait suivant une loi exponentielle, de sorte qu'un sel de radium en vase clos donne une quantité d'émanation limitée. La quantité d'émanation y sera constante à partir du moment où sa formation et sa disparition seront égales. *C'est ce qu'on appelle l'équilibre radio-actif.*

Pour recueillir l'émanation, on la laisse s'accumuler dans des appareils spéciaux d'où on la retire par aspiration dans des tubes ou des récipients où on a fait le vide.

L'appareil que nous utilisons se compose d'un réservoir horizontal qui renferme la solution de radium (fig. 4). Ce réservoir est muni de deux tubulures verticales à robinet placées à chacune des extrémités. L'une est en connexion avec un barboteur, où passe l'air qui doit balayer l'émanation accumulée au-dessus de la solution. L'autre sert à l'aspiration du gaz.

Pour faire une prise, on met en relation, au moyen d'un caoutchouc, l'appareil producteur et un récipient dans lequel on a fait le vide ; on manœuvre les robinets de manière à aspirer le gaz accumulé et à faire un balayage avec l'air extérieur.

Formes de l'utilisation de l'émanation. — Ainsi produite et obtenue, l'émanation pourra être utilisée :

1° A l'état de gaz ;

2° Comme productrice de radio-activité induite.

1° *Émanation à l'état de gaz*. — *Inhalation*. — Ce n'est pas, à proprement parler, à l'état de gaz, mais toujours mélangée plus

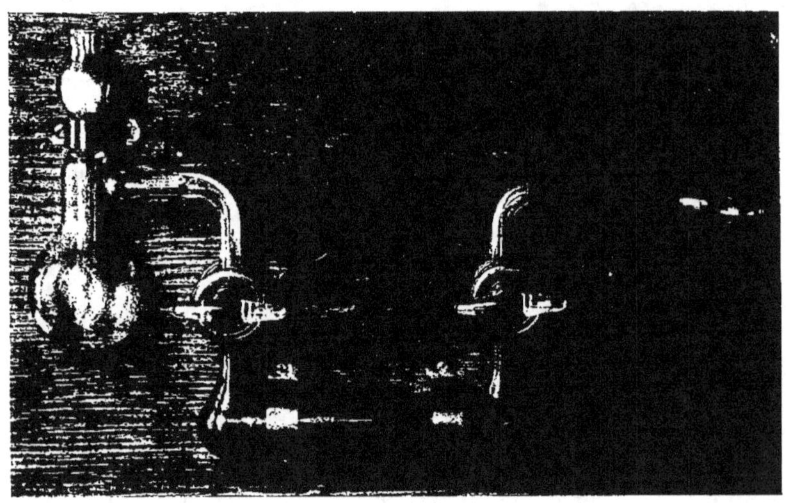

Fig. 4. — Appareil Armet de Lisle pour recueillir l'émanation.

ou moins à l'air ou à tout autre gaz, que l'émanation trouve son emploi, et ceci par inhalation.

Celle-ci peut se faire de deux manières :

1° Il suffit de placer le sujet à la tubulure libre de l'appareil décrit plus haut et de faire aspirer directement l'émanation produite par la solution de bromure de radium ;

2° Un second procédé consiste à envoyer dans l'appareil qui sert à M. Bournigaux pour ses recherches sur les échanges respiratoires un mélange d'air et d'émanation.

Il suffit pour cela, à l'aide d'une pompe foulante, de faire passer un courant d'air dans l'appareil à émanation.

Peut-être, au moyen d'appareils spéciaux, pourra-t-on mettre l'émanation au contact direct des tissus cutanés.

2° *Émanation productive de radio-activité induite*. — L'émanation peut radio-activer toutes les substances, qu'elles soient liquides ou solides, organiques ou inorganiques. L'eau simple ou contenant diverses sortes de produits chimiques, toutes les substances pharmaceutiques, les cellules mêmes des tissus acquièrent, au contact de l'émanation, la propriété de dégager de la radio-activité.

Nombreux sont les produits capables d'être radio-activés et d'aller porter au sein des tissus, en même temps que leurs propriétés propres, un pouvoir nouveau que leur conférera l'énergie surajoutée.

Les eaux minérales radio-activées, dont nous avons parlé page 29, offrent un excellent exemple d'une radio-activation naturelle.

Une étude était intéressante à faire : l'introduction dans les eaux d'une quantité de radium, mesurée de telle sorte que ces eaux conservassent indéfiniment une radio-activité égale à celle constatée au griffon.

MM. Jaboin et Beaudoin, s'appuyant sur les données de P. Curie et Laborde, ont entrepris cette étude avec succès sur les eaux minérales de Bussang, en leur conférant une radio-activité permanente par l'introduction de quantités minimes et exactement dosées de radium.

Le mémoire qu'ils ont présenté sur ce sujet à la Société de pharmacie (1) a été l'objet d'un rapport d'une Commission qui a conclu au bien fondé des travaux exécutés.

Ainsi les eaux radio-actives à leur source, qui, par leur transport perdent leurs propriétés radio-actives, pourront désormais être rendues radio-actives d'une façon permanente et conserver à distance les conditions naturelles qu'on leur reconnaît au griffon.

Concentration de l'émanation. — La radio-activité induite, avons-nous dit, se perd rapidement ; elle décroît suivant la loi de décroissance exponentielle : perte de la moitié de la radio-activité en trente minutes, et ainsi de suite.

La rapidité de cette décroissance est un inconvénient dans la pratique ; mais on peut remédier à cet inconvénient en condensant l'émanation dans le véhicule qu'elle radio-active et en employant des produits de radio-activité plus intense, dont la loi de désactivation est moins rapide.

La concentration de l'émanation s'obtient suivant un procédé très simple, au moyen de l'appareil représenté figure 5.

Appareil et dispositif pour la concentration de l'émanation par sa condensation dans l'air liquide (fig. 5). — Deux réservoirs sont en communication par un joint rodé à l'émeri. Le réservoir inférieur contient l'excipient destiné à retenir l'émanation. Après avoir fait le vide dans l'ensemble, on y introduit l'émanation suivant le procédé habituel ; puis on trempe le réservoir inférieur dans l'air liquide. Après quelques instants, toute l'émanation est condensée

---

(1) JABOIN et BEAUDOIN, Sur la radio-activation artificielle des eaux minérales et l'élimination du bromure de radium soluble, *Société de pharmacie de Paris* 29 juillet 1908, et *Journal de pharmacie et de chimie*, 7 janvier 1909).

dans ce réservoir sur la substance devenue très fortement active.

Cette méthode présente de nombreux avantages, parmi lesquels les suivants doivent être retenus :

1° La radio-activité des nouveaux milieux est par ce procédé beaucoup plus intense que par les procédés ordinaires ;

2° Au moyen des appareils électriques, on peut mesurer l'intensité de la radio-activité des milieux et doser en grammes-heure la quantité d'émanation incluse dans les appareils et les substances radio-actives.

On appelle gramme-heure la quantité totale d'émanation que fournirait 1 gramme de bromure de radium pur pendant une heure, si l'émanation ne se détruisait pas spontanément.

On appelle de même milligramme-minute la quantité d'émanation produite par 1 milligramme de bromure de radium pur pendant une minute, sans tenir compte de la destruction spontanée.

Mode d'emploi de l'émanation. — L'émanation ainsi considérée pourra être employée de deux façons :

1° Véhiculée par une substance n'ayant par elle-même aucune action, et cela dans le but de faire agir uniquement les propriétés radio-actives;

2° Véhiculée par des substances ayant une action propre et cela dans le but de renforcer ces substances et de combiner leur action à celle de la radio-activité.

1° *Émanation véhiculée par une substance n'ayant par elle-même aucune action bien spéciale.* — Les véhicules sont généralement dans ce cas : l'eau, la vaseline, la lanoline, l'huile, la glycérine, etc.

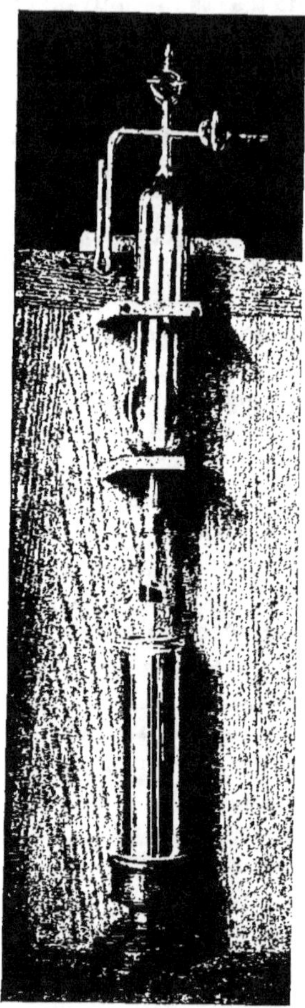

Fig. 5. — Condensateur d'émanation (appareil Danne).

Toutes ces substances peuvent être, selon leurs propriétés, soit ingérées, soit injectées dans les cavités, les fistules, les divers conduits ou dans les tissus, dermique, conjonctif, musculaire et dans les tumeurs. Elles peuvent être appliquées sur diverses régions de la surface cutanée.

Ces divers produits pharmaceutiques ou autres étant doués de radio-activité par suite de l'émanation qu'ils contiennent agissent sur les tissus; une partie de l'émanation se dégage et imprime aux tissus qu'elle atteint la radio-activité induite.

2° *Émanation véhiculée par une substance ayant par elle-même une action thérapeutique spéciale.* — La quinine, le mercure, l'arsenic, le sous-nitrate de bismuth, le charbon et de nombreux autres médicaments ont pu être radio-activés par radio-activation induite. Mais cette façon d'utiliser l'énergie radio active est très restreinte et peu pratique, puisque cette énergie se perd rapidement. Nous allons, dans le chapitre suivant, par l'utilisation des propriétés solubles de certains sels de radium et surtout par l'incorporation aux substances pharmaceutiques de sels non solubles, en suspension, trouver la possibilité de l'action durable de l'émanation.

II. — ÉMANATION UTILISÉE SIMULTANÉMENT AVEC LE RAYONNEMENT.

L'émanation et le rayonnement sont utilisés simultanément soit dans le cas d'un sel de radium insoluble en suspension dans une substance quelconque absorbable ou injectable, soit dans le cas d'un sel de radium soluble dissous dans une substance quelconque absorbable ou injectable.

Les sels de radium pourront être mélangés à des produits extrêmement variés; ils auront alors pour but :

1° De leur rendre une radio-activité perdue (nous en avons trouvé un exemple dans la méthode de radio-activation permanente des eaux minérales ;

2° D'augmenter un pouvoir qui leur appartient en propre (divers travaux ont prouvé que la radio-activité activait le pouvoir des ferments; partant de ce principe, M. Jaboin a préparé des ferments radifères et toute une série de produits pharmaceutiques radifères dans le but d'augmenter leurs propriétés spéciales (quinine, huile grise, métaux colloïdaux, etc.) ;

3° De leur conférer un pouvoir nouveau ou d'utiliser ces produits comme des véhicules destinés à transporter la radio-activité en certaines régions de l'économie (1).

En résumé, les substances utilisées avec le radium se présentent sous forme soit de produits radifères, soit de produits simplement radio-activés.

Les substances radifères sont celles qui contiennent du radium en

(1) Introduite dans l'organisme, l'émanation s'y diffuse rapidement et peut ainsi en atteindre les régions profondes. Elle se localise sur les glandes à sécrétion interne, surtout sur les capsules surrénales. Elle s'élimine par les poumons et la peau et en faible proportion par les reins (Recherches de BOUCHARD, CURIE et BALTHAZAR, *XV*ᵉ *Congrès international*, Lisbonne, avril 1906).

nature soit soluble, soit insoluble (en suspension). Ces substances sont, par le fait, radio-activées par radio-activation induite, puisque l'émanation est présente et, de façon constante, émise par le radium. La radio-activité de ces substances est donc permanente.

Les produits simplement radio-activés sont ceux qui ont été uniquement mis en présence du radium insoluble à l'état libre. Ils ont subi seulement le contact de l'émanation. Le sel de radium ayant été retiré après un temps donné, les produits ne sont radio-actifs que passagèrement, et la radio-activité qu'ils contiennent décroît très vite selon la loi qui lui est propre.

C'est là un inconvénient ; mais, d'autre part, ces produits offrent l'intérêt pratique d'être radio-actifs, sans contenir de radium et d'être peu dispendieux, puisque la moindre parcelle de métal qui aura servi pour une radio-activation pourra resservir un nombre de fois illimité.

Voici, à titre d'exemple, les substances radio-activées et radifères, telles que des eaux, des solutions de biiodure de mercure et d'huile grise, que nous avons expérimentées.

Les eaux ont été utilisées principalement en injections sous-cutanées et intradermiques pour le traitement des nodules lupiques et de tumeurs. L'huile grise et le biiodure de mercure radifères ont été employés dans la syphilis.

En injectant dans les tissus des solutions tenant en suspension des grains de sel de radium insoluble, des résultats intéressants ont été obtenus.

Les Drs Dominici et Barcat ont montré à l'Académie des sciences que, par des injections de sels insolubles, on pouvait localiser le radium dans certains tissus.

Il y a, dans ces cas, élimination de la partie liquide et fixation des particules solides de sulfate de radium qui, pendant un temps prolongé, pourront agir par leurs rayons. Mais cette méthode, en raison du prix élevé du radium, n'est pas encore entrée dans la thérapeutique courante.

En tout cas, les études que nous avons faites personnellement sur l'huile grise et les eaux radifères montrent que l'organisme supporte facilement cette thérapeutique.

Les liquides que nous avons expérimentés ont été préparés par M. Jaboin.

Eaux radio-activées. — Proportion : 1 milligramme de sulfate de radium mis au contact de 1 litre d'eau distillée.

Plusieurs malades ont subi dans le tissu cutané et sous-cutané des séries d'injections d'une trentaine de gouttes environ quinze ou vingt fois avec un jour d'intervalle. En aucun cas, il ne s'est produit d'action nocive spéciale à noter dans l'état général.

Eaux radifères. — Deux solutions : 1° 1 microgramme, c'est-à-dire un millionième de gramme par centimètre cube d'eau distillée ;

2° 10 microgrammes par centimètre cube.

Le maximum des injections a été en dix jours d'environ C gouttes au total de la solution forte.

Huile grise radifère à 20 p. 100 de mercure. — Proportion: demi-microgramme par centimètre cube.

Une trentaine de malades ont subi des séries d'injections selon les traitements hydrargyriques habituels sans en avoir été incommodés d'aucune façon. Les séries se composaient de six injections de VII gouttes chacune, tous les cinq jours. Les VII gouttes contenaient donc un sixième de microgramme.

L'analyse des urines a conduit aux indications suivantes :

A la suite des injections d'huile grise radifère, les urines sont radioactives pendant les trois ou quatre jours qui suivent l'injection, et leur radio-activité décroît à peu près régulièrement pendant ces quelques jours, ce qui concorde assez bien avec la loi de décroissance de la radio-activité induite. Lorsque, après quelques jours, le mercure commence à apparaître dans les urines, celles-ci ne présentent plus de radio-activité.

Il semble donc que le radium injecté s'élimine surtout par les autres émonctoires que le rein.

D'autres solutions ou incorporations de sels de radium solubles ou insolubles ont été préparées dans les substances pharmaceutiques ou autres et soumises depuis quelque temps à l'expérimentation thérapeutique.

II. — RAYONNEMENT.

I. — APPAREILS RADIFÈRES.

Nous voici arrivés à la partie principale de notre étude, celle où il nous faudra envisager les rayonnements employés seuls, à l'exclusion de toute émanation ; celle qui concerne les applications d'appareils à la surface de la peau et des muqueuses accessibles ; celle où les progrès rapides, successifs et raisonnés, ont placé en peu d'années la radiumthérapie sur un terrain réellement scientifique et pratique.

Les trois chapitres qui suivent comportent uniquement l'exposé de l'instrumentation, des procédés opératoires et des mesures analytiques des rayonnements utilisables.

La valeur des divers procédés opératoires sera indiquée à la partie clinique.

Voyons d'abord en quoi consistent l'instrumentation proprement dite, les appareils radifères.

La rareté du radium, son prix très élevé ont nécessairement

conduit les premiers constructeurs à concevoir des appareils en forme de boîte protectrice destinée à éviter toute perte de matière première.

Aussi reconnaît-on deux phases dans la construction de ces appareils : la phase primitive, où le sel est versé indifféremment dans des tubes ou boîtes comme des grains de blé dans un sac, et la phase actuelle. où l'on cherche à se rapprocher de ce que doit être un appareil idéal.

Quelles sont les qualités les plus indispensables que doit réunir un tel appareil ?

Ces qualités sont multiples, mais il y en a de principales qui dominent et desquelles, du reste, découlent toutes les autres.

Ce sont :

1° *L'homogénéité du rendement radio-actif*, c'est-à-dire que toute portion d'appareil considérée à part devra avoir la même puissance radio-active que les autres parties égales de la surface du même appareil. Ainsi les effets thérapeutiques seront en tous points uniformément identiques.

Pour obtenir ce résultat, il faut que les grains soient de même volume et répartis de telle sorte qu'aucun ne double l'autre, qu'ils soient à égale distance les uns des autres et à égale distance de la surface d'application de l'appareil.

2° *La proportion maxima du rendement*, c'est-à-dire la mise en liberté de la plus grande somme possible de rayons. Plus la substance nécessaire à contenir, à enfermer les grains sera mince et facilement perméable aux rayons de plus faible pénétration, plus l'appareil aura de valeur. Ainsi on pourra utiliser non seulement tous les rayons γ et β, mais aussi une quantité donnée de rayons α.

3° *L'aptitude à la mesure de la radio-activité facile et exacte.*

Pour obtenir ce résultat, il faut non seulement que le rendement soit homogène, mais aussi que les grains soient définitivement fixés en leur position par la substance contenante et fixatrice. Les grains mobiles dans un tube représentent l'inverse de ces conditions.

4° *La résistance à l'usure de la surface d'application.*

Toutes ces conditions dépendent de la nature de la substance dans laquelle le sel de radium est contenu. Cette substance joue donc un rôle dominant dans la construction des appareils. Elle devra, en effet, réunir les qualités suivantes :

a. *Pouvoir fixateur de puissance extrême s'opposant à toute déperdition ;*

b. *Perméabilité très grande aux rayons les plus absorbables ;*

c. *Résistance parfaite* non seulement à toutes manœuvres nécessaires de nettoyage et de stérilisation, non seulement aux traumatismes même légers, mais aussi à l'action dissolvante de la radioactivité elle-même ;

d. *Surface parfaitement lisse et unie.*

Un appareil ainsi constitué présentera, au point de vue des mesures de la radio-activité, un minimum d'aléa, et les incertitudes en présence desquelles le praticien se trouvera ne pourront provenir que de la réaction propre à l'individu récepteur de rayons, incertitudes de réaction auxquelles d'ailleurs n'échappe aucun autre médicament ou moyen de traitement.

Telles sont les diverses qualités que doivent présenter les appareils à radium pour les applications sur la peau; or les appareils anciens, qui du reste sont encore employés parfois à l'heure actuelle, s'éloignent de ces conditions.

C'est précisément parce que, au contraire, elles sont pour la plupart réunies dans les appareils actuels de fabrication récente que la radiumthérapie, par suite des mesures qui ont permis une posologie du radium, est sortie de l'empirisme pur où elle évoluait.

Nous montrerons successivement :

1o *Ce qu'étaient les appareils anciens ;*

2o *Comment sont disposés les appareils que nous utilisons.*

Mais, avant d'aborder l'analyse de ces questions, qui nous semblent capitales, nous ferons remarquer que, si les perfectionnements apportés à l'extraction et à la manipulation du radium et à la construction des appareils ont rendu la radio-activité utilisable et pratique, qu'en un mot si la radiumthérapie a pu entrer dans la voie scientifique et se développer au point d'obtenir en peu d'années des résultats nombreux et fort appréciables, si des études nouvelles se poursuivent en ce moment pour mettre à la disposition des médecins non seulement les propriétés du radium, mais celles d'autres substances radio-actives (polonium, uranium, etc.), nous le devons aux travaux de physique et de chimie faits en France.

De l'enquête que nous avons conduite à ce sujet, il nous a semblé ressortir que, dans les autres pays, on en est resté encore aux fabrications anciennes, aux tubes et aux appareils en forme de loupe, et que les centres d'études destinés au développement de ces questions sont rares et de date fort récente.

I. — APPAREILS ANCIENS.

Les premiers appareils qui ont été mis à la disposition des médecins étaient moins des appareils que des contenants quelconques dans lesquels était enfermé le sel de radium. Il y eut des sacs de caoutchouc, des boîtes d'ébonite, des capsules et des tubes en verre. Les sacs de caoutchouc se laissaient perforer ; de plus, ils étaient passibles du même reproche que les boîtes ou capsules du fait de l'état de liberté où se trouvait le sel de radium. Les grains étant mobiles, la petite masse pouvait se porter d'un côté ou de l'autre, selon que l'appareil

était penché d'un côté ou de l'autre. Selon que les grains restaient
agglomérés ou bien s'étalaient sur une surface plus ou moins grande,
on avait une étendue d'action variable et une quantité de rayonnement très différente. Celle-ci, d'ailleurs, était toujours considérablement diminuée du fait de l'absorption d'une grande partie des
rayons par la substance qu'ils avaient à traverser et qui était trop
épaisse.

*Certes les tubes de verre, qui sont encore employés, peuvent donner
d'excellents résultats thérapeutiques dans certains cas, lorsque par
exemple on les introduit dans des tumeurs.* L'homogénéité du rendement radio-actif sur toute la surface de l'appareil n'est pas ici absolument nécessaire, comme elle l'est, au contraire, pour le traitement
des lésions de surface, où les résultats esthétiques dominent la thérapeutique. Néanmoins ces tubes pèchent au point de vue scientifique par la difficulté de la mensuration de leur radio-activité extérieure.

Pour l'action en surface, on pensa à coller les grains ou à les tasser
fortement dans une cupule à dépression légère, afin de les fixer et
d'obtenir plus de régularité dans l'apport d'énergie.

C'est ainsi que sont construits la plupart des appareils de fabrication étrangère.

Ce sont de petites boîtes d'ébonite recouvertes d'une plaque de
mica, ayant la forme d'une petite loupe de naturaliste. Le sel est fixé
sur une lame en cupule et immédiatement recouvert par la plaque de
mica, en sorte que les rayons ont à traverser une petite couche d'air,
puis la lame de mica. Les grains étant tassés et constituant plusieurs
couches, le rendement est inférieur à ce qu'il devrait être.

Nous avons constaté sur des malades traités avec ces appareils
des réactions beaucoup plus vives au centre des lésions qu'à leur
périphérie. Ce défaut d'homogénéité était facile à prévoir.

En France, on remplaça d'abord le mica par une lame d'aluminium
de un dixième de millimètre d'épaisseur, et les grains furent mieux
répartis dans la cupule.

On cherchait ainsi à se rapprocher de l'appareil idéal, mais là
encore le tassement des grains, la trop grande absorption du rayonnement total, la difficulté où l'on se trouvait de voir les limites de
la surface radifère, ne permettaient pas aux observateurs de manier et
de connaître de façon suffisamment précise l'énergie dont ils dispo-
saient.

Avec ces appareils de forme primitive, on ne pouvait s'occuper que
de la radio-activité originelle du radium. On se contentait d'indiquer le poids et la valeur du sel contenu ; on ne s'occupait pas de
savoir quelle était l'énergie globale radio-active *émise hors des appareils*, quelle était la radio-activité *extérieure* et la teneur du rayonnement extérieur en rayons α, β et γ.

On n'analysait pas la seule chose qui devait intéresser la réaction thérapeutique, à savoir ce qui pénètre en réalité dans les tissus et ce qui va agir.

Il doit être relativement indifférent à la thérapeutique de savoir que tel sel, enfermé dans tel appareil, avait à l'origine telle ou telle puissance radio-active, du moment que cette activité originelle est enfermée et qu'elle doit traverser une substance avant de parvenir à la peau. La seule chose qu'il lui importe scientifiquement de savoir est la valeur des rayonnements qui ont traversé l'obstacle, l'énergie mise exactement à sa disposition.

Ce sont ces indications que nous avons pu établir au début de nos études, grâce à l'instrumentation dont nous disposions.

II. — APPAREILS SERVANT A NOS RECHERCHES.

Les appareils que nous utilisons sont de deux types différents : les uns contiennent le radium à leur surface extérieure et servent aux applications externes ; ils sont recouverts d'un vernis spécial, ce sont les appareils à sels collés ; ils répondent à la plupart des desiderata que nous avons formulés, qui permettent à la radiumthérapie de s'appuyer sur une posologie suffisante à la pratique.

Les autres sont des tubes qui contiennent le sel de radium dans leur intérieur ; ils sont destinés surtout à être introduits dans les tumeurs ou dans les trajets.

Ces divers appareils seront seuls étudiés dans ce chapitre; nous ne reviendrons pas sur les autres moyens que nous possédons d'utiliser le rayonnement, qui consistent en ingestions, en injections et en applications de pommades et autres substances.

A. — APPAREILS TUBES.

Nous n'aurons que peu de chose à dire des tubes qui contiennent le radium dans leur intérieur. Ce sont les mêmes appareils qui, dès le principe, ont été utilisés. Certes, nous pouvons, ce qu'on ne faisait pas alors, mesurer leur radio-activité extérieure utilisable; mais cette mesure ne présente pas, avec la méthode actuellement employée, la fixité et l'exactitude auxquelles peuvent prétendre les appareils à sels collés. S'ils méritent cependant d'être conservés, c'est qu'ils ont une indication thérapeutique très nette et que, dans le rôle auquel ils sont limités, la fixité et l'homogénéité de leur rendement radio-actif sont de moindre intérêt.

Ces tubes sont en verre scellé ; dans l'intérieur, on voit les grains de radium mobiles le long du tube selon les inclinaisons qu'on lui donne ; il est difficile de les fabriquer de telle sorte qu'ils soient tassés et qu'ils occupent l'espace intérieur des tubes en entier. On les recouvre d'un second tube d'or, d'argent ou de platine, d'épaisseur différente selon l'intensité qu'on veut laisser à la radio-activité émise. Ainsi construits, ces appareils, qui sont de très petites dimensions, peuvent être utilement introduits dans l'intérieur même des tumeurs (1) et laissés à demeure un temps suffisant, ou fixés dans des fistules, des dépressions ou anfractuosités.

Le rayonnement aura à traverser la paroi du tube de verre, puis celle du tube d'or ou d'argent.

Il existe une autre façon de construire un appareil tube.

Un très petit appareil cylindrique à sels collés, une petite toile radifère enroulée peuvent être contenus dans un tube d'or ou d'argent, puis introduits dans une tumeur; dans ce cas, le rayonnement aura à traverser d'abord le vernis, puis la paroi d'or ou d'argent. L'ensemble de ce second appareil présente de l'homogénéité qui manque au premier ; mais, d'une part, cette homogénéité n'est pas nécessaire en l'espèce, et le tube de verre offre le grand avantage de permettre aisément la récupération du radium sans risque de la moindre perte.

B. — APPAREILS A SELS COLLÉS.

Il y a deux variétés d'appareils à sels collés:

1° *Les appareils à base métallique ;*

2° *Les appareils toiles.*

1° **Appareils à sels collés à base métallique**. — Ces appareils se composent de deux parties :

a. Une armature métallique;

b. Le vernis radifère qui la recouvre.

a. **Armature métallique**. — **Ses caractères, son épaisseur.** — L'armature est le plus habituellement en cuivre, d'une épaisseur telle qu'on obtienne une rigidité suffisante.

Alors qu'autrefois elle présentait à la périphérie un petit rebord destiné à sertir le vernis, nous avons, pour la facilité des applications, proposé la suppression de ce rebord.

Sa surface. — Cette surface, au lieu d'être plane, est hérissée de petites aspérités qui agrippent la face profonde du vernis. De plus, une fine toile métallique est fixée à cette surface même, en sorte que le vernis, lorsqu'il est coulé, enrobe cette toile.

L'appareil présente dès lors une certaine solidité ; il peut subir des chocs sans trop grand dommage pour le vernis et sans perte de produit radio-actif.

Sa forme. — La forme de cette armature peut être variée à l'infini, et le meilleur arsenal serait incontestablement celui qui, par la diversité des formes des appareils, pourrait avoir à sa disposi-

(1) Méthodes de Morton et de Robert Abbé.

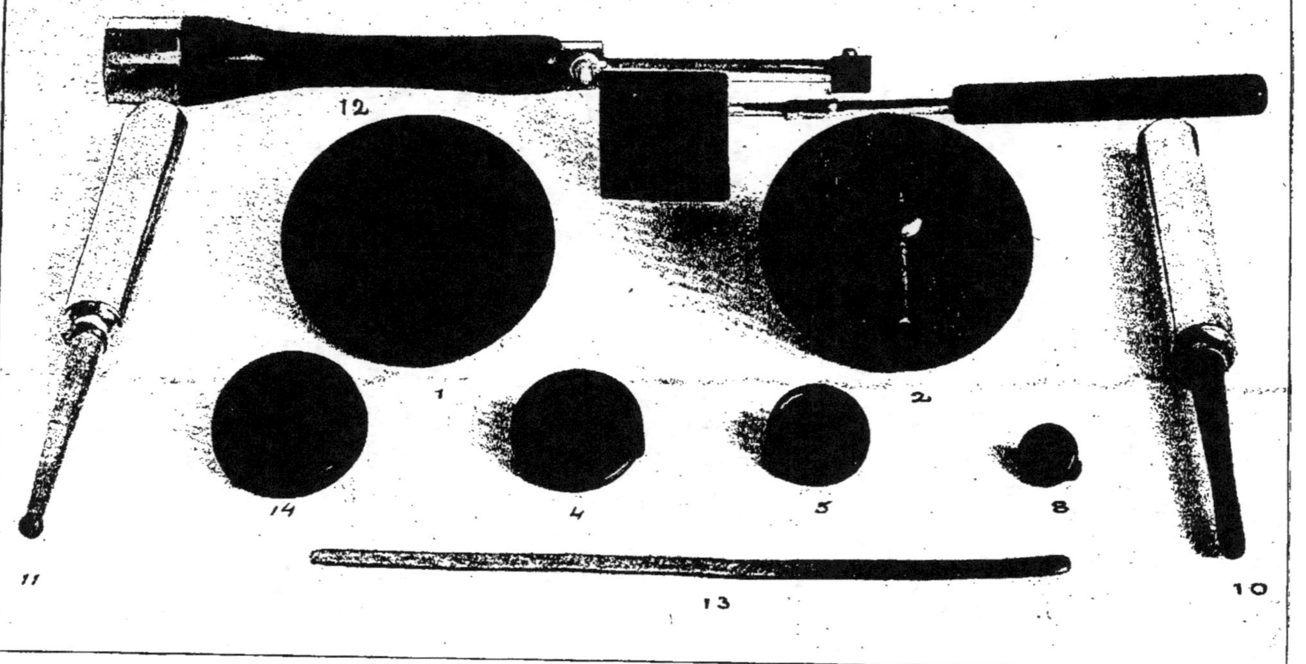

Fig. 6. — Appareils radifères réduits d'un tiers (description p. 44).

Les numéros de chaque appareil correspondent aux numéros du tableau analytique (p. 48, col. 1). Exception faite pour le n° 14, ces appareils sont recouverts du vernis fixateur.

N° 14. Appareil toile. La toile radifère est dans l'intérieur. Sa surface est séparée de l'extérieur par un écran d'aluminium contre lequel elle est appliquée. Cet écran peut varier d'épaisseur. La toile radifère peut être retirée de l'appareil à volonté et utilisée séparément. — Nos 3 et 12. Les plateaux carrés peuvent prendre l'inclinaison voulue; ils peuvent être dévissés de leur manche. — N° 2. Le tube, creux au verso, sert à passer un lien fixateur. Il peut être dévissé, pour permettre l'enveloppement de l'appareil dans un écran sans trop d'épaisseur.

Ces appareils peuvent être recouverts de la série des écrans d'aluminium et de plomb. Voir au chapitre de la *Gynécologie* l'appareil radio-utérin et des exemples d'écran. D'autres appareils toiles ou à vernis, de forme et de dimension différentes, présentent divers avantages. Les appareils rectangulaires entre autres, par leurs divers modes de juxtaposition, nous rendent de grands services.

tion l'appareil qui correspondrait le plus exactement à la forme, aux dimensions, à la situation de la lésion à traiter.

Mais force est de limiter le nombre des appareils; aussi doit-on se contenter de certains types, qui se prêteront le plus aisément à de multiples adaptations. La figure 6 (p. 43) indique quelques-unes des formes d'appareils que nous employons.

La forme variera principalement suivant que les applications seront à faire :

1° A l'extérieur, sur des surfaces unies :

2° Dans les cavités, les trajets, les plis.

Par exception, des appareils destinés à l'extérieur peuvent être employés pour les cavités et réciproquement.

Forme des appareils destinés de préférence aux surfaces unies. — Appareils plans, ronds, carrés ou rectangulaires fig. 6). — Ces appareils ont une surface plane et se présentent sous deux formes distinctes, toutes deux fort utiles et répondant à des conditions diverses. Les uns sont plans et ronds, discoïdes ; les autres sont carrés ou rectangulaires et permettent, par des applications juxtaposées, de mieux couvrir une grande surface.

Les dimensions de ces appareils, très variables aussi, offrent leur meilleure utilisation entre 1 centimètre carré et 25 ou 30 centimètres carrés. Plus petits, leur rayonnement est trop faible; plus grands, ils sont difficiles à manier et à fixer.

Appareils concaves. — Cette forme est particulièrement utile pour les applications sur paupières, sur pommettes, etc. Du reste, même pour les appareils dits à surface plane, peut-être gagnera-t-on à leur donner, au lieu d'une forme tout à fait plane, une forme très légèrement concave.

En effet, les contacts sont toujours un peu plus absolus au centre des plaques qu'à leur périphérie. Une très légère concavité de la surface métallique pourrait remédier à cette inégalité.

Appareils convexes. — Pour les régions naso-jugales et naso-palpébrales, etc., la forme convexe est fort utile.

Forme des appareils pour applications dans les cavités, culs-de-sac, fistules, trajets, plis. — Ici encore les formes pourront être très variables. D'une façon générale, les surfaces planes seront remplacées par des surfaces cylindriques ou sphériques. Les applications à l'intérieur de la bouche, du conduit vaginal, etc., pourront se faire aussi avec des appareils de la première catégorie.

Appareils cylindriques (fig. 6, n° 10). — Les dimensions varieront en longueur et en épaisseur, suivant qu'il s'agira du conduit auriculaire, de l'urètre, de l'anus, de l'utérus, etc. Cette forme conviendra aussi pour les introductions dans l'épaisseur des tumeurs.

Appareils sphériques (fig. 6, n° 11). — Cette forme est destinée à porter le rayonnement dans certaines anfractuosités, kystes, culs-de-sac, etc.

Appareils lamellaires (fig. 6, n° 13). — Lame métallique très plate, destinée surtout au traitement de la face interne des paupières, soit que celles-ci puissent être éversées, soit que l'appareil doive être glissé entre le globe oculaire et la face muqueuse de la paupière.

Manche. — Tous ces appareils peuvent être munis d'un manche plus ou moins long qui permet de les porter à distance. Parfois, par un jeu d'écrous, comme on le voit figure 6 (n° 12), on peut varier l'inclinaison de l'appareil sur son manche.

Les appareils ronds et carrés présentent aussi au verso une tubulure creusée qui permet le passage d'un manche ou d'un lien destiné à fixer l'appareil. Cette tubulure peut être dévissée, au cas où l'on recherche un minimum d'épaisseur.

Nous n'avons pas ici l'intention de donner toutes les formes réalisables d'appareils.

Celles que nous avons décrites répondent le mieux aux exigences d'une instrumentation qui, devant se prêter à de nombreux emplois, ne peut cependant être que limitée.

Il nous reste cependant à décrire un appareil qui unit l'armature métallique plate à l'armature métallique cylindrique et qui, du fait de sa construction, peut se prêter à de multiples emplois.

Appareil radio-utérin. — L'appareil radio-utérin a été imaginé par M. Wickham ; il a la forme d'un champignon ou d'un clou à large tête. Il est composé de trois parties vissées, deux qui forment le cylindre ou tige, et la troisième la tête ou le disque (1).

Employé en son ensemble, il pénètre par sa tige dans le canal utérin et vient par sa tête coiffer le col, en sorte qu'il s'adapte bien au traitement des grandes métrites du corps et du col avec ectropion. Si on ne recherche pas l'action d'une égale activité en toutes les régions de l'utérus, on peut combiner tout un jeu d'appareils avec des pièces interchangeables de valeur radio-active différente ou même dépourvues de radium et servant alors de soutien.

On peut aussi, en supprimant la pièce distale seule, n'agir que dans le col et à sa surface ; on peut supprimer toute la tige et n'agir, avec le disque, qu'à la surface extérieure du col ; on peut enfin, en supprimant le disque, n'agir que dans le canal utérin avec la partie cylindrique seule.

Comme ces diverses parties peuvent être de dimensions différentes et recouvertes d'écrans d'épaisseurs variables, on conçoit les services multiples que peut rendre un tel appareil. Sa destination principale est l'utérus ; mais il peut servir soit en son entier, soit par ses

(1) Wickham, Présentation d'un appareil dit « radio-utérin » (*Congrès de Genève*, 4 septembre 1908). Voir la figure au chapitre de la *Gynécologie*.

parties constituantes, pour des applications à des régions très différentes, l'anus, l'entrée du vagin, l'oreille, etc., et pour des introductions dans les tumeurs. La portion discoïde légèrement concave employée isolément peut servir aux diverses applications habituelles extérieures.

b. **Vernis radifère**. — La substance fixatrice dont nos appareils sont recouverts est un vernis spécial qui présente des caractères de perméabilité, de solidité, de résistance dont nous avons indiqué la nécessité.

Cette substance, lorsqu'elle est élevée à une haute température, est suffisamment molle pour être coulée sur une plaque de métal ou sur une toile. On y mêle la quantité de sel voulu (1), et on coule de telle sorte que la masse soit sur la plaque aussi peu épaisse que possible et que la répartition du produit soit bien uniforme.

On calcule en général 1 centigramme de sel pour 1 centimètre carré de surface.

Le vernis est ensuite séché et résinifié.

Le refroidissement ramène ce vernis à sa solidité originelle, qui est très grande.

Une fois coulé et durci, il offre une surface absolument lisse, légèrement luisante et de couleur brunâtre. Par transparence, on peut voir les grains du radium.

Lorsqu'un vernis vient d'être coulé, les grains sont jaunâtres, et à mesure de leur maturité, — car un sel de radium fraîchement préparé a une vie propre et n'atteint sa maturité qu'au bout de quelques mois, — ces grains deviennent plus foncés, pour tirer peu à peu au brun noir.

Quant à la valeur radio-active de ce vernis, elle dépend naturellement du radium (quantité, qualité et proportion relative à la surface) qui aura été incorporé.

2° **Appareils toiles**. — Les appareils toiles sont eux aussi formés de deux parties constituantes : la toile et le vernis radifère qui la recouvre.

Ils offrent des avantages très divers. Ils laissent passer une quantité considérable de rayons α et des rayonnements puissants ; cela tient à leur fabrication. Celle-ci diffère de la construction des appareils métalliques par la quantité et la répartition du vernis. En effet, le vernis, dans ces appareils toiles, n'englobe que fort peu les grains, surtout vers la face opposée à celle où ils reposent sur la toile. Les rayons ayant moins d'épaisseur à traverser forment des rayonnements d'intensité globale quantitative puissante.

Ces toiles doivent être maniées avec une grande délicatesse, car elles sont fragiles; sauf exception, on ne peut guère les employer

(1) On sait que les propriétés du radium ne sont pas altérées, même par les plus hautes températures.

qu'enveloppées d'écrans, et de ce fait elles reperdent une part de leur forte radio-activité.

Leur souplesse est un précieux avantage. Mais, à ce point de vue, il faut distinguer deux sortes de toiles :

1° Celles qui contiennent du radium de très haute radio-activité, de petites dimensions, n'ont pratiquement qu'une souplesse assez faible, leur malléabilité étant limitée ;

2° Celles qui contiennent du radium de faible radio-activité et qui peuvent être de grandes dimensions sont extrêmement souples et, avec elles, on peut pratiquer des applications sur de grandes surfaces et recouvrir tout un bras d'enfant par exemple.

Ces toiles radifères de petites ou de grandes dimensions offrent de plus l'avantage de la faible épaisseur.

En enrobant les toiles de petites dimensions et de haute activité entre deux lames de plomb soudées à leur périphérie, on constitue un appareil plat, commode à appliquer dans bien des régions où les trop grandes épaisseurs ne pourraient être utilisées (bouche, vagin, col de l'utérus).

De plus le degré de souplesse qu'ont ces petites toiles, bien que faible, est suffisant cependant pour permettre d'imprimer, selon les besoins, à l'ensemble de l'appareil toile et écran de légères convexités ou concavités.

D'autre part, ces toiles, en raison même de leur petite épaisseur, permettent leur *superposition*, ce qui, dans bien des cas, est un grand avantage. Les toiles d'activité faible et de grandes dimensions étant fort souples, nous avons pu souvent les utiliser en les pliant en deux ou en quatre.

Ces superpositions augmentent les rayonnements dans des proportions considérables.

Enfin l'action radio-active s'exerce presque autant de chaque côté de la toile, au verso et au recto, ce qui permet à ces appareils d'agir à la fois sur divers points et de rayonner à peu près également sur toutes les parties à traiter dans des régions où, comme au vagin par exemple, les lésions intéressent la périphérie du conduit.

La plupart des considérations générales que nous avons exposées à propos des appareils à armature métallique s'appliquent aux appareils toiles.

Ce rapide aperçu permet d'envisager les multiples avantages qui peuvent être retirés de l'emploi de ces toiles.

Tableau analytique des appareils (exéc

NUMÉROS. (Voy. Nᵒˢ fig. 6, p. 43.)	GENRE ET FORME DE L'APPAREIL.	DIMENSIONS.	SURFACE THÉRAPEUTIQUE (en cm²).	ACTIVITÉ DU SE DE BARYUM-RADIU INCORPORÉ (l'activité de l'urani métallique étant pri pour unité).
1	2	3	4	5
1	Appareil à vernis plat, rond.	6 cm. de diamètre.	28,2	1/4 de sel pu
2	— — —	6 cm.	28,2	—
3	Appareil à vernis plat, carré à angles arrondis.	3 cm. de côté.	9	—
4	Appar. à vernis plat, rond.	$2^{cm},5$ de diamètre.	4,9	—
5	— — —	2 cm.	3,1	—
6	— — —	2 cm.	3,1	—
7	— — —	2 cm.	3,1	—
8	— — —	$1^{cm},5$	0,95	—
9	— — —	$1^{cm},5$	0,95	—
10	— — cylindrique	Diamètre $0^{cm},5$ longueur $1^{cm},5$	—	—
11	Appareil à vernis sphérique.	Diamètre de la sphère $1^{cm},5$	1,4	Pur.
12	— — plat, carré.	1 cm. de côté.	1	Pur.
13	— — lame.	Carré de $0^{cm},5$ de côté.	0,25	Pur.
14	— toile plat, rond.	$2^{cm},5$ de diamètre.	4	1/4 de sel pu
15	— — —	3 cm. de diamètre.	7	—
16	Appareil à vernis plat, rond.	52 cm. de diamètre.	20,5	20ᶜ de sel pu
17	— — —	6 cm. de diamètre.	28,2	—

Nota. — a. Les chiffres indiqués dans la colonne 4 représentent la surface exac
l'appareil. Pour les appareils toiles, on a évalué approximativement la surface recouver
b. Les appareils qui émettent des rayons α émettent également des rayons β mou
c. Les chiffres de la colonne 11 sont donnés à titre d'indication. Ils ne peuvent, c
tiques ; 2º que si la répartition du sulfate de baryum-radium est homogène.

(1) Voy. aussi, au sujet de cet appareil, les courbes données page 75. Les pourcentag
que nous préconisons actuellement.
(2) L'appareil nº 3 est un appareil de fabrication récente ; il est donc dans la période d
poids de sel 500 000 incorporé. La maturité complète d'un appareil n'est obtenue, et ce
(3) et (4) Les appareils nᵒˢ 10 et 11, vu leur forme, se prêtent très mal à la mesure. Le
on n'a pas cru devoir donner le rayonnement par centimètre carré (*Notes dues*
Les numéros de la colonne 1 correspondent aux numéros de la figure 6, page 43.
Nous utilisons nombre d'autres appareils : des toiles, des tubes, des plateau
tigrammes de sel d'activité 1 000 000. La combinaison de son action en « feu croisé » avec u

r M. Beaudoin) (Voy. p. 43).

DS DU SEL BARYUM-RADIUM CORPORÉ (grammes).	RAYONNEMENT GLOBAL UTILISABLE (l'activité de l'uranium métallique étant prise pour unité).	RAYONNEMENTS PARTIELS.			RAYONNEMENT GLOBAL UTILISABLE (par cm. carré). En nombres ronds.
		Rayons α.	Rayons β.	Rayons γ.	
6	7	8	9	10	11
0,20	580 000 (1)	10 p. 100	87 p. 100	3 p. 100	20 500
0,10	480 000	10 —	87,5 —	2,5 —	17 000
0,09	110 000 (2)	20 —	71 —	9 —	12 000
0,04	34 000	0 —	90 —	10 —	6 900
0,04	55 000	0 —	90 —	10 —	17 700
0,04	50 000	0 —	90 —	10 —	16 100
0,025	50 000	0 —	90 —	10 —	16 100
0,01	25 000	0 —	90 —	10 —	26 300
0,01	13 000	5 —	85 —	10 —	13 600
0,02	150 000 (3)	50 —	48 —	2 —	—
0,005	180 000 (4)	50 —	48 —	1,5 à 2 —	128 000
0,007	30 000	10 —	86,5	3,5 —	30 000
0,006	19 000	10 —	86	4 —	76 000
0,04	450 000	70 à 80 —	19 à 29 —	1 —	112 500
0,06	400 000	70 à 80 —	18,5 à 28,5 —	1,5 —	57 100
0,10	22 000	10 —	86,5 —	3,5 —	1 000
0,20	70 000	15 —	82,5 —	2,5 —	2 400

couverte par le vernis, surface qui peut différer légèrement de la surface même de
ir le sel de baryum-radium.
e pourcentage de ces derniers est englobé dans le pourcentage total des β.
Tel, permettre de comparaisons utiles : 1° que si les rayonnements partiels sont iden-

onnés dans ce tableau qui lui correspondent n'ont pas été établis d'après la méthode

rmation. Ceci explique la qualité et la quantité de son rayonnement, eu égard au
ontanément, que deux à trois mois après sa fabrication.
hiffres y afférents doivent donc être considérés comme approchés. Pour l'appareil n° 10
. Beaudoin).

ectangulaires. L'un de ces derniers a 3 centimètres sur 4 centimètres et contient 12 cen-
ppareil toile de même forme et de même puissance donne des résultats très supérieurs.

II. — TECHNIQUES ET PROCÉDÉS OPÉRATOIRES.

I. — TECHNIQUE PROPREMENT DITE.

Une fois connue la disposition générale d'un appareil, il y a maintes façons d'utiliser et de faire varier l'énergie qu'il émet, maintes façons de modifier son rôle thérapeutique.

Les questions de technique qui régissent ces variations sont fort délicates, de complexité extrême, et ne se prêtent nullement aux divisions bien définies. Toutefois, on peut considérer que les divers procédés que nous avons employés ont pour buts : la modification de l'énergie (quantité et qualité), soit en la diminuant et en l'atténuant, soit en la renforçant.

Ces procédés viseront plus spécialement soit l'ensemble du rayonnement, ce qui équivaudra à une diminution ou à un renforcement de la quantité globale de l'énergie, soit la composition du rayonnement, ce qui modifiera sa qualité, c'est-à-dire la proportion des rayons α, β et γ. *Mais il faut bien savoir qu'en fait aucun moyen n'existe qui puisse modifier la quantité globale d'un rayonnement sans modifier la proportion des rayons.*

Les appareils peuvent être appliqués directement sur les tissus ou après interposition d'une substance quelconque formant écran.

En réalité, l'interposition existe toujours.

Le vernis même de l'appareil crée une première interposition.

D'autre part, il est rare que les appareils puissent être appliqués directement à nu, vernis contre peau, en raison de la nécessité de les préserver. Toujours ou presque toujours nous les enveloppons ou munissons d'une très mince lame de toile caoutchoutée, ou d'une mousseline fine. Ces enveloppes créent de nouvelles interpositions. Celles-ci peuvent être de plus en plus épaisses et denses dans le but thérapeutique de diminuer l'intensité globale du rayonnement ou de modifier les proportions en rayons α, β et γ, qui entrent dans la composition du rayonnement. Ces interpositions ou écrans jouent donc un rôle à peu près constant; leur nombre est illimité.

Au chapitre des mesures, nous verrons quelles sont les doses et la nature des énergies mises à notre disposition, selon que les interpositions seront de telles ou telles densités et épaisseurs; nous exposerons seulement ici les diverses durées d'applications, les diverses sortes d'interposition.

A. — *DURÉES D'APPLICATIONS.*

Le court aperçu qui précède montre déjà que nous pouvons à l'infini, à l'aide de l'interposition d'écrans de toutes sortes, varier le rayonnement qui sort d'un appareil. Mais il est une considération qui domine la thérapeutique et principalement la question des dosages, qu'il y ait écran ou non : *c'est la durée des applications, c'est-à-dire le temps pendant lequel on laisse l'appareil au contact des tissus, et le mode adopté dans la répétition de ces applications.* L'importance de cette *durée* se manifeste par la possibilité d'irriter les surfaces, quelles que soient les techniques adoptées.

Que l'on utilise un appareil à nu même de très haute activité globale, ou qu'on le double d'un écran de plomb épais de 2 milli-mètres par exemple, qui ne laisse plus filtrer qu'un rayonnement de très petite valeur quantitative, *la durée de l'application*, dans un cas comme dans l'autre, réglera la production ultérieure de réactions accompagnées ou non d'inflammation et d'irritation de surface.

Cette notion première, qui s'applique à tous les procédés qu'on voudra utiliser, est importante à considérer.

On pourrait croire qu'avec l'emploi de rayonnements globaux d'activité intense, c'est-à-dire avec l'action prépondérante des rayons β, on déterminerait toujours de la révulsion, de l'irritation surajoutée, de l'inflammation. Il y aurait alors deux méthodes : celles qui détruisent, en employant les rayonnements globaux composés surtout de β, et celles qui agissent sans détruire, en n'employant que les rayons γ, grâce à des écrans très denses.

Cette façon de concevoir la valeur comparative des divers procédés que nous employons ne serait pas exacte.

En effet, la question des irritations produites dépend des *dosages utilisés au total*, lesquels à leur tour résultent des *durées d'appli-cations.*

Si nous considérons les divers procédés d'applications des appa-reils avec toute la série des écrans ou sans écrans, nous trouvons aux deux extrémités de la chaîne : 1° des procédés qui n'offrent que des rayonnements quantitatifs extrêmement faibles composés unique-ment de β durs et de γ ou de γ seuls ; 2° des procédés qui offrent des rayonnements globaux d'intensité colossale.

Or, dans le premier cas, des *durées* d'application de *longueur* extrême et exagérée finiront par accumuler des doses considérables et entraîneront des révulsions, des mortifications. Dans le second cas, des *durées extrêmement réduites* agiront sans produire la moindre irritation de surface.

Si donc la distinction précitée avait pour seul objectif la déter-mination ultérieure ou non des inflammations de surface, elle pré-senterait un caractère trop absolu ; à divers autres points de vue, au contraire, son application et sa raison d'être sont fort intéressantes, comme nous le montrerons.

Puisque cette question des durées d'application est dominante, nous l'exposerons avant de parler des écrans, en choisissant divers types entre lesquels on concevra la possibilité de toute une série de durées intermédiaires.

Durées prolongées. — *Il suffit, pour augmenter l'énergie d'un rayonnement ou plus exactement pour obtenir des effets plus intenses, de prolonger la durée de contact des appareils.*

Les appareils étant fort maniables et ne déterminant qu'une gêne négligeable peuvent être laissés à demeure, même sur des enfants en bas âge, un temps fort long. Il suffit de calculer, étant donné telle ou telle radio-activité utilisable, la durée qui sera nécessaire à l'emmagasinement dans les tissus de l'énergie totale suffisante.

Pour diminuer l'énergie d'un rayonnement ou plutôt pour obtenir des effets moins intenses, on peut avoir recours aux applications rendues plus courtes, au fractionnement, à l'espacement.

Durées particulièrement courtes. — Ces applications sont surtout utiles pour traiter des lésions de surface enflammées et très sensibles, comme des eczémas de la face chez les bébés notamment. Elles peuvent ne durer qu'une minute ou même une demi-minute. Ce sont des appareils très puissants et de grande surface employés à nu qui sont alors utilisés. Cette brièveté d'application d'une énergie dosée permettra de couvrir en peu de temps de grandes surfaces comme les deux membres inférieurs, ou toute une tête, et ainsi tombe l'argument opposé à la radiumthérapie par lequel on prétendait ne lui reconnaître d'action pratique que sur des surfaces limitées.

Ainsi donc, alors qu'avec l'appareil n° 1 (1), d'énergie puissante 580000 (Voy. p. 48), *il semblerait qu'une application va tout détruire, il suffit de doser le temps et de le réduire pour pouvoir traiter sans irritation les tissus les plus sensibles qui soient.*

Fractionnement. — *L'action des rayonnements sur les tissus pathologiques dépend aussi du mode suivant lequel se fait l'emmagasinement d'une dose donnée d'énergie.* Cette action varie selon que l'emmagasinement sera massif, d'emblée considérable, ou détaillé, débité par fractionnement et espacement. Les tissus supporteront au total une dose plus grande d'énergie dans le second cas.

Si on fait agir un rayonnement global connu pendant un temps donné, une certaine énergie sera emmagasinée, un certain effet sera obtenu. Mais, si ce même temps est fractionné, entre chaque fraction les tissus influencés auront le temps de s'accoutumer à l'influence radio-active ou d'en perdre une partie; si bien qu'au total les fractions d'énergie ne produiront pas une semblable action ; le fractionnement autorisera au total l'emmagasinement d'une plus grande quantité d'énergie qui agira différemment et autrement.

La preuve en est d'ailleurs donnée dans nombre de nos observations, où nous voyons une réaction inflammatoire apparaître après

____

(1) Nos appareils seront toujours indiqués sous leurs numéros correspondants aux tableaux des pages 48 et 49 et à la figure 6, page 43.

une application d'un temps déterminé et ne pas se manifester si le même temps est fractionné.

Espacement. — Cela revient à dire que, *par l'espacement des applications, on peut atténuer les effets à produire, ou, plus exactement, obtenir des effets différents.* Si une première application est dosée pour arriver à la limite de ce qui peut être supporté par les tissus et qu'une dose semblable soit ajoutée à celle-ci sans intervalle de temps suffisant, il se produira une réaction donnée des tissus. Mais, si le fractionnement et l'espacement des applications sont suffisants, cette même réaction ne se produira pas ou se produira autrement, si bien que ces procédés conduiront à la fois à une atténuation des énergies utilisées et à une modification de leur utilisation.

On voit donc qu'en somme, en variant les modes d'application des appareils selon leurs durées, on peut aboutir à des effets très différents. Ces effets résultent des doses totales emmagasinées et de la façon dont ces doses ont été distribuées, débitées ou reçues par les tissus. Cela explique pourquoi, avec des doses même puissantes, comme celles qui sont émises par les appareils employés à nu, on peut obtenir des réactions sans inflammation surajoutée.

Les durées d'applications et les espacements sont naturellement très variables et livrés à l'appréciation de l'opérateur, selon qu'il interpose ou non des écrans et selon les résultats qu'il recherche.

Nous indiquerons, au cours de nos observations de clinique thérapeutique, les diverses modalités que nous avons adoptées dans les durées d'applications pour le traitement de telles ou telles affections.

« Feu croisé ». — Il est un procédé, celui du « feu croisé » sur lequel nous devons insister. Ce procédé répond à des conditions variées ; il se prête aux diverses modalités de durées dont nous venons de parler et s'adapte à différentes applications, *que les appareils soient employés à nus ou recouverts de toute la série des écrans*. Il nous rend constamment par ses nombreux avantages les plus grands services.

La dénomination de « feu croisé » s'explique d'elle-même. Il s'agit de croiser dans les tissus le véritable « bombardement par infiniment petits » qu'est en somme le mécanisme d'action d'un rayonnement composé surtout de projectiles lancés avec extrême vitesse.

Ce procédé a pour genèse une technique que l'un de nous, M. Wickham, avait adoptée en 1905 pour le traitement de douleurs sciatiques profondes.

Cherchant à agir dans la profondeur sans altérer la surface avec de fortes intensités radio-actives et comptant sur la diffusion des rayons émis hors des appareils, il couvrit la région douloureuse à traiter de plusieurs appareils à la fois, en les changeant de place avant que le temps d'application ait été assez long pour produire de l'érythème sur chacun des points d'application. En opérant ainsi, la puissance d'action en profondeur était multipliée et plus ou moins croisée par diffusion selon le nombre d'appareils et le nombre d'applications, sans que la surface ait subi la moindre atteinte. Partant de ce principe, nous avons imaginé et appliqué pour la première fois le procédé du « feu croisé » dans une circonstance intéressante : le traitement d'un angiome érectile du front chez un bébé, première tumeur saillante érectile guérie par le radium. La meilleure façon, semble-t-il, d'expliquer la raison d'être de ce procédé est d'exposer les circonstances qui nous ont conduits à l'imaginer.

En mars 1907, les Drs Gastou et Artin nous amenaient un bébé de quelques mois qui présentait une tumeur érectile rouge violacée, cylindrique, de 2 centimètres de saillie et de 2 centimètres de diamètre à la base. Il était impossible de constater le degré d'intégrité de la région osseuse frontale, et cette incertitude rendait imprudente l'application d'un appareil sur le sommet de la saillie.

La tumeur était molle, pleine de sang ; au moindre cri, elle devenait turgescente ; cette circonstance nous faisait craindre de produire une inflammation de surface qui eût pu déterminer quelque hémorragie grave.

Enfin il était matériellement impossible de fixer les appareils, il était donc nécessaire de les tenir à la main, et l'enfant était turbulent. Le problème à résoudre s'offrait assez compliqué ; il fallait trouver un moyen permettant, malgré des séances *de très courtes durées, d'agir fortement dans la profondeur, légèrement à la surface et parallèlement au front.*

Le procédé du feu croisé nous permit de répondre aux diverses nécessités.

Deux appareils, les n°s 8 et 9, furent appliqués à nu sur la *surface latérale de la tumeur, vis-à-vis l'un de l'autre,* et maintenus en place *dix minutes.* Puis ils furent *changés de place* deux fois encore, opérant toujours vis-à-vis l'un de l'autre et demeurant dix minutes en place. Au total, trente minutes à chaque séance pour chaque appareil réparties par dix minutes sur trois places. Chaque jour les applications furent renouvelées, selon la même modalité. Par ce procédé, les séances étaient assez courtes, et les rayons étaient dirigés latéralement.

Nous savions, d'autre part, que dix minutes étaient un temps nettement inférieur à celui qui, pour de tels appareils, aurait pu produire une solution de continuité de surface et suffisant cependant pour agir quelque peu sur les tissus superficiels. Dans la profondeur, ces dix minutes répétées six fois donnaient la valeur de soixante minutes d'action. Les rayons très pénétrants, de faible quantité et filtrés par les tissus superficiels, devaient, en convergeant leur action dans la profondeur, multiplier leur énergie et même la rendre plus intensive.

Les résultats répondirent exactement à notre attente. La tumeur s'affaissa graduellement et se décolora, sans qu'il y ait eu à aucun moment d'inflammation de surface.

Depuis, nous avons fréquemment employé ce procédé, en utilisant les appareils soit à nu, soit avec toute la série des écrans. *Nous l'utilisons le plus souvent combiné avec le filtrage.* Il suffit alors, en adoptant le même *modus faciendi*, d'interposer les écrans et d'allonger en conséquence et en proportion la durée d'application. Le croisement des feux peut être lui-même multiplié quand la tumeur permet l'application de quatre appareils à la fois se faisant vis-à-vis, ou quand on peut introduire un tube dans une tumeur, tout en couvrant la surface d'appareils.

Le but de ce procédé est de *rendre plus intense l'action des rayons surpénétrants* par leurs effets combinés en un temps court et de rendre plus pratiques par leur brièveté certains traitements, *tout en utilisant l'action de surface des rayons moins pénétrants.* On augmente ainsi la valeur quantitative et qualitative des rayonnements. Et si l'on a recours à ce procédé avec des appareils de très haute intensité, employés à nu ou de préférence avec des écrans, on aboutit pour le traitement des tumeurs et des régions qui se prêtent à ces applications à des résultats très remarquables.

B. — INTERPOSITIONS. — ÉCRAN. — FILTRAGE.

Les écrans interposés, dont la variété est illimitée, jouent un rôle considérable en radiumthérapie, puisqu'ils permettent de modifier à l'infini la valeur du rayonnement d'un même appareil, et de procurer à ce même appareil un rendement très varié et de nombreux emplois. Ils déterminent le filtrage et permettent d'utiliser ce phénomène dans des conditions forts intéressantes.

Nous n'oublierons pas, dans les descriptions qui vont suivre, que ce chapitre est réservé simplement à l'exposé de notre matériel opératoire et du *modus faciendi.* Sa valeur thérapeutique sera appréciée à la partie clinique.

Les interpositions peuvent être de qualités et de nature aussi nombreuses qu'on voudra en imaginer (solides, liquides ou gazeuses). Les écrans solides sont de beaucoup les plus utilisés actuellement.

Interposition d'air. Applications à distance. — Mais, avant d'aborder la description des écrans solides, mentionnons la possibilité de se servir comme écran d'une colonne d'air par les applications à distance. Cette méthode a une utilisation spéciale et est appelée à rendre d'excellents services. Elle a été l'objet de quelques essais de la part de M. Bongiovanni; elle a été appliquée fort ingénieusement par M. Bayet, et nous avons pu nous-mêmes en apprécier les effets.

La méthode consiste à placer l'appareil à une distance variable de 1 à 5 centimètres, par exemple. Nous avons adopté le plus souvent la distance de 5 centimètres.

Le support qui maintient l'appareil à distance est un tronc de cône en plomb caoutchouté par exemple (Bayet).

L'appareil est fixé à la petite base ; la grande base s'applique aux tissus, de telle sorte que ses contours épousent la forme de la lésion à traiter. Si le support est en plomb, il offrira suffisamment de malléabilité pour que cette adaptation soit possible. Il est maintenu par des bandelettes de diachylon qui passent sur la grande base *éversée* du cône.

Par ce procédé, l'énergie du rayonnement est fortement diminuée. Son affaiblissement doit être sans doute en raison inverse du carré de la distance et peut être aisément compensé par la durée plus longue des applications. Actuellement, il est difficile de se rendre compte des multiples considérations qui relèvent de cette interposition d'air, au point de vue des modifications du rayonnement en quantité et en qualité ; il appartient à la physique de les définir.

Cette méthode permet :

1° L'emploi d'un foyer d'émission quelconque, appareil à sel collé ou autre ; tube en verre, boule remplie de radium ;

2° La modification de la distance à volonté, d'où résulte la facilité d'accroître ou de diminuer l'énergie agissante ;

3° La possibilité, avec un foyer de petites dimensions, d'agir sur une surface beaucoup plus grande à cause de la diffusion latérale des rayons.

Écrans solides. — Les écrans ont le double but de diminuer la quantité globale du rayonnement et, tout en même temps, de modifier ce rayonnement dans sa qualité en le filtrant.

Ces deux conditions sont liées. On ne peut, en effet, diminuer la somme globale d'un rayonnement sans le modifier dans sa composition.

La diminution qui porte sur l'ensemble du rayonnement se comprend de soi-même ; plus l'écran sera épais ou dense, plus la quantité du rayonnement utilisable sera faible. Quant à la modification qui porte sur la qualité du rayonnement, elle est plus complexe et demande quelques explications.

Nous avons vu (p. 25) ce qu'était la théorie physique du filtrage. Les rayons ayant respectivement un pouvoir de pénétration différent peuvent être, les uns arrêtés par telles substances, les autres plus pénétrants, filtrés et utilisés.

On conçoit d'ores et déjà, par les diverses notions qui précèdent, combien en pratique l'emploi de ces écrans a d'importance, puisqu'il permet au possesseur d'un appareil unique d'en tirer un grand nombre d'effets différents. Non seulement, ainsi que nous l'avons vu, cet appareil placé directement sur la peau aura des effets divers selon les durées et les modes d'applications, mais à ces modalités variées pourra s'ajouter encore la grande variété d'action, soit en quantité d'énergie, soit en qualité, qui résultera de l'interposition d'écrans étalonnés ou filtres.

On a toujours fait du filtrage, et les premiers radiumlogistes en ont fait sans le vouloir; le filtrage compris au sens absolu du mot est une obligation de la radiumthérapie appliquée au revêtement cutané; bien plus, les tissus eux-mêmes se chargent d'opérer du filtrage.

En effet, puisque force est de maintenir le radium par une substance quelconque et puisque les premières couches de tissus absorbent certains rayons et forment obstacle, il est certain que l'énergie qui a dépassé la substance enveloppante ou les premières couches cellulaires est le reliquat d'un premier filtrage.

Mais ce n'est point là ce qu'il convient d'appeler en thérapeutique : le *filtrage*. Il faut comprendre par ce mot l'interposition *voulue*, et *dans un but thérapeutique*, d'une substance formant écran placée entre les appareils et les tissus à traiter.

En ce sens, le filtrage ne semble pas avoir été utilisé avant l'emploi qu'en fit l'un de nous, M. Wickham, en mars 1905. Nous ne reviendrons pas sur ce qui a été dit à ce propos dans l' « Introduction » de ce travail, ainsi qu'au sujet des formules de dosages méthodiques appliquées à la radiumthérapie dermatologique.

Plus tard, ayant pris conscience de la valeur des applications directes (appareils non recouverts d'écrans), sagement maniées et de l'utile pratique qui résultait, dans bien des cas, de l'emploi de la plus grande somme possible de rayons, nous avons étudié, dès l'ouverture du laboratoire biologique du radium en 1906, *les divers modes des applications directes*, mais bien entendu *sans perdre de vue l'emploi des écrans*. Nous avions en effet la pensée arrêtée sur l'intérêt qui pouvait résulter de l'action des rayons très pénétrants (Voy. p. 53 : *Feu croisé*). Aussi, après avoir employé des écrans d'ouate et d'aluminium, après avoir étudié les différences d'action qui pouvaient résulter de l'interposition sous un même appareil de matelas d'ouate gradués selon des épaisseurs différentes allant en augmentant d'une épaisseur de quelques millimètres à l'épaisseur de $1^{cm},5$, nous avons enfin pratiqué, en janvier 1907, pour traiter par les rayons de grande pénétration un malade atteint de troubles oculaires (Voy. *Affections diverses, glaucome*), le filtrage à travers les lames de plomb caoutchouté qui servent de protecteurs en Rœntgénothérapie.

D'autre part, M. Beaudoin, vers avril 1907, commença à notre laboratoire l'étude réglée au point de vue physique de la valeur des rayonnements filtrés à travers toute une série d'écrans d'épaisseurs différentes d'aluminium et de plomb.

Le Dr Dominici établit très heureusement dans la pratique l'utilisation méthodique des rayons γ isolés et filtrés purs à travers les écrans de grande densité (1).

Nous avons étudié ensuite les filtrages moyens, ceux qui laissent passer une quantité plus ou moins grande de rayons β utilisables en même temps que les rayons γ.

Il y avait dans certains cas intérêt à éviter les irritations de surface qui se produisent assez fréquemment avec les rayons β, lorsqu'on les emploie inconsidérément ; mais nous avions appris, par leur fréquent usage, que certaines manières de les employer aboutissent fort bien à la suppression de toute irritation, et il était regrettable, en supprimant tous les β, de diminuer d'autant la principale valeur quantitative de la radio-activité des appareils à radium ; aussi, après comparaison des diverses méthodes, nous avons été convaincus de l'importance qu'il y avait dans la pratique à laisser intervenir et agir dans les rayonnements une quantité plus ou moins grande de rayons β. Nous avons alors demandé à MM. Ramsay et Debierne leur avis au sujet du pouvoir de pénétration des rayons β ; de son côté, M. Beaudoin étudia la question et aboutit à la même opinion, à savoir que les rayons β accompagnent en nombre utilisable les rayons γ même à travers 1 à 2 millimètres de plomb (Voy. p. 24 et 77).

Dès lors il nous apparut que la formule d'emploi des γ isolés qui demeure fort utile dans certains cas devait être fréquemment remplacée par celle de rayonnements composés de β plus ou moins durs et de γ auxquels nous avons donné le nom de « surpénétrants » (Xe *Congrès français de Genève*, septembre 1908) et que les dosages en l'état actuel de nos connaissances de physique devraient porter, en ce qui concerne les filtrages épais, davantage sur l'analyse quantitative que sur l'analyse qualitative du rayonnement.

Nous reviendrons sur la question de ces filtrages considérés au point de vue des réactions.

Mais ces notions d'historique étaient intéressantes à indiquer ; elles établissent l'état actuel des progrès réalisés sur cette question au Laboratoire biologique du radium.

Description des écrans. — Parmi les substances qui peuvent servir d'écrans, il y en a un grand nombre, argent, or, cuivre, étain, mica, etc.; mais les deux meilleures semblent être l'aluminium et le plomb.

Ces deux substances sont de type opposé ; l'aluminium se laisse très facilement traverser, et le plomb, en raison de sa densité, a au contraire un pouvoir d'absorption considérable.

(1) *Congrès de médecine de Paris*, 16 octobre 1907. — Notre collègue a reconnu plus tard, sous le nom de « ultra-pénétrant », le rayonnement composé par des γ ultra-pénétrants et quelques β particulièrement durs.

Écrans d'aluminium. — L'aluminium offre de nombreux avantages ; il se laisse laminer en feuilles minces (depuis un centième de millimètre), en sorte que la gamme des écrans peut être très étendue. Nous utilisons habituellement les épaisseurs suivantes :

1/100 de millimètre, 4/100, 8/100, et fréquemment nous appliquons plusieurs lames à la fois pour élever les épaisseurs jusqu'à 16/100 et 32/100. Plus épaisses, elles sont d'une extrême dureté. Toutefois cet inconvénient est compensé par la légèreté, et peut-être y aurait-il des observations utiles à retirer de l'emploi d'écrans épais jusqu'à 1 centimètre par exemple.

Écrans de plomb. — Le plomb peut aussi subir un très fin laminage : les lames les plus minces ont 1/10 de millimètre d'épaisseur ; leur échelle de progression se fait par dixième jusqu'à 5/10, puis par 1/2 millimètre et par millimètre. La souplesse du plomb est un grand avantage, car elle permet d'épouser toutes les formes ; malheureusement le poids et la nécessité de longues durées d'applications sont des inconvénients pour le traitement de certaines régions, la cavité buccale par exemple.

Tels sont les écrans que nous utilisons ; nous connaissons leur but ; nous verrons, au chapitre des mesures, les rayonnements qu'ils laissent traverser ; il nous reste à montrer comment nous les employons.

II. — MANUEL OPÉRATOIRE.

Maintenant que nous avons décrit nos appareils et que nous savons quels sont les moyens propres à faire varier l'énergie dont ils sont la source, nous décrirons la façon pratique de les employer.

Les applications peuvent se faire :

a. A l'extérieur, sur le revêtement cutané ;

b. A l'intérieur des tumeurs, des conduits, des fistules, et dans les cavités.

A. — APPLICATIONS A L'EXTÉRIEUR.

Nous avons vu que les appareils pouvaient être appliqués de trois façons différentes :

1° Au contact direct de ce que l'on veut traiter ;

2° Avec interposition d'écrans entre l'appareil et la partie à traiter ;

3° A distance. Nous ne reviendrons pas sur ce qui a été dit page 55, au sujet de ce troisième mode d'application.

1° **Applications au contact.** — Les applications comprendront trois temps :

a. *La préparation de l'appareil ;*

b. *La préparation des surfaces à traiter ;*

c. *La pose et fixation de l'appareil.*

a. **Préparation de l'appareil**. — Pour le traitement de certaines lésions absolument sèches, l'appareil peut être appliqué directement à nu, sans préparation aucune.

Il suffit de l'essuyer ou de le laisser auparavant quelques minutes dans les vapeurs de formol. Mais, dans une clinique où les malades sont nombreux à traiter, ces nettoyages répétés finissent à la longue par altérer le vernis : aussi, le plus souvent, nous enveloppons les appareils dans une feuille de toile caoutchoutée très fine. Ceci dans le but de préserver le vernis du contact direct des tissus chauds ou humides et d'éviter les nettoyages ; on peut employer aussi la mousseline fine.

b. **Préparation des surfaces à traiter**. — Quand les dimensions d'un appareil correspondent exactement aux dimensions de la lésion malade, rien de plus simple : l'appareil est appliqué aisément sur la lésion. Mais il faut au préalable, avec grand soin, essuyer et nettoyer les régions, enlever toutes les traces de pansement, d'humidité ; s'il y a des croûtes, il faut les retirer, leur présence arrêterait quelques rayons : on serait ainsi privé d'une partie des rayonnements que l'on croit utiliser, et la guérison serait plus longue à obtenir ; le dosage prévu serait inexact.

Protection des tissus. — Mais il est des cas où l'appareil présente une surface d'action plus grande que la lésion à traiter ; il faut, dans ce cas, protéger les tissus sur lesquels l'énergie radio-active n'ayant pas à s'utiliser produirait une irritation inutile ou nuisible.

A cet effet, nous interposons sous l'appareil à radium, qu'il s'agisse d'applications de courte durée (appareil sans écran) ou de longue durée (appareil avec écran), les lames de plomb caoutchoutées qui servent en radiothérapie. Dans ces lames, nous faisons une fenêtre correspondant au contour exact de la lésion. Pour obtenir ce contour, nous marquons sur la peau avec un crayon dermographique les limites de la région sur laquelle doit porter l'énergie radio-active. Appliquant alors un papier décalque, nous levons le contour tracé et le reportons sur le plomb caoutchouté en le traçant avec une pointe coupante. Il suffit alors de suivre au canif les lignes tracées pour obtenir une fenêtre qui correspondra exactement à la surface sur laquelle doit agir le rayonnement.

Pour la protection des tissus, en radiothérapie une lame de ce plomb caoutchouté suffit amplement ; il en est autrement à l'égard des rayons du radium, et cela souligne bien une des différences qui existe entre ces deux thérapeutiques.

Lorsque les rayons du radium sont issus d'un foyer puissant, ils traversent le plomb caoutchouté, nous en avons eu souvent la preuve, et agissent à travers s'ils sont longtemps appliqués. Il convient donc parfois de doubler les lames protectrices. Mais il y a un autre point de vue à considérer : M. Sagnac a démontré que tout rayon qui traverse une substance spécialement métallique détermine la production de rayons secondaires. Ceux-ci sont facilement absorbables ; cependant ils peuvent déterminer sur les surfaces cutanées une légère irritation qui peut être suivie de pigmentation. Il est important d'arrêter ces rayons secondaires de Sagnac. Pour ce faire, il faut doubler le plomb caoutchouté d'une substance qui les absorbe et qui ne soit pas susceptible elle-même de reproduire d'autres rayons secondaires.

Dans ce but, nous avions, au début de nos recherches, doublé nos plombs protecteurs d'une mince feuille d'aluminium. C'était une erreur. L'aluminium, il est vrai, arrêtait en les absorbant les rayons secondaires déjà produits, mais en en produisant à son tour une certaine quantité. Les substances qu'il faut employer sont celles qui contiennent un minimum d'éléments métalliques. D'après M. Sagnac, c'est le papier noir qui convient le mieux.

Deux ou trois feuilles suffisent ; nous les cousons au plomb caoutchouté après avoir fait dans ces feuilles une fenêtre égale. Nous donnons à ce petit appareil protecteur la dénomination de « cache ».

Ce sont ces mêmes considérations qui ont conduit à doubler les écrans d'aluminium et de plomb de feuilles de papier et de toile caoutchoutée.

Nous employons aussi des lames minces de mica. Ces lames ont l'extrême avantage d'être transparentes et de permettre l'application facile de la cache. En les plaçant sans les fenêtrer sous la cache, elles servent à la fois à arrêter les rayons secondaires et à jouer le rôle d'écran vis-à-vis de l'appareil à radium.

c. Pose et fixation de l'appareil. — Ces différents préparatifs étant terminés, il suffit d'appliquer d'abord la cache protectrice et de la fixer avec des bandelettes de toile adhésive, puis de poser l'appareil et de le fixer à son tour.

A cet effet, nous employons soit des liens qui passent sur l'appareil, soit des bandelettes d'emplâtre adhésif. Pour les applications courtes, appareils nus ou écrans légers, le mécanisme est fort simple ; un infirmier, les malades eux-mêmes maintiennent l'appareil à la main.

Lorsqu'il s'agit de bébés et que les régions sont facilement accessibles, les mamans s'en acquittent admirablement. On s'arrange pour faire dormir l'enfant, et c'est pendant le sommeil que l'application se fait. Pour la surface extérieure des paupières, on pose d'abord l'appareil à plat, puis on l'éverse, entraînant la paupière dans le mouvement de telle sorte que les rayons ne soient pas dirigés sur le globe oculaire. Pour la conjonctive palpébrale, on double le dos de l'appareil d'une lame d'aluminium et de papier, et on enveloppe le tout dans une feuille mince de caoutchouc ; puis tirant légèrement sur la paupière, on introduit les appareils plats sur la région à traiter.

Quel que soit le moyen de contention employé, il est bon de répartir uniformément la compression et de ne pas l'effectuer plus forte en un point, sans quoi on risquerait de déterminer en ce point une action plus marquée. Il y a intérêt pour les tissus enflammés comme les eczémas, ou gorgés de sang comme certains angiomes plans, à déterminer une légère pression afin de les dégonfler quelque peu.

Les diverses indications générales qui viennent d'être données s'adressent à toutes les applications, qu'il s'agisse d'appareils employés à nu, ou recouverts d'écrans d'aluminium ou de plomb (1).

2° Applications des appareils avec écrans. — On découpe un écran, d'épaisseur choisie suivant les cas, de dimension un peu supérieure à l'appareil, et on le relève sur les bords. On place l'appareil sur l'écran soit directement s'il s'agit d'aluminium, soit au préalable enveloppé de toile caoutchoutée légère s'il s'agit de plomb ; puis, pour arrêter les rayons secondaires, on place sur la face extérieure des écrans un certain nombre de feuilles en papier noir ; une feuille suffit s'il s'agit d'applications courtes avec écran d'aluminium ; il en faudra de cinq à vingt, selon l'intensité du foyer d'émission, s'il s'agit d'écrans de plomb. Le tout ensemble sera maintenu et enveloppé dans une autre feuille de toile caoutchoutée.

Les appareils recouverts d'aluminium seront d'application facile. Les appareils avec écrans de plomb étant destinés à de longues durées d'application devront former, avec leurs feuilles de papier, grâce à un enveloppement solide dans la toile caoutchoutée, un tout bien fixe et uni. La toile sera ramenée sur les bords et bien ficelée sur le verso. On fixe d'abord la cache avec des bandelettes adhésives, puis l'appareil une fois placé est attaché à son tour par de nouvelles bandelettes.

Il convient de fixer les bandes de bas en haut de préférence, afin de lutter contre le déplacement dû à la déclivité et à la pesanteur. Une bande Velpeau passant sur le tout sera parfois nécessaire.

B. — APPLICATIONS A L'INTÉRIEUR.

1° *A l'intérieur des cavités ;*
2° *A l'intérieur des tumeurs.*

1° A l'intérieur des cavités. — A l'intérieur des fosses nasales,

(1) Certains appareils se prêtent à des applications nombreuses. Deux appareils rectangulaires, par exemple, peuvent être juxtaposés selon leur longueur, leur largeur, ou en sens différents. Ils peuvent être superposés ou employés en « feu croisé ». Une installation qui serait composée : 1° de tels appareils (l'un métallique et l'autre toile) ; 2° d'un appareil radio-utérin, dont le jeu des pièces est très varié, se prêterait dans la pratique à des combinaisons multiples.

du conduit auriculaire, etc., des tiges recouvertes de radium sont introduites, soit recouvertes uniquement de toile caoutchoutée, soit recouvertes d'écrans d'aluminium ou de plomb ; elles doivent être tenues avec soin ; ces applications seront bien surveillées, en raison de la facilité des déplacements, et ne pourront guère comporter de longues durées.

Dans la bouche, les appareils de petites dimensions que nous avons décrits permettent l'adjonction d'un manche qui facilitera l'application soit sur la langue, soit sur la joue, les gencives, le voile du palais.

Pour les amygdales, un badigeonnage préalable à la cocaïne sera nécessaire.

Les écrans lourds, en raison de la longue durée des applications, ne peuvent être employés que sur les régions les plus antérieures. Ces applications sont fatigantes; il y a intérêt à diminuer dans une certaine proportion l'épaisseur des écrans afin de raccourcir les durées d'applications et de rendre le traitement pratique.

Dans bien des cas (nævi, leucoplasies, épithéliomes *bourgeonnants* de la langue), nous n'avons pas hésité à avoir recours aux rayonnements puissants par applications courtes et légers filtrages, et nous nous en sommes bien trouvés.

On remplace la difficulté pratique des longues applications par leur fréquent renouvellement.

Sur la lèvre inférieure, un appareil lourd épousant la convexité se maintient bien par son propre poids.

Pour le vagin et l'utérus, les applications peuvent être, comme sur la peau, courtes avec légers filtrages, ou de très longues durées avec épais filtrages.

Ici nulle gêne n'est apportée par les longues applications. Mais comme l'humidité traverse les moindres solutions de continuité, pour ces régions, de même que pour les lèvres, la pointe et les bords de la langue, il faut que les écrans englobent entièrement les appareils et forment une boîte hermétiquement fermée par soudure. L'intérêt est double; il ne faut pas en effet que les muqueuses non malades qui touchent au verso de l'appareil subissent d'irritation.

Plus les appareils garnis de leurs écrans seront plats et de faible épaisseur, plus ils seront de facile emploi. Les toiles radifères, en raison de leur faible épaisseur, réalisent, engainées de lames de plomb, des conditions d'emploi très favorables.

Dans le vagin, selon qu'il s'agira de lésions des parois ou des culs-de-sac, on aura recours à des tiges cylindriques ou à des appareils plats, qui, engainés entièrement d'écrans de plomb soudés, pourront être laissés en place le temps voulu.

Dans l'utérus, l'appareil radio-utérin décrit page 45 sera d'une application facile et permettra d'agir à des profondeurs différentes de la cavité. S'il s'agit d'applications de longues durées avec écrans épais, il suffira de pratiquer après l'introduction de l'appareil un tamponnement fixateur avec de l'ouate hydrophile.

2° A l'intérieur des tumeurs. — Il faudra, dans ce cas, recourir, avec l'aide de la cocaïne, à une petite intervention chirurgicale, qui consistera à creuser dans la tumeur une cavité destinée à recevoir le tube radifère. Celui-ci devra être enveloppé d'une substance stérilisable qui ne s'oxydera nullement et ne sera pas cause d'irritation. On pourra avoir un jeu de tubes enveloppants, de formes variées et d'épaisseurs différentes selon les filtrages et les effets qu'on recherchera et les durées d'applications possibles.

III. — MESURES ET DOSAGES DES RADIO-ACTIVITÉS UTILISABLES.

Nous avons vu quelle était l'instrumentation actuelle de la radiumthérapie et ses modes d'application, comment on pouvait faire varier l'énergie émise d'un appareil; ce chapitre indiquera les diverses notions établies au sujet de la question des mesures et des dosages utilisables.

Dès le début de nos recherches, nous avons insisté sur la nécessité d'apporter à la radiumthérapie alors naissante plus de méthode.

Indiquer des mesures utiles, établir des données scientifiques, des dosages méthodiques, a été, dès que nous avons possédé des appareils à radium, notre constante préoccupation.

Avant nos travaux, on ne s'occupait que de connaître la quantité du sel qui était incorporé dans les appareils et le degré de radio-activité de ce sel.

On disait d'un appareil qu'il contenait par exemple 0,05 d'un sel d'activité 100 000; d'un autre qu'il contenait 0,20 d'un sel d'activité 500 000.

Un radiumthérapeute annonçait, et du reste c'est encore le langage trop fréquent contre lequel nous nous sommes toujours élevés, qu'il avait guéri tel épithéliome en employant un appareil contenant 0,03 de radium pur.

Or ce langage est imprécis et ne répond pas aux exigences scientifiques.

Certes la notion de la force *originelle* du radium incorporé est utile à connaître; mais, au point de vue du dosage thérapeutique, ce qu'il importe d'évaluer avec soin, nous ne saurions trop le répéter, c'est non pas tant ce qui est dans l'appareil que ce qui en sort, ce qui peut être utilisé, ce qui est mis à la disposition du praticien.

L'épithéliome en question n'a pas été guéri par la radiation de 0,03 de radium pur, mais par une radio-activité modifiée et diminuée d'une certaine quantité, du fait du passage des rayons à travers les parois de l'appareil; et, comme ces parois peuvent être plus ou moins épaisses, on se trouve, en lisant une observation qui cependant voudrait être précise, en face d'une incertitude, d'une donnée inconnue sur laquelle pourtant devrait porter tout l'intérêt scientifique de l'observation relatée.

En effet, une observation n'est précise et utile que si elle peut être contrôlée par d'autres observateurs. Or l'énoncé de 0,03 de radium pur n'indique absolument pas le moyen de contrôler le même fait thérapeutique, puisqu'on ne nous dit pas quelle était la radio-activité émise hors de l'appareil.

Ceci posé, nous allons essayer d'établir, comme nous les comprenons, les divers éléments que comportent les mesures et les dosages réellement scientifiques et utilisables.

Maturation des appareils. — *Il faut savoir tout d'abord que les appareils ont une vie propre et qu'ils évoluent spontanément vers un état de maturité en quelques mois.* Lorsque les appareils viennent d'être préparés, la radio-activité qu'ils fournissent est relativement faible. Les grains de radium vus par transparence à travers le vernis sont jaunes. Dans les semaines suivantes, la force augmente rapidement pour atteindre, vers le troisième mois, un certain degré qui constitue la maturité de l'appareil. A ce moment, les grains sont brun foncé, et le rendement a acquis une stabilité suffisante. Plus tard, on observe encore un certain accroissement de radio-activité; mais ces augmentations ultérieures ne se font que fort lentement et dépendent en grande partie des modifications et détériorations qui surviennent à la longue dans la structure du vernis fixateur.

Ce phénomène de maturation est dû à la présence active de l'émanation. Si ce gaz, lorsqu'on se sert des appareils à vernis, ne peut être employé directement en raison de son trop faible pouvoir de diffusion, *il joue indirectement un rôle considérable. Emmagasiné dans le vernis, il se comporte comme dans un vase clos, et, au fur et à mesure de la déperdition qui résulte du rayonnement, il rétablit la radio-activité*. Au début, sa production est considérable, puis un équilibre radio-actif s'établit entre la production et la perte d'émanation traduite elle-même par l'émission du rayonnement. Un appareil devra être mesuré au troisième mois; ensuite, tous les six mois; tant que le vernis sera intact, on notera peu de changement.

Analyse des rayonnements. — Le rayonnement qui, émis des appareils employés à nu ou recouverts d'écrans, pénètre dans les tissus, doit être analysé au double point de vue d'abord de son intensité globale, puis aussi de sa composition. C'est ce que nous appelons l'analyse quantitative et l'analyse qualitative.

Analyse quantitative. — Cette analyse porte sur la radio-activité que possède le rayonnement global considéré en son ensemble.

Cette valeur s'exprime par des nombres tels que 100 000, 500 000, etc.

Nous avons vu (p. 18) que, dans la fabrication du radium, on poussait le fractionnement aussi loin que possible pour aboutir à un sel de radium très voisin du radium pur. Sa pureté est contrôlée au spectroscope et à l'électromètre de Curie. Il est alors vérifié que, *par unité de surface*, ce sel est d'activité 2 000 000, c'est-à-dire ionise l'air 2 000 000 de fois plus que ne le ferait une même quantité d'uranium, ce métal étant pris pour unité de mesure (1).

Or le bromure de radium pur obtenu à la fin du fractionnement sert à préparer tous les degrés de radio-activité dont on a besoin, quels qu'ils soient.

Ainsi, pour préparer du sel demi-pur, on pèse une certaine quantité de bromure de radium pur, et on y ajoute une égale quantité de bromure de baryum pur. On fait dissoudre les deux produits, on agite la solution pour mélanger intimement et on fait de nouveau sécher.

Les produits 500 000 sont des produits quart de sel pur.

Les produits 100 000 sont des produits au vingtième de sel pur.

Pour obtenir un poids P d'un sel d'activité A, on prend la quantité correspondante p de bromure de radium pur en se reportant au tableau ci-après, et on y ajoute la quantité (P-p) de bromure de baryum pur inactif.

On a ainsi le tableau suivant :

Teneur en sel de radium pur.	Ordre de grandeur de l'activité correspondante.	
0,5 p. 100 de radium pur.	donne l'activité.	10 000
1 — —	—	20 000
2,5 — —	—	50 000
5 — —	—	100 000
25 — —	—	500 000
50 — —	—	1 000 000

Ainsi, lorsque l'on dira du sel d'un appareil qu'il est d'activité 100 000, cela voudra dire que, pour une quantité donnée de radium pur, on a ajouté une quantité vingt fois plus grande de bromure de baryum pur.

Telle est la façon de procéder pour obtenir telle ou telle activité.

Quant aux chiffres qui indiquent la radio-activité *émise hors* des appareils, quand on dit, par exemple, que tel ou tel appareil *émet* l'activité 45 000 ou 64 000, ces chiffres signifient qu'analysé à l'électroscope ou à l'électromètre de Curie, le rayonnement de ces appareils est de puissance radio-active 45 000 ou 64 000 fois plus grande

(1) Il arrive parfois qu'un appareil qui contient un sel d'activité 500 000, par exemple, aura, si ce sel est en grande quantité, un rayonnement extérieur *supérieur*, 580 000 par exemple. Ce n'est point là une anomalie ; en effet, le rayonnement d'un sel de radium est non seulement fonction de son activité, mais aussi fonction de la surface sur laquelle il est étendu. Dire que l'activité absolue d'un sel de radium est 500 000, c'est dire que, par unité de surface, ce sel ionisera l'air 500 000 fois plus que l'uranium, *mais seulement par unité de surface*. Si l'on possède une quantité telle de ce sel qu'on puisse recouvrir une grande surface, il est clair que l'intensité croîtra avec cette surface.

que ne serait dans les mêmes conditions d'analyse le rayonnement d'une égale quantité d'uranium pur.

Kilo-uranium ou kilurane. — Mais l'esprit s'accommode mal de nombres aussi grands. Dans la thérapeutique des rayons X, pour la commodité du langage, on a adopté une mesure d'économie simple ; on dit avoir employé 10 H, 15 H. Dans les mesures courantes de longueur, de poids, etc., on a créé des multiples et sous-multiples : kilomètre, kilogramme, etc. Il semblerait intéressant, au point de vue surtout et même exclusivement clinique, de créer des multiples analogues pour la mesure des radio-activités du radium. M. Beaudoin, auquel nous devons cette idée, propose le terme de « kilo-uranium » ou de « kilurane ». Plus simplement, 1000 uranium pourraient être désignés par une lettre, U par exemple ; en sorte que, au lieu de dire « activité 500000, 1000000, etc. », on dirait 500 U, 1 000 U. Ce serait une simplification de langage ; mais, croyons-nous, un tel multiple ne pourrait correspondre à une action clinique déterminée et suffisamment constante, puisque, selon que l'activité serait composée de rayons très pénétrants ou peu pénétrants, les résultats seraient tout autres. Par exemple, 4 U ou 4 kilo-uranium, exprimant l'activité 4000, s'adapteraient aussi bien à un rayonnement surpénétrant composé de rayons qui iraient agir dans la profondeur après avoir traversé les écrans épais et auraient une action clinique spéciale, qu'au rayonnement global d'un appareil de très faible teneur radio-active originelle et destiné à une action de surface.

Analyse qualitative. — Elle porte sur la composition des rayonnements en rayons α, β et γ.

Nous avons déjà vu quelle était la proportion de ces rayons émis par le radium à l'état libre. Cette proportion est toute différente dans les rayonnements émis hors du vernis de nos appareils.

Les figures 2 et 3 (p. 26), absolument schématiques, montrent et permettent de comparer entre elles les proportions en rayons α, β et γ qui entrent dans la composition du rayonnement émis d'une part du radium nu à l'état libre et, d'autre part, des appareils à vernis après filtrage à travers ce vernis.

Dans le premier cas, les rayons α sont en immense majorité, 90 p. 100 ; les β ne comptent que pour 9 p. 100 et les γ pour 1 p. 100.

Mais, après filtrage à travers le vernis, les proportions sont modifiées, et ce sont ces proportions mêmes qui intéressent spécialement les médecins, puisque ce sont celles qui lui sont offertes pour l'utilisation thérapeutique. Les α sont en infime proportion ; les γ sont fort peu nombreux et les β dominent à l'extrême avec le pourcentage de 90 p. 100. Ces schémas montrent à quel point l'utilisation des β a d'importance dans les rayonnements de nos appareils.

Ils mettent aussi en évidence la déviation des rayons déterminée par un champ magnétique. Ce sont les β qui dévient le plus, les γ n'étant influencés en aucune façon. Il faut remarquer que ceux des rayons α et β qui persistent et ont filtré à travers le vernis sont les moins déviables.

A mesure qu'on interpose des écrans de plus en plus épais et denses, les proportions se modifient encore ; il n'y a plus de rayons α, les β diminuent en nombre et sont de moins en moins déviés, tandis que la quantité des γ diminue à peine.

Ce sont ces analyses quantitatives et qualitatives que nous allons étudier.

La radio-activité émise est constante ; possibilité de mesures fixes. — Tout d'abord, il n'est point inutile et indifférent de faire remarquer que le rayonnement du radium peut être mesuré et que les mesures obtenues sont constantes un temps assez long.

C'est là un avantage précieux offert par le radium ; il aurait pu en être tout autrement. L'ampoule de Crookes, par exemple, pendant le temps même qu'elle agit au cours d'une séance d'application, varie et nécessite une surveillance constante pour arriver à une suffisante régularité d'action.

Au contraire, les appareils à radium à l'état d'équilibre radio-actif possèdent sur l'ampoule à vide le très grand avantage d'émettre un rayonnement pouvant être considéré comme constant pendant un laps de temps assez long. On pourra donc n'avoir recours qu'à une seule mesure préalable, et il suffira de la renouveler tous les six mois environ, à moins que le vernis de l'appareil n'ait point conservé son intégrité. Dans ce cas, en effet, qu'il y ait usure, fêlure, ou action d'agents chimiques corrodants, aussitôt que le vernis s'écaille, le rayonnement varie dans de fortes proportions. Des grains de radium étant mis à découvert, la radio-activité globale augmente d'intensité ; les rayons α ont une proportion considérablement plus grande, et la mesure doit être refaite. Il est donc nécessaire de préserver le plus possible le vernis du moindre contact et d'éviter, ainsi que nous l'avons recommandé, les nettoyages et lavages, en n'appliquant les appareils, sauf exception, qu'enveloppés d'une lame protectrice, mousseline ou toile fine caoutchoutée.

La mesure d'un appareil certes n'est pas absolue, — en matière aussi délicate qu'est la radio-activité, il faut bien se garder de prétentions strictement mathématiques, — elle est susceptible, cependant, de plus d'exactitude, de meilleure méthode d'analyse que ne semblent en comporter au point de vue physique les mesures employées pour les rayons X.

Méthode de mesure. — Méthode électrique. — Il y a plusieurs méthodes d'analyse des rayonnements : les réactions colorimétriques, l'action sur la plaque photographique, l'action sur les matières phosphorescentes, enfin l'action électrique. Les trois premières méthodes présentent des avantages, et peut-être seront-elles un jour d'emploi courant ; mais l'action électrique, à bien des points de vue, paraît absolument supérieure, tout au moins pour des analyses définitives, susceptible de contrôle et utile à l'ensemble des expérimentateurs.

Voici comment on peut la concevoir et le parti qu'on en peut tirer. C'est à M. Beaudoin que nous devons toutes nos indications de mesures, elles lui appartiennent ; c'est pour nous un véritable plaisir que de rendre hommage à son obligeante collaboration.

Ionisation. — Prenons une tige métallique que nous avons soin d'isoler, au point de vue électrique, des corps environnants, et emmagasinons sur cette tige une certaine quantité d'électricité. Nous constaterons, si l'air est sec, qu'il ne se produit aucune déperdition notable, et notre tige conservera parfaitement sa charge pendant plusieurs heures. Si maintenant nous en approchons un corps radio-actif, nous verrons que la déperdition prend une valeur considérable et telle que la décharge est complète en quelques minutes ou même quelques secondes. On explique ce phénomène en disant que l'air est *ionisé* ou rendu conducteur d'électricité par les rayons du corps radio-actif. Plus le corps est radio-actif, plus l'air sera rendu fortement conducteur, et plus la décharge s'effectuera rapidement. La *vitesse de décharge* du corps électrisé sera donc *proportionnelle* à l'activité de la matière.

Collons sur notre tige métallique une mince feuille d'or et rechargeons la de nouveau. Comme la tige et la feuille d'or reçoivent de l'électricité de même nom (positive ou négative, cela est indifférent), il s'ensuit qu'elles se repoussent mutuellement, et comme la tige est fixe, c'est la feuille d'or qui déviera.

Si nous approchons alors, comme précédemment, notre matière radio-active, le système va perdre de l'électricité, et au fur et à mesure que se produit cette perte, la force répulsive entre la tige et la feuille diminue, si bien que cette dernière tombe peu à peu pour venir reprendre sa position initiale contre la tige.

Il suffira donc de mesurer les vitesses de chute de la feuille d'or, d'abord pour une matière d'activité connue et égale à l'unité, ensuite pour la substance à étudier, pour avoir un rapport fournissant *en nombre* l'activité de cette dernière.

Appareils électriques de mesure. — Pour mesurer la vitesse de chute de la feuille d'or, il sera nécessaire de chronométrer le temps pendant lequel elle aura baissé d'une certaine quantité : on conçoit tout de suite que, si la matière est très active, la chute sera trop rapide pour être chronométrée avec précision. On remédie à cet inconvénient en adjoignant au système tige-feuille d'or, qui constitue l'instrument appelé *électroscope*, des appareils appelés condensateurs ou *capacités* ayant pour but d'emmagasiner des quantités d'électricité considérables. La perte relative due à l'ionisation restera dès lors toujours assez faible pour être mesurable.

Nous allons maintenant donner sommairement la description d'une installation servant aux mesures des instruments radiumthérapiques (fig. 7).

Les parties principales de l'installation sont :

L'électroscope E ;

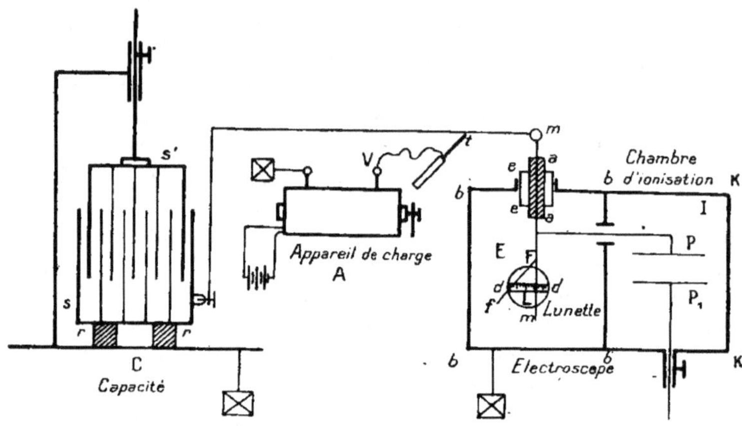

Fig. 7. — Appareils de mesure.

La lunette L ;

La chambre d'ionisation I ;

La capacité C ;

L'appareil de charge A.

« 1° **Électroscope**. — L'électroscope E se compose d'une tige métallique *mm*, munie d'un méplat à la partie inférieure et encastrée, à la partie supérieure, dans un bouchon d'ambroïde *aa*, lui-même protégé par un bouchon d'ébonite *ee*. Sur le méplat est collée une mince feuille d'or F*f*, mobile autour du point F comme charnière. La cage métallique *bbbb* est en communication avec la terre. »

« 2° **Lunette**. — La lunette représentée en projection sur la figure 5 par le cercle L sert à apprécier plus commodément la vitesse de chute de la feuille d'or. Elle porte à cet effet un micromètre sur verre *dd*, et, pour faire une mesure, il suffit de chronométrer le passage de la feuille d'or entre deux divisions du micromètre.

« 3° **Chambre d'ionisation**. — La chambre d'ionisation I est essentiellement constituée par deux plateaux P, P'. Le plateau supérieur est en relation avec la tige de l'électroscope. Le plateau inférieur sur lequel on place l'appareil à mesurer est relié à la cage métallique *bkkb* et se trouve de la sorte en communication avec la terre ; il peut de plus se mouvoir verticalement et permet ainsi de faire varier la distance entre les deux plateaux. Cette disposition est avantageuse en ce sens qu'elle rend possible l'étude de la variation de l'intensité du rayonnement de l'appareil radiumthérapique en fonction de sa distance au plateau supérieur.

« 4° **Capacité**. — La capacité C se compose de deux systèmes de lames métalliques *ss'*, pouvant s'emboîter l'un dans l'autre. Le système *s* est isolé au moyen de cales d'ambroïde *rr* et relié avec la tige de l'électroscope ; le système *s'*, mobile verticalement de manière à pouvoir faire varier la capacité, est en communication avec le sol.

« 5° **Appareil de charge**. — Un électroscope ordinaire se charge au moyen d'un simple bâton d'ambre, parce qu'en général la capacité d'un tel instrument est faible. Mais si, comme dans le cas présent, elle atteint à des valeurs très fortes, il est nécessaire de recourir à des systèmes de charge plus efficaces. On peut alors se servir d'une petite bobine de Ruhmkorff dont le primaire est alimenté par une ou plusieurs piles et dont l'une des bornes du secondaire est à la terre. L'autre borne du secondaire V porte un fil souple terminé par une tige métallique encastrée dans un manche en ébonite. C'est cette tige métallique *t* qui sert à effectuer la charge de l'électroscope. »

Tel est, d'après M. Beaudoin, l'électroscope perfectionné avec lequel il a analysé les rayonnements issus de nos appareils : mais, pour les radio-activités extrêmement faibles, il faut avoir recours à la méthode du *quartz piezo-électrique* de Curie.

L'électroscope décrit donne non seulement la mesure d'ensemble du rayonnement global, mais il permet aussi de préciser jusqu'à un certain point le pourcentage en rayons α, β et γ, qui entrent dans la composition du rayonnement.

Ces mesures comportent deux modalités bien distinctes :

1° L'analyse des appareils à nu, dans leur état de maturité et de parfaite intégrité de leur vernis ;

2° L'analyse des appareils avec écrans d'épaisseur et de densité de plus en plus grande.

Le tableau que nous donnons pages 48 et 49 représente les analyses de la première catégorie relatives à un certain nombre de nos appareils.

Les analyses de la seconde catégorie, celles des appareils recouverts de toute la série des écrans, doit porter à la fois sur la connaissance du rayonnement d'ensemble global et sur la qualité, c'est-à-dire le pourcentage en α, β et γ.

Voici la méthode d'absorption que M. Beaudoin a adoptée pour répondre aux desiderata soulevés par la complexe et délicate question des mesures à travers la série des écrans. Nous donnons *in extenso* la note qu'il nous a remise.

Méthode d'absorption (1). — « Lorsqu'un appareil est engainé

(1) Il existe une autre méthode basée sur la mesure électrique, c'est la méthode de déviation par l'emploi des aimants ; elle a des avantages et sera peut-être employée dans l'avenir.

d'une certaine façon en vue d'une application clinique, le médecin doit résoudre les deux questions suivantes : 1° quelle est l'intensité du rayonnement qui sort de l'appareil ; 2° quelle est la composition de ce rayonnement.

Prenons d'abord deux droites OX et OY perpendiculaires l'une sur l'autre (fig. 8). Sur la droite OX, à partir du point O pris comme origine, et dans le sens OX, portons des longueurs arbitraires mais égales $Oa = ab = bc.... = iJ$, et convenons que chacune de ces longueurs représente 1/100 de millimètre d'aluminium ; nous pourrons alors numéroter ces longueurs 1, 2, 3, etc. Nous constituons ainsi une échelle en centièmes de millimètre d'aluminium, et la longueur oJ

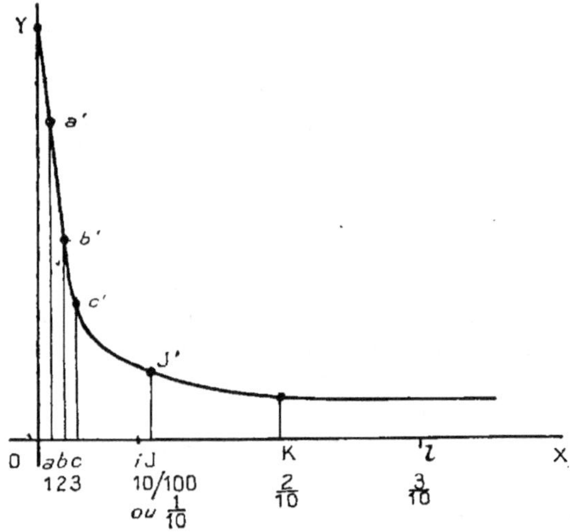

Fig. 8. — Courbe d'absorption des rayons en fonction d'épaisseurs croissantes d'aluminium.

représente 10/100 ou 1/10 de millimètre. Portons alors à partir du point J la longueur Jk, kl, etc., égale à OJ. Nous constituons ainsi une échelle en 1/10 de millimètre d'aluminium, et nous arrivons à 10/10 ou 1 millimètre, et nous pouvons continuer ainsi aussi loin que nous voudrons.

En chaque point a, b... J, K, L, de la droite OX, élevons des perpendiculaires à cette droite et portons sur ces perpendiculaires des longueurs aa', bb', JJ', etc., représentant les intensités du rayonnement de l'appareil radiumthérapique après 1/100, 2/100, 1/10 de millimètre d'aluminium. Enfin joignons les points obtenus a', b'... J', au moyen d'une courbe. Cette courbe représentera l'absorption des rayons en fonction d'épaisseurs régulièrement croissantes d'aluminium.

Du moment que les rayons du radium s'absorbent inégalement suivant leur nature, la courbe doit présenter des coudes chaque fois qu'une sorte de rayons sera totalement absorbée. C'est ce que l'on constate en effet et ce que nous allons montrer par quelques exemples ».

Interprétation des résultats. — « Supposons que, en opérant comme nous venons de l'indiquer, nous ayons établi pour un appareil radiumthérapique la courbe reproduite par la figure 9; il est alors facile de connaître le rayonnement global extérieur de l'appareil après

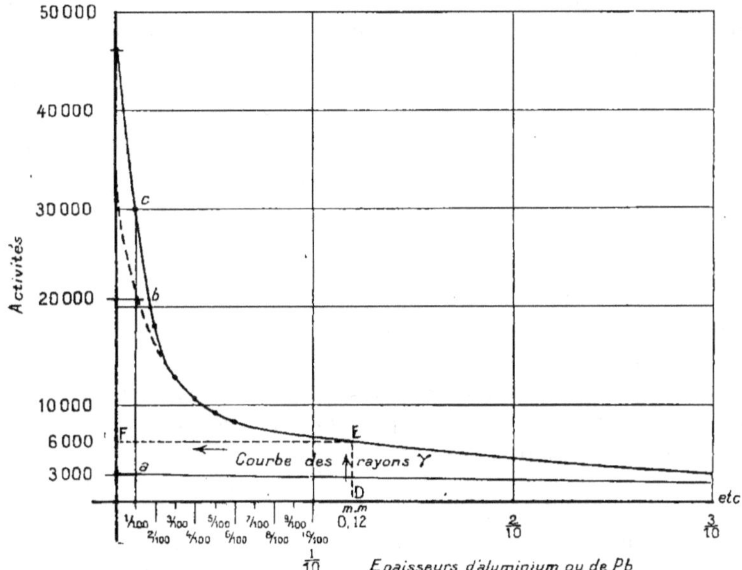

Fig. 9. — Courbe schématique d'absorption.

1° La courbe E, *b*, *c*, etc., est la courbe d'absorption des α et β ; 2° la courbe qui de E *remonte* et se termine en pointillé est la partie prolongée de la courbe d'absorption des β ; 3° la ligne horizontale correspondant au chiffre 3 000 est la partie prolongée de la courbe d'absorption des γ ; 4° le raccordement des deux courbes 1 et 2 doit être reporté plus bas, sur la ligne verticale qui correspond à 3/100.

un écran d'aluminium d'une épaisseur donnée. Il suffit pour cela de se reporter sur la ligne des épaisseurs au chiffre indiquant cette épaisseur, de suivre la verticale du chiffre jusqu'à sa rencontre avec la courbe, puis de suivre, de droite à gauche, l'horizontale du point d'intersection. Le point de rencontre de cette horizontale avec l'axe des activités donne l'activité cherchée. A titre d'indication, nous avons figuré les lignes de construction nécessitées pour trouver le rayonnement extérieur de l'appareil après 0ᵐᵐ,12 d'aluminium (ligne DEF, en pointillé, munie de flèches).

Reste à déterminer maintenant une valeur approximative du pourcentage. Nous allons indiquer comment on peut opérer pour donner à chaque endroit de la courbe, c'est-à-dire pour toutes les épaisseurs d'aluminium employées, le pourcentage en α, β et γ. La même marche s'appliquera pour la division des β eux-mêmes en β mous, β moyens et β durs. Lorsqu'un appareil à vernis émet des rayons α, ces rayons proviennent de grains de radium situés à différentes hauteurs dans la masse du vernis, de telle sorte qu'à l'émergence ils n'ont pas tous subi la même absorption. Cependant il est rare que l'absorption soit complètement négligeable, et l'on peut considérer sans trop d'erreur qu'après un écran de 3 à 5/100 de millimètre d'aluminium placé sur l'appareil, il ne passe plus qu'une faible quantité d'α. Les points de la courbe obtenus pour 5/100, 6/100, etc., d'aluminium, correspondent donc à l'absorption, en plus des α, d'une somme de β et γ, et comme l'absorption des rayons γ est petite vis-à-vis de celle des β, la portion de courbe considérée peut être prise comme représentative de l'absorption des rayons β, et en particulier des rayons β mous. Il est alors raisonnable de supposer que la loi qui régit l'absorption des rayons β au delà de 5 ou 6/100 de millimètre d'aluminium la régit en deçà, et la partie de courbe inconnue peut être assimilée à la prolongation (à l'*extrapolation*, comme on dit en physique) de la partie connue. Si la courbe extrapolée coïncide avec la courbe réelle, il n'y a pas de rayons α ; il y en aura d'autant plus qu'elle s'en écartera davantage. En prolongeant aussi les courbes d'absorption des rayons β et γ, on possède tous les éléments nécessaires à la détermination du pourcentage. »

« Soit, pour fixer les idées, à déterminer la proportion des rayons α, β et γ, passant après un écran 1/100 de millimètre d'aluminium recouvrant l'appareil radiumthérapique. Menons la verticale (ou *ordonnée*) correspondant au chiffre 1/100 ; cette droite rencontre la courbe des rayons γ prolongée au point *a*, la courbe des rayons β prolongée au point *b*, et la courbe initiale au point *c*. Si par les points *a*, *b*, *c*, on mène les horizontales correspondantes, on obtient les activités :

Pour *a*... 3 000 (environ).
  —   *b*..... .... 21 000   —
  —   *c* .... 30 000   —

L'activité α représentera donc $\dfrac{30\,000 - 21\,000}{30\,000} \times 100 = 30$ p. 100 ;

L'activité γ représentera $\dfrac{3\,000}{30\,000} \times 100 = 10$ p. 100.

Enfin l'activité β représentera la différence, soit 60 p. 100.

Il en serait de même pour tout autre écran d'aluminium. On peut voir que, après 3/100 de millimètre environ le pourcentage des rayons α sera constamment nul, et l'on n'aura plus affaire qu'aux rayons β et γ. Tout ce que nous venons de dire s'applique également aux courbes d'absorption obtenues à l'aide d'écrans de plomb ; ces

courbes seront d'ailleurs plus semblables entre elles que les courbes
d'aluminium, parce qu'elles s'adressent à des rayons plus durs sur
lesquels le vernis a une action moindre. »

Telles sont les indications qui nous ont été données par M. Beaudoin. Parmi les courbes qu'il a faites concernant nos appareils, nous
en choisirons, à titre d'exemple, deux (fig. 10 et 11) concernant l'appareil n° 1 de notre tableau de la page 48 (une courbe pour les écrans
d'aluminium, une pour les écrans de plomb).

L'activité utilisable reconnue à cet appareil sur le tableau page 48 est

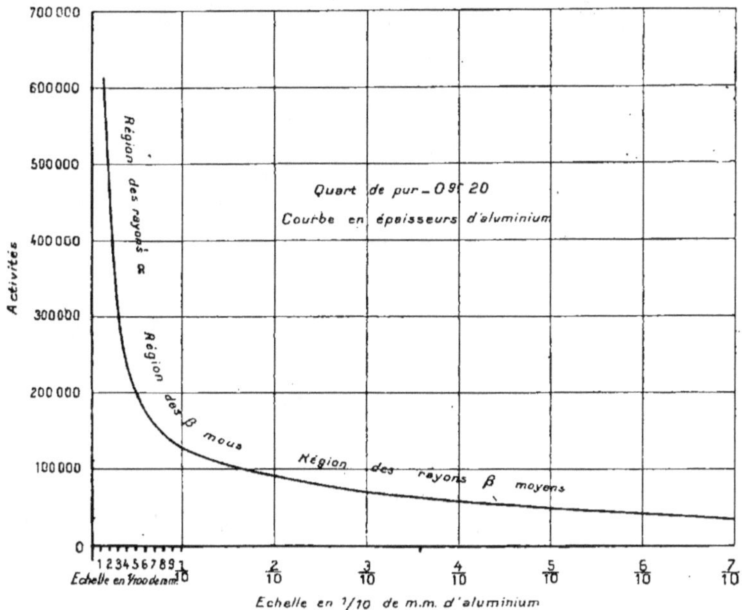

Fig. 10. — Courbe d'absorption, par les écrans d'aluminium, des rayons issus
de l'appareil n° 1 (Voy. p. 48).

différente de celle qui est indiquée à l'origine des courbes suivantes.
Cela tient à ce que les deux analyses ont été faites à deux ans de distance et que pendant ce temps, l'appareil ayant beaucoup servi, son
vernis s'est corrodé, est devenu plus mince et a laissé passer un
rayonnement α plus considérable. Cet exemple fait ressortir qu'il est
prudent de toujours préserver le vernis par une enveloppe quelconque.

Les graphiques 10 et 11 montrent de combien le rayonnement est
diminué pour une épaisseur donnée d'écran. Ils nous montrent
aussi quels écrans il faut utiliser pour avoir tels ou tels rayons.

Supposons, par exemple, que nous voulions en pratique supprimer
les rayons α et β mous ; il suffira, d'après la courbe figure 10, de choisir
un écran de 1,7/10 de millimètre d'aluminium, et le rayonnement sera
dans les environs de 100 U. Notre appareil sera donc encore très

puissant, et, d'autre part, il comportera la plupart des β moyens, les β durs et les γ.

Le graphique figure 11 nous montre la courbe concernant le rayonnement du même appareil au cours de la série des écrans de plomb.

Cette courbe est fort intéressante. Elle montre qu'après 7/10 de millimètre de plomb, lorsqu'il ne passe plus que des rayons β durs et γ, l'absorption est presque nulle d'un millimètre à l'autre. Et cela se conçoit aisément si l'on se souvient qu'il faut près de 10 centimètres de plomb pour arrêter tout rayonnement.

La ligne pointillée XY étant considérée comme la ligne des rayons γ et la courbe de ces rayons étant négligeable, on voit que les β durs s'ajoutent aux γ pour constituer le rayonnement surpénétrant après passage à travers plusieurs millimètres de plomb. La proportion de ces rayons β est assez forte à 1 millimètre.

En nous reportant aux calculs précédemment indiqués, nous allons pouvoir évaluer, pour l'appareil en question, la proportion approchée des rayons β et γ dans le rayonnement, à travers 1 millimètre, puis 2 millimètres d'épaisseur de plomb.

En ce qui concerne l'épaisseur de 1 millimètre, considérons les lignes AB et BC.

Nous aurons, d'après les calculs indiqués, les proportions :

$$\frac{6\,700 - 4\,580}{6\,700} \times 100 = 31,6 \text{ p. } 100.$$

Après 1 millimètre de plomb, il y aura donc comme rayonnement 6 700 unités contenant encore environ 30 p. 100 de rayons β.

Pour l'épaisseur de 2 millimètres, considérons les lignes DE et EF ; nous aurons :

$$\frac{6\,250 - 4\,580}{6\,250} \times 100 = 10,72 \text{ p. } 100.$$

Après 2 millimètres de plomb, il y aura donc comme rayonnement 6 250 unités contenant encore environ 10 p. 100 de rayons β.

Si donc on possède les courbes d'analyses concernant tous les appareils dont on dispose, on peut se rendre compte approximativement de la valeur au point de vue physique des diverses techniques employées.

Mais, pour M. Beaudoin, « il ne faudrait pas déduire des courbes précédentes une loi physique quelconque de l'absorption des rayons α, β et γ par la matière : la détermination de ces lois exige infiniment plus de précautions que n'en comporte un dosage radiumthérapique, et il serait même prématuré, au moins pour le moment, de pousser trop loin l'analyse d'un rayonnement. Il faut d'abord étudier et établir la corrélation existante entre la mesure physique et l'action clinique pour les grandes lignes avant d'aborder les questions particulières, et il nous semble que, telle que nous l'avons indiquée, la méthode d'absorption peut parfaitement servir à cette étude. Le mieux est certainement d'essayer de lui faire rendre le plus possible sans vouloir en tirer plus qu'elle ne peut donner. Elle est évidemment incorrecte dans certains cas et n'a la prétention que d'être un moyen utile et non parfait. »

Ces appréciations sont fort judicieuses, et nous les partageons entièrement. Il n'en est pas moins vrai que ces diverses mesures, telles qu'elles nous sont offertes, constituent l'élément essentiellement scientifique sur lequel nous pouvons poser les bases d'une posologie radiumthérapique.

Évidemment, c e s mesures, à elles seules, ne fournissent pas toutes les données nécessaires à la pratique. S'il est vrai qu'elles intéressent surtout la surface entière d'un appareil, il est possible néanmoins, par un calcul de proportion (p. 49, col. 11), de connaître approximativement les rayonnements émis

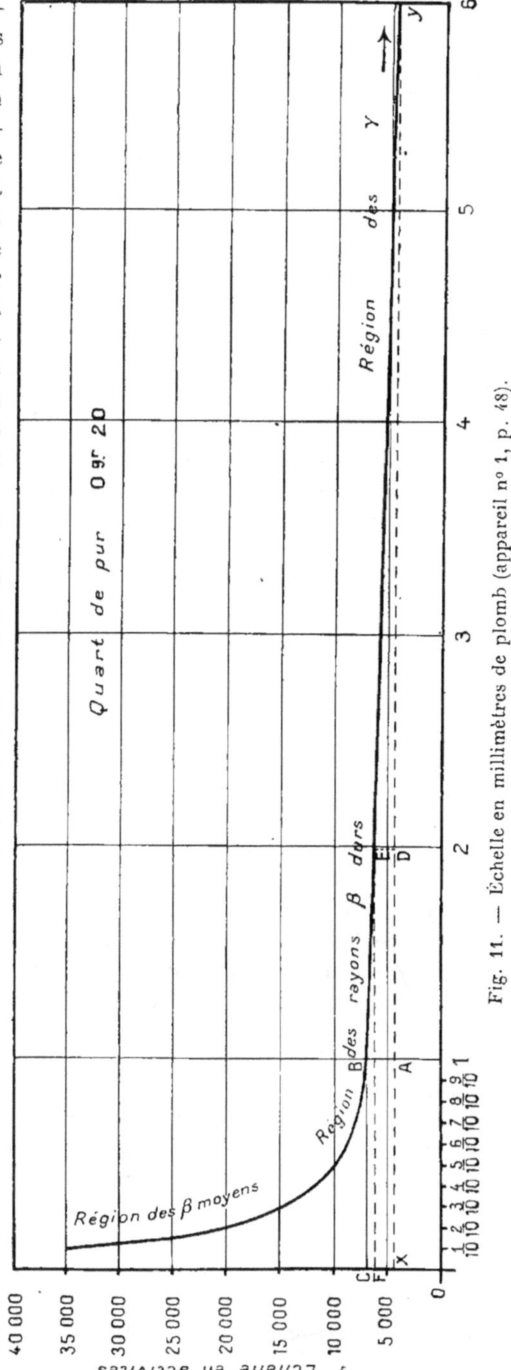

Fig. 11. — Échelle en millimètres de plomb (appareil n° 1, p. 48).

émis d'une portion de la surface du même appareil, et cette notion
est fort importante à considérer, puisque, en pratique, c'est précisément une partie d'appareil qui seule est le plus souvent utilisée. Mais,
dans les cas fréquents où cette portion de surface correspond à une
superficie très découpée et contournée, il est plus difficile de connaître de façon suffisamment définie la valeur du rayonnement utilisable et utilisé.

ENSEMBLE DES DONNÉES UTILES A CONNAITRE POUR L'APPRÉCIATION D'UN RÉSULTAT THÉRAPEUTIQUE.

On ne peut apprécier la valeur d'un résultat thérapeutique obtenu
qu'à la condition de tenir compte des principales conditions qui
règlent la radio-activité agissante et la font varier. Ces conditions
sont de trois catégories : les unes concernent la maladie elle-même,
sa nature, son siège plus ou moins accessible, ses dimensions, etc. :
les secondes dépendent du médecin, de la main qui utilise l'instrumentation et choisit les dosages.

Les premières conditions sont du domaine de la clinique et feront
l'objet de considérations spéciales.

Nous ne voulons, dans ce paragraphe, que grouper les conditions
dont nous avons déjà parlé et qui relèvent de l'instrumentation elle-
même.

La source d'énergie que représente chacun des appareils construits
comme nous venons de l'indiquer est variable selon :

1° L'activité initiale du sel de baryum-radium incorporé dans les
appareils ;

2° Le poids de ce sel ;

3° Les dimensions et la surface des appareils ;

4° La répartition du sel ;

5° La qualité de la substance fixatrice ;

6° L'intensité du rayonnement global utilisable, selon qu'on considère la surface entière d'un appareil ou une portion de cette surface :

7° La valeur qualitative de ce rayonnement. Sa proportion en
rayons α, β et γ.

Les cinq premières *données* sont connues avec la fabrication de
l'appareil ; elles sont définitives.

Les deux suivantes ne peuvent être connues qu'après la fabrication,
et encore faut-il attendre un certain temps après celle-ci, le rayonnement, faible au début, n'atteignant sa valeur maxima que plusieurs
mois après, selon le temps nécessaire à la maturité du radium ; elles
sont sujettes à varier avec le temps et doivent être soumises à de
nouvelles vérifications tous les six mois environ. Le plus souvent
elles s'améliorent, en ce sens que les appareils avec le temps donnent
un meilleur rendement.

1º et 2º **Activité initiale et poids du sel incorporé dans un appareil**. — L'importance de ces conditions de variation d'énergie se comprend d'elle-même ; il est clair qu'une grande quantité de sel très actif donnera un appareil plus puissant qu'une petite quantité d'un sel faible, et c'est avec les divers degrés de valeur du sel incorporé que nous aurons d'ailleurs les variations d'énergie les plus grandes : l'activité du sel pouvant passer par tous les intermédiaires, depuis l'état de sel pur 2 000 000 jusqu'à des activités de 1 000, selon la quantité de sulfate de baryum ajoutée comme matière inerte diluante, au sel de radium pur.

Toutefois il faut savoir qu'une petite quantité de sel très actif pourra donner un appareil moins énergique qu'une grande quantité de sel plus faible, et là interviennent les notions de surface et de répartition, sur lesquelles nous ne saurions trop insister.

3º **Dimensions et surface des appareils**. — *Déjà, en 1906, nous avons montré combien la notion de surface était importante à considérer*, pour évaluer aussi bien l'énergie globale d'un appareil que la réaction thérapeutique qu'il peut produire. Les conditions de surface peuvent modifier et renverser la proportion de valeur d'une forte radio-activité initiale donnée.

Voici, par exemple, un appareil plan et discoïde ayant 0,002 de diamètre ; cet appareil contient dans son vernis 0,002 de radium pur. S'il est appliqué sur une lésion de même étendue, nous penserons avoir, en raison de l'intensité du radium pur, une réaction facile et vive, une réaction en tout cas bien plus rapide que celle qui serait donnée par un appareil de 2 centimètres de diamètre contenant 0,02 de radium à 500 000. Or c'est tout le contraire qui se produira ; notre petit appareil devra être appliqué bien plus longuement pour avoir dans sa sphère d'application une action aussi prononcée que celle qui aura été produite par l'appareil de radio-activité plus faible, mais de plus grandes dimensions.

Telle est la notion de surface, et on oublie trop souvent de l'indiquer. La comparaison entre deux appareils ne doit et ne peut se faire que pour une même surface. Si du second appareil donné en exemple on n'utilise qu'une portion de 0,002, alors cette portion d'appareil sera plus faible que le premier.

Il s'ensuit une remarque de toute importance, c'est que, dans toute observation qui voudrait être rigoureuse, il faudrait indiquer avec soin quelle étendue de la surface de l'appareil a été utilisée. Il s'ensuit aussi que, dans la ligne de conduite que l'on se décide à suivre pour le traitement de telle lésion, il faut tenir grand compte de la portion d'appareil qui sera utilisée, et comme il est rare qu'un appareil soit employé dans la totalité de sa surface, on conçoit l'importance de ces considérations.

Elles sont du reste d'accord avec ce qu'indiquent les mesures des rayonnements extérieurs.

Ainsi notre appareil n° 1 (tableau de la page 48) a une radio-activité extérieure de 580 000 ; mais, si nous n'utilisons de sa surface qu'un centimètre carré, la radio-activité de cette portion ne sera plus que de 20 500.

Il résulte de ces indications que les petits appareils doivent être le plus souvent garnis de radium pur, et que les grands appareils peuvent rendre certains services, même garnis de radium de faible activité.

4° **Répartition du sel.** — Bien entendu, les indications qui précèdent ne sont valables que pour des répartitions égales. Car, si on accumule une grande quantité de sel sur une surface donnée, on augmentera la valeur du rayonnement.

On estime, et la plupart de nos appareils sont ainsi constitués, que le meilleur rendement est donné par la proportion de 1 centigramme de sel pour 1 centimètre carré de surface.

D'autre part, la répartition donnera dans l'ensemble un rendement différent, selon que le sel sera étalé sur une surface plane, ou sur une surface cylindrique ou sphérique.

En effet, tous les rayons d'une surface plane combinent plus ou moins leur action, qui s'accumule ; tandis qu'il est facile de comprendre que, sur une surface cylindrique, les rayons issus de grains aux antipodes ne peuvent guère s'entr'aider et augmenter réciproquement leur puissance.

5° **Qualité de la substance fixatrice.** — La substance fixatrice joue un rôle sur lequel nous nous sommes déjà longuement étendus.

6° **Rayonnement global utilisable.** — Nous avons insisté sur cette donnée capitale et nous connaissons la façon d'obtenir la mesure fixe d'un appareil à nu ou recouvert d'écrans. Ce sera là pour la pratique l'indication essentiellement scientifique.

Il est intéressant de savoir s'il n'existe pas quelque moyen de se rendre compte de façon extemporanée d'un rayonnement, juste avant de l'appliquer. Le jeu des écrans est si grand qu'on ne peut songer à analyser tous les appareils selon la série entière des écrans. Peut-on donc, un appareil étant prêt à être appliqué avec un écran, se rendre compte approximativement du rendement radio-actif ? Il n'existe pas de moyen exact et précis ; mais, avec une certaine habitude, et *particulièrement pour le cas d'écrans de plomb*, on peut tirer parti de la réaction de phosphorescence d'une toile au platino-cyanure de baryum et de la décharge d'un électroscope simple non gradué.

Ces moyens ne sont que très approximatifs et sujets aux différentes interprétations personnelles. Peut-être, en ce qui concerne la luminosité du platino-cyanure, sera-t-il possible un jour d'avoir des teintes étalonnées qui correspondront à des doses d'énergie connues.

D'ores et déjà, par suite de l'expérience acquise, lorsque nous observons une luminosité *à peine sensible* et une décharge fort lente de l'électroscope, produite par le rayonnement émis d'un appareil recouvert d'un écran de plomb, nous savons qu'avec un tel écran l'appareil pourra rester à demeure plusieurs nuits sans inconvénient.

La décharge de l'électroscope simple est évidemment un moyen très grossier de mesurer l'énergie : un électroscope étant chargé, la feuille d'or tombera plus ou moins vite, suivant l'intensité de l'énergie fournie par un appareil. De la rapidité de cette chute on peut, à vue d'œil, se rendre à peu près compte du rayonnement, mais seulement si la chute est suffisamment lente, ce qui n'existe que pour des rayonnements de faible intensité : ce moyen, tout primitif qu'il est, nous rend certains services.

Là aussi, on parviendra probablement, pour certains cas, à faire de l'électroscope à capacité un moyen de mesure extemporanée suffisamment précis. Un cadran gradué devant lequel se déplacera la feuille d'or le temps qu'il lui faudra pour passer d'un point à un autre, la distance de l'appareil à la petite boule extérieure de la tige fixe seront autant de facteurs qui serviront, grâce à un barème, à connaître l'énergie.

Ces mesures peuvent se faire en maintenant la fenêtre de la *cache* contre l'appareil à radium, et ainsi on se rendra compte du rayonnement émis à travers la fenêtre, c'est-à-dire du rayonnement qui proviendra de la seule portion de surface utilisée.

7° **Valeur qualitative du rayonnement**. — Cette notion est volontiers aussi importante que la précédente, puisque nous savons que les rayons peu pénétrants, de moyenne pénétration, surpénétrants et ultrapénétrants, déterminent des réactions différentes, que les premiers agissent en surface, n'existent habituellement que dans des rayonnements globaux intenses de grande valeur quantitative, et sont utilisés pour de courtes applications, que les derniers au contraire agissent en profondeur, n'existent à l'état isolé qu'en faible valeur quantitative et demandent de longues durées d'applications. Il faudra donc tenir grand compte de la proportion des rayonnements en rayons α, β et γ.

On voit par ce qui précède que le dosage thérapeutique qui relève de l'instrumentation comporte un grand nombre de données, parmi lesquelles dominent les valeurs quantitative et qualitative du rayonnement et la portion utilisée de la surface de l'appareil.

Ceci connu, il restera à déterminer :

Les temps de pose, les durées d'applications, leur espacement et l'organisation des séries d'applications nécessaires pour obtenir tels ou tels résultats ; nous nous sommes déjà expliqués sur les conditions techniques qui règlent ces temps de pose; nous allons maintenant les envisager au point de vue clinique.

En résumé, ce qui ressort jusqu'ici de notre étude, c'est la souplesse extrême de l'instrumentation et sa commodité, le nombre des applications différentes qui peuvent être faites avec un même appareil, la multiplicité des combinaisons opératoires, enfin la variété des énergies radio-actives mises à notre disposition, énergies qui sont absolument propres à la radiumthérapie et la séparent définitivement des autres agents de la physiothérapie, énergies dont l'originalité, la spécificité sont dues à la fois à la présence active des rayons β et α et à la grande pénétrabilité du rayonnement du radium (1).

(1) Nous avons vu dans la partie physique que les rayons α, β et γ, bien que respectivement analogues par leur nature aux rayons canaux, cathodiques et X, en différaient par leur plus grand pouvoir de pénétration. Il en résulte, dans la pratique, une différence d'action fort intéressante entre la röntgénothérapie et la Radiumthérapie, puisque les rayons canaux et cathodiques ne sont pas utilisables et que les rayons X sont arrêtés par un millimètre de plomb environ.

TROISIÈME PARTIE

CLINIQUE THÉRAPEUTIQUE

Dans la première partie de cet ouvrage, nous avons montré ce qu'étaient le radium et l'énergie radio-active.

Puis, dans la deuxième partie, nous avons exposé la façon dont nous pouvions utiliser cette énergie, la faire varier, la mesurer et l'appliquer.

Il reste maintenant à décrire ce que ces moyens ont permis d'obtenir dans le traitement des tissus pathologiques, comment ces tissus se comportent lorsque les rayons les influencent, comment en un mot se fait leur réaction.

L'étude de cette réaction se confond avec l'étude thérapeutique de chacun des groupes morbides soumis au radium ; elle sera faite à un point de vue particulier au cours de nos chapitres de thérapeutique.

Mais cette étude comporte des données générales, qu'il convient, pour la clarté du sujet, de résumer d'abord en un chapitre spécial.

I. — CONSIDÉRATIONS GÉNÉRALES ,SUR LA RÉACTION.

I. — QU'EST-CE QUE LA RÉACTION ?
COMMENT FAUT-IL INTERPRÉTER LE SENS DU MOT « RÉACTION » ?

Lorsque les éléments cellulaires qui composent les tissus morbides reçoivent les rayonnements du radium, ils subissent une impression *spéciale*, ils réagissent selon un mode particulier propre à la radium-thérapie.

La réaction est donc la réponse des tissus à la perturbation qui résulte de leur pénétration par l'énergie radio-active. Elle comprend toutes les modifications qui se passent dans les tissus influencés par le radium, aussi bien visibles que cliniquement invisibles. Elle peut, en effet, selon les cas, être très intense, *sans qu'apparaisse la moindre trace de révulsion ni d'inflammation*, ou bien, au contraire, être accompagnée d'un certain degré d'inflammation qui peut aller jusqu'à la mortification des tissus.

Le terme de « réaction » ne comporte pas *nécessairement* une idée d'effet nuisible ; nulle action curative n'existe sans réaction.

Mais, s'il est vrai que c'est la réaction qui conduit à la guérison, il faut non seulement distinguer des degrés divers dans cette réaction, mais reconnaître aussi, à côté des réactions utiles, thérapeutiques, curatives, qu'elles soient inflammatoires ou non, visibles ou invisibles, des réactions non thérapeutiques et inutiles (Voy. le tableau p. 100).

Ces divers degrés sont réglés à la fois par la nature des tissus et par la dose de l'énergie introduite, quantité et qualité.

I. — RÉACTION SELON LA NATURE DES TISSUS ET LA QUANTITÉ D'ÉNERGIE UTILISÉE.

On peut poser en principe que tout tissu, quel qu'il soit, où les rayons auront pénétré en quantité suffisante n'échappera pas à un degré quelconque de réaction.

Cette réaction, selon les rayons utilisés, les dosages adoptés et la nature des tissus, se produira à des profondeurs diverses, au delà des limites des points d'applications et avec une intensité différente.

Certains tissus se laissent influencer très facilement ; ils sont souples et dociles à l'action des rayons ; d'autres leur sont rebelles, mais cette résistance n'est jamais définitive et absolue. En effet, s'il est possible de dire qu'aucun tissu n'échappe à la réaction, c'est que, même en cas de résistance ou d'inertie après l'emploi de doses relativement élevées, il suffira d'augmenter ces doses pour obtenir un résultat. Un moment vient toujours où la cellule, quelle que soit sa résistance, subit un degré de mortification. Elle est en quelque sorte sidérée et ne peut plus réagir, elle se détruit.

Dans ces cas particuliers, il se produit alors soit une exulcération, soit une escarre.

De telles réactions sont fort utiles pour le traitement de certaines lésions ; elles ont fréquemment leur application thérapeutique.

Ce sont elles qu'en terme vulgaire on a appelées à tort la « brûlure ».

Comme c'est par ces réactions intenses que tout au début de sa manipulation le radium a révélé son action (brûlures de Becquerel et de Curie), il est naturel qu'elles aient frappé l'opinion. Actuellement encore, pour bien des gens, le mot « radium » est corrélatif de « brûlure ». Cette impression est restée si forte que beaucoup de médecins, sans nier toutefois ce que nous avons fréquemment démontré (1), à savoir que la mortification peut être suivie de très belles

(1) Wickham et Degrais, *Congrès français de médecine*, Paris, octobre 1907 : Valeur des tissus de réparation.

et très utiles réparations, ne voient dans le radium que la destruction.

Certains radiumlogistes eux-mêmes n'ont pu s'en dégager entièrement et confondent la réaction avec la révulsion.

Dès le début de nos recherches, nous avons cependant montré que les réactions utiles étaient de deux ordres : les unes non inflammatoires, les autres inflammatoires. Ils n'ont retenu que les dernières.

Or nous estimons que le plus puissant intérêt du radium réside en son action élective, que l'on peut appeler « spécifique », celle qui est indépendante de toute inflammation surajoutée.

Voici en quoi consiste cette action élective ou spécifique.

Action élective du radium. — Certains tissus pathologiques se comportent vis-à-vis du radium de telle sorte que les mots de spécificité ou d'électivité spéciale s'adaptent parfaitement à l'action produite. Ici, *les tissus régressent et se modifient, sans qu'il soit nécessaire de déterminer une phase de révulsion.*

De telles régressions s'obtiennent soit avec des doses relativement faibles, soit avec des doses fortes; avec des rayons soit de faible pénétration, soit de grande pénétration. Il est facile de reconnaître, même parmi les tissus constituant des terrains d'électivité, des différences de résistance assez marquées. Il arrive que des doses nécessaires à la guérison par action élective de certaines lésions sont très supérieures à celles que supporteraient d'autres tissus.

Nous reviendrons du reste souvent sur cette importance de la dose. C'est le dosage total au cours de tout un traitement qui domine toute réaction, et ce dosage doit varier constamment selon la nature des tissus et selon les résultats qu'on cherche à obtenir.

Nous venons de présenter au Xe Congrès français de médecine tenu à Genève, le 5 septembre 1908, un mémoire *sur l'action spécifique du radium.*

Comme ce point mérite un développement spécial, nous reproduisons les principaux passages de ce mémoire.

« Nous avons lu, à Paris, au IXe Congrès français de médecine, un mémoire sur la reconstitution des tissus qui succède aux réactions exulcératives produites par le radium.

« Il en est résulté chez beaucoup de nos confrères la croyance erronée que nos procédés n'amenaient les résultats annoncés qu'après une phase *nécessaire* de révulsion et d'exulcération.

« Certes, pour le traitement de quelques affections (nævus pigmentaire, tuberculose, brides fibro-scléreuses cicatricielles, etc.), il semble le plus souvent nécessaire d'avoir recours au pouvoir destructeur du radium, et la façon remarquable dont, en général, les réparations s'effectuent spontanément, autorise, dans bien des cas, l'emploi de cette méthode.

« Mais ce serait réduire étrangement la réelle valeur du radium et méconnaître l'intérêt biologique qui s'attache à son étude que de borner là son action.

« Le radium, d'abord et avant tout, est dans bien des cas un agent d'élection spéciale qui agit comme un médicament spécifique et mérite cette épithète, c'est-à-dire que, sans aucune réaction inflammatoire surajoutée sans révulsion secondaire exulcéreuse, sans destruction, sans radiumdermite, en un mot par « méthode sèche » (Danlos), certaines tumeurs peuvent fondre, certains tissus pathologiques peuvent se modifier, être déviés de leur processus pathologique et donner place à des tissus de guérison.

« Dans certaines *néoplasies* cancéreuses de petites et de grandes dimensions, cette action spécifique est particulièrement nette.

« Depuis, nos recherches ont confirmé ces premières observations et, les étendant dans le domaine de la pathologie externe, nous avons pu instituer et formuler l'emploi méthodique de divers procédés par lesquels l'action spécifique des rayons du radium a été mise en évidence.

« Tout revient, en effet, à une question de dosage. Le but de nos efforts est de savoir quels dosages (quantités et qualités) sont nécessaires et suffisants pour mettre en valeur l'action spécifique du radium. Et, si les procédés opératoires ont pour objet d'orienter, de faciliter, de régler les dosages, ce sont les dosages eux-mêmes qui dominent toute la thérapeutique.

« Les cancers du sein, de l'utérus, etc., ont été l'objet de nos recherches, et nous pouvons affirmer que, dans plusieurs cas inopérables, nous avons obtenu une action manifeste sur les tumeurs, qui, par suite du traitement, se sont arrêtées dans leur développement et même, le plus souvent, ont regressé toujours avec une diminution notable des douleurs concomitantes, sans inflammation surajoutée.

« Une autre action du radium, qu'il est important de signaler aussi, est celle que les rayons très pénétrants peuvent avoir sans révulsion sur les masses ganglionnaires infiltrées par l'envahissement néoplasique. Dans un cas de cancer du sein inopérable, précisément par suite de la présence des masses ganglionnaires développées dans l'aisselle, au-dessous et au-dessus de la clavicule avec phénomènes de compression de la trachée, nous avons obtenu une diminution très notable de ces troubles subjectifs. Ailleurs, c'est un œdème du bras qui a nettement diminué à la suite d'applications faites dans la région axillaire; tous ces résultats ont été obtenus sans réaction de surface.

« Ces faits ne sont-ils pas démonstratifs et en faut-il davantage pour témoigner des propriétés vraiment électives spécifiques du radium vis-à-vis des néoplasies cancéreuses ? »

* *

« Au cours de nos recherches sur la guérison des angiomes par le radium, nous avons été amenés à des constatations de même ordre.

« Les vastes nappes angiomateuses, saillantes, érectiles et pulsatiles, les tumeurs angiomateuses, véritables poches sanguines, taches de vin boursouflées, ne devaient pas, sans risques d'hémorragie, être le siège de réactions vives destructives. Il ne fallait léser en rien les tissus de revêtement et ne créer aucune solution de continuité... »

* *

« Mais l'action spécifique du radium n'est pas limitée aux tumeurs cancéreuses et angiomateuses ; les tumeurs chéloïdiennes, elles aussi, en bénéficient. C'est, en effet, sans réaction visible que peuvent se niveler d'énormes chéloïdes et que l'aspect turgescent de certaines cicatrices compliquées de chéloïdes disparaît pour être remplacé par une surface cicatricielle plane, plus facile à dissimuler. C'est aussi par l'action spécifique du radium qu'ont disparu les douleurs souvent si vives qui accompagnaient ces chéloïdes. »

* *

« Il est une classe d'affections d'ordre tout à fait différent pour laquelle le radium peut agir ainsi que le ferait un agent spécifique.

« C'est, en effet, sans déterminer de réaction inflammatoire secondaire que certaines dermatoses prurigineuses peuvent et doivent même être traitées. Par des applications de très courtes durées, de une à trois minutes par séance, de puissants et grands appareils, nous avons pu guérir, sans irritation, des eczémas chroniques, des lichénifications, des névrodermites, des prurits localisés, des névralgies superficielles, notamment celles qui succèdent au zona.

« Tels sont les faits que nous voulions rappeler. Est-ce à dire que les meilleurs procédés soient toujours ceux qui évitent certaines réactions inflammatoires ? Non certes, et, dans bien des cas, au point de vue pratique et thérapeutique, certaines combinaisons sont fort utiles ; mais le but de cette note n'a pas été de discuter les meilleures méthodes de radiumthérapie, c'est uniquement le principe de la spécificité du radium tel que nous l'avons indiqué dès nos premières recherches, que nous avons voulu établir sur des bases plus larges, et nous pensons que nos observations sont parvenues à le démontrer. »

Utilité de la réaction inflammatoire employée seule ou combinée à l'action spécifique. — Au point de vue dogmatique, il était de toute importance de marquer fortement ce rôle spécifique du radium et de montrer la place que nous lui avons toujours donnée ; ce rôle comporte un puissant intérêt scientifique.

Au point de vue pratique, il ne faut jamais le perdre de vue pour l'utiliser le plus souvent possible, et surtout lorsqu'on recherche des résultats esthétiques.

Mais ce serait tomber dans l'erreur où l'exagération inverse que de ne recourir qu'à l'action élective du radium. Ce serait diminuer beaucoup la valeur du radium et n'utiliser qu'une partie de ses avantages.

En effet, il y a des lésions qui ne ressortissent pas à l'action spécifique du radium, mais bénéficient de son action destructive. Parfois aussi, dans un but pratique, pour gagner du temps, même dans les affections où l'action spécifique théoriquement suffirait à guérir, mais en un temps fort long, il est utile de procéder en partie par destruction et de combiner ainsi les deux actions du radium.

Réaction inflammatoire au point de vue clinique. — Si les désorganisations produites par le radium prennent un intérêt absolument spécial, c'est qu'elles ne ressemblent en rien à celles qui seraient produites par des caustiques ou autres moyens destructeurs.

Voici leur évolution clinique à l'égard des tissus non enflammés, comme les nævi vasculaires et pigmentaires par exemple :

Lorsqu'une application de radium à dose inflammatoire est terminée, après un temps plus ou moins long qui varie de huit jours à trois semaines et pendant lequel les tissus restent d'apparence normale, la surface rougit, démange un peu, est sensible à la pression, subit un léger gonflement, puis se couvre peu à peu d'une croûte. Parfois une phlyctène suivie d'exsudation séreuse précède la formation croûteuse. Quelques jours après, selon le degré de réaction, cette croûte reposera sur une base relativement sèche ou franchement ulcérée et purulente. Elle a une coloration et un aspect particuliers ; *elle rappelle le plus souvent les croûtes impétigineuses.* Elle dure de huit jours à un mois ; dans ce laps de temps, fréquemment elle tombe et se reproduit plusieurs fois, chaque fois moins épaisse.

La date d'apparition de la croûte, la longueur de la période inflammatoire, la réfection des tissus ne peuvent avoir de règles fixes ; elles sont en rapport direct avec les dosages employés et la nature des tissus.

A l'égard des tissus enflammés et ulcérés, comme les épithéliomes, les lupus ulcérés, si les rayons ont été employés à dose destructive, la réaction inflammatoire s'exercera au delà des tissus morbides et déterminera une nouvelle ulcération recouverte d'une croûte, qu'il faut savoir distinguer des croûtes qui seraient produites par la néoplasie. Peu à peu la base ulcérée se séchera, et la croûte tombera d'elle-même, laissant une surface lisse, unie, de belle apparence.

Lorsque les tissus sains sont fortement impressionnés par les rayons, leur réaction est analogue à celle que nous venons de décrire pour les tissus non enflammés.

Réaction inflammatoire au point de vue histologique. — Nous ne saurions mieux faire, pour exposer la question histologique, que de reproduire *in extenso* le très intéressant mémoire publié à ce sujet en mars 1908 par MM. Dominici et Barcat dans les *Archives des maladies du cœur, des vaisseaux et du sang.*

Action du radium sur le tissu conjonctivo-vasculaire. — « Étant donné l'état actuel de nos connaissances en anatomie pathologique, il semblerait que la disparition des états inflammatoires et des tumeurs à l'égard desquelles le radium exerce une action curative dût essentiellement ressortir à deux phénomènes, qui sont :

« 1° La destruction par les rayons Becquerel, des éléments anatomiques modifiés par l'inflammation et le processus de tumeur ;

« 2° La résorption des tissus mortifiés par les phagocytes et leur remplacement par un tissu de sclérose.

« Nous admettons que certaines affections traitées par le radium, les tumeurs lymphoïdes entre autres, guérissent suivant le processus histologique dont il vient d'être question.

« Par contre, nous ne saurions considérer ce processus comme le mécanisme univoque de la guérison des tissus malades déterminée par la cure radiumthérapique.

« Cette manière de voir est justifiée par l'étude des effets de l'application du radium aux états inflammatoires et aux tumeurs du tissu conjonctif ainsi qu'aux tumeurs épithéliales.

« Au lieu de précipiter la déchéance des cellules conjonctives viciées par l'inflammation ou les processus de tumeur, le rayonnement du radium ranime, dans de nombreux cas, la vitalité de ces éléments et les assujettit à une évolution différente de celle que déterminaient les influences pathogènes en cours.

« Alors les rayons Becquerel substituent leur action propre à celle de ces influences pathogènes. Leurs effets se traduisent par l'arrêt soit du processus inflammatoire, soit du processus de tumeur en évolution et par un changement de structure du tissu conjonctif.

« Ce changement de structure consiste : 1° en la métamorphose du stroma conjonctivo-vasculaire en un tissu embryonnaire angiomateux ; 2° en la transformation de ce tissu embryonnaire en tissu conjonctif fibreux à texture régulière.

« En pareil cas, la guérison des états inflammatoires ou des tumeurs est fonction d'une évolution cellulaire spéciale déterminée par les rayons Becquerel. '

« Cette évolution particulière, le tissu conjonctif sain lui-même la subit.

« L'étude des métamorphoses du tissu conjonctif normal sous l'influence des radiations du radium doit naturellement précéder celle des modifications du tissu conjonctif pathologique.

« ***Modification du tissu conjonctif normal***. — Exposons la peau d'un cobaye adulte en état de santé normale à une série d'applications de radium d'ordre thérapeutique, suivant la technique indiquée plus bas. Examinons l'animal un mois après la dernière application, et nous verrons les portions du tégument externe qui ont été irradiées se présenter sous l'aspect de petites zones dépilées, décolorées, unies et souples.

« A ce niveau, la structure de la peau est bouleversée, car les bulbes pileux, les glandes sébacées, les glandes sudoripares, sont atrophiées, tandis que le tissu conjonctivo-vasculaire du chorion est transformé en un tissu embryonnaire.

« Ce que nous envisagerons dans cet article, ce sont surtout les modifications du chorion. Nous allons les décrire et les suivre, après avoir rappelé sommairement la structure normale du tissu conjonctif de la peau du cobaye adulte.

« Les couches papillaire et sous-papillaire et le derme sont formés de faisceaux conjonctifs et de réseaux de fibres élastiques abondants, s'entre-croisant suivant des obliquités diverses, en une trame lâche au niveau du derme.

« Les interstices des faisceaux conjonctifs sont occupés par des cellules fixes rares, atrophiées clairsemées et isolées en apparence.

« Çà et là, des trousseaux de fibres musculaires lisses traversent le champ conjonctif creusé de capillaires lymphatiques et parcouru par de petits vaisseaux sanguins.

« Sous l'influence du radium, cette texture s'est métamorphosée : les faisceaux conjonctifs et les fibres élastiques ont presque complètement disparu et sont remplacés par d'innombrables cellules conjonctives fusiformes et ramifiées, rapprochées les unes des autres et anastomosées en un réseau de mailles oblongues et étroites. Les éléments de ce réseau ne sont autres que les cellules fixes du tissu conjonctif qui se sont multipliées, après avoir subi une sorte de régression embryonnaire.

« Le réseau cellulaire s'insère sur les parois de nombreuses cavités bourrées de globules rouges et de leucocytes, parmi lesquels prédominent les polynucléaires ordinaires.

« Ces cavités sont celles des petits vaisseaux sanguins qui se sont dilatés et transformés en capillaires embryonnaires (transformation des cellules propres des parois des vaisseaux en des cellules embryonnaires du réseau cellulaire, conformation plasmodiale de l'endothélium).

« Ces capillaires embryonnaires se sont de plus étendus par bourgeonnement de leurs pointes terminales. En définitive, le tissu conjonctivo-vasculaire a acquis une structure à la fois embryonnaire et angiomateuse.

« La néoplasie est pure, car elle est dépourvue de tout caractère phlegmasique. Çà et là, quelques globules rouges et quelques cellules lymphatiques s'épanchent dans les mailles du réseau cellulaire ; mais les cellules lymphatiques en question ont le type embryonnaire.

« On ne constate ni précipitation de la fibrine dans les mailles du réticulum cellulaire, ni diapédèse abondante de polynucléaires, ni phagocytose, ni transformation des cellules lymphatiques en plasmazellen.

« D'autre part, il n'existe, en ce qui concerne les vaisseaux, ni thrombose, ni soulèvement, ni prolifération de l'endothélium dans la cavité vasculaire, ni épaississement des parois des tuniques de ces vaisseaux, car celles-ci subissent la régression embryonnaire et se confondent avec cette sorte de myxome que constitue le réseau des cellules conjonctives.

« Le myxome l'emporte sur l'angiome, et cette prédominance de la prolifération cellulaire sur le développement vasculaire s'accentue au fur et à mesure de l'évolution du processus histologique. En effet, dans une seconde phase, la dimension des cavités sanguines diminue, les capillaires se rétrécissent à ce point que leur cavité devient virtuelle. Certains d'entre eux se transforment même, par suite de la soudure de leurs parois, en sortes de cellules fusiformes pleines, placées bout à bout et qui semblent s'incorporer au réseau conjonctif (deux ou trois mois après la dernière application).

« Pendant ce temps, les cellules conjonctives anastomotiques commencent à perdre le caractère embryonnaire et élaborent des fibrilles conjonctives.

« Le myxome se transforme alors en une sorte de fibrome plan dont les cellules fixes conservent en de nombreux points une conformation comparable à celle du tissu conjonctif muqueux. Ainsi se produit peu à peu la cicatrice définitive, cicatrice qui n'a ni la structure du chorium de la peau normale, ni celle du tissu scléreux post-inflammatoire.

« La texture en est différente de celle du chorium de la peau normale, parce que des faisceaux conjonctifs de nouvelle formation et les cellules qui les séparent se superposent régulièrement suivant des lignes parallèles à la surface du corps.

« Cet agencement est autre que celui du chorium adulte de type régulier, qui est un assemblage de faisceaux conjonctifs épais, entrecroisés dans tous les sens, et limitant des fissures où sont tapies de rares cellules fixes à orientation indéterminée.

« La structure de la cicatrice diffère de celle du tissu scléreux post-inflammatoire par sa régularité, son uniformité, l'absence d'anneaux fibreux périvasculaires et de vascularite oblitérante.

« Elle est composée de faisceaux conjonctifs séparés par des fibroblastes allongés. Fibroblastes et faisceaux conjonctifs sont à la fois parallèles entre eux et à la surface de la peau.

« Cette texture est comparable à celle du fibrome ; elle rappelle même celle du fibrome jeune, étant donnée la quantité, la conformation et les rapports des cellules conjonctives qui contribuent à former la cicatrice.

« Les fibroblastes sont nombreux, et leur masse l'emporte, en certains points, sur celle des faisceaux conjonctifs ; leur corps reste formé d'un chromoplasme plus ou moins épais, contenant un noyau encore volumineux; enfin leurs anastomoses continuent d'être visibles en de nombreux points ; mais empressons-nous d'ajouter qu'il ne s'agit là que d'une analogie. La néoplasie diffère du fibrome tumeur par deux caractères : 1° le tissu dont elle est formée n'excède ni en surface, ni en profondeur, les bornes assignées au tissu conjonctif normal ; 2° il se transforme peu à peu en tissu conjonctif fibreux, riche en élastine.

« Six ou sept mois après le début de l'expérience, les cellules fixes se raréfient ; leur corps et leur noyau s'aplatissent pendant que leur chromoplasme disparaît pour muer en hyaloplasme ; les anastomoses qui les reliaient entre elles cessent d'être visibles; les faisceaux conjonctifs séparant les couches de fibroblastes s'épaississent pendant que les fibres élastiques renaissent en proportions croissantes ; les portions du derme qui ont été soumises à l'influence du radium restent différentes de celles qui en ont été exemptes par l'alternance et l'orientation régulière des faisceaux conjonctifs et des fibroblastes. Leur texture est semblable à celle d'un fibrome plan à faisceaux conjonctifs et à cellules stratifiées suivant un ordre régulier (1).

« Les trois figures qui suivent (fig. 12 à 14) concernent la peau normale du cobaye biopsiée, fixée et colorée trente jours après la fin d'une série d'applications de radium.

Début des applications	11 avril.
Terminaison	14 mai.
Nombre d'applications	10
Durée de chaque application	5 minutes.
Durée totale en un mois	50 —

« Appareil à sels collés rond de 2 centimètres de diamètre, contenant 0,025 de sulfate de radium d'activité 500 000.

---

(1) Deux faits sont à noter en ce qui concerne la structure de cette néoplasie : 1° le tissu dont elle est formée n'excède pas en surface les bornes assignées au tissu conjonctif normal; 2° les fibres élastiques sont formées en proportions notables, en même temps que le collagène des faisceaux conjonctifs. Ces deux faits expliquent la régularité et la souplesse de la peau de la cicatrice consécutive à l'application.

Activité : rayonnement total............................ 62 000
         α... 2
         β... 84
         γ... 14
         Résultats apparents.

« Le 8 mai, apparition d'une croûtelle au niveau de la surface d'application, suivie d'une petite exulcération. Le 14 mai, chute de la

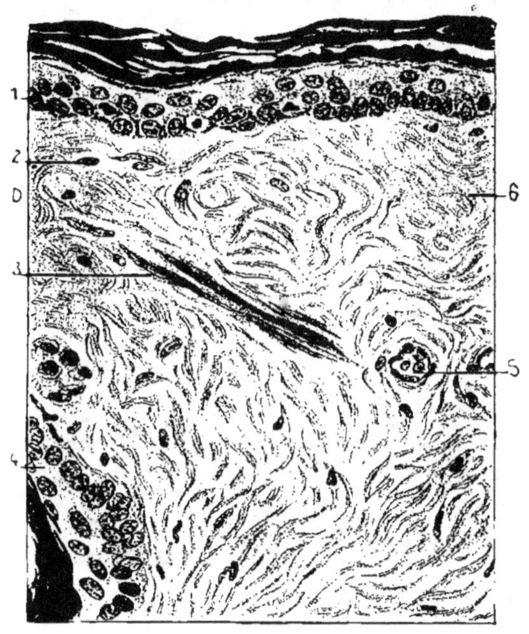

Fig. 12. — Portion de la peau du cobaye n'ayant pas subi l'action du radium, mais voisine de la région irradiée (Dominici et Barcat).

1, Portion inférieure de l'épiderme recouverte en haut de la couche cornée, recouvrant inférieurement le derme; D, derme dont on a représenté les faisceaux conjonctifs, les cellules fixes, les fibres musculaires lisses et les capillaires sanguins. Les faisceaux conjonctifs apparaissent comme des filaments onduleux s'entre-croisant dans tous les sens; les cellulaires conjonctives ne montrent que leurs noyaux plus ou moins opaque, leur corps étant un peu près invisible dans les conditions normales; dans les mêmes conditions, ces cellules sont très espacées dans le derme; C, faisceaux conjonctifs; 2, noyaux des cellules fixes; 3, faisceaux des fibres musculaires lisses; 4, partie latérale d'une bulbe pileuse; 5, capillaire sanguin, à la droite duquel se trouve un second capillaire.

croûte, laissant apparaître une peau blanche à la fois dépigmentée et dépilée.

« **Action du radium sur le processus histologique de l'inflammation et des tumeurs conjonctives et épithéliales**. — Le rayonnement du radium est capable de modifier la peau malade, comme il modifie la peau saine. C'est ainsi que la tuberculose cutanée expérimentale du cobaye, certains sarcomes métatypiques de la peau de l'homme, et enfin les épithéliomes guérissent par suite d'une véritable transformation du tissu sarcomateux en tissu de conformation fibreuse.

« **Tuberculose cutanée expérimentale**. — L'action du radium

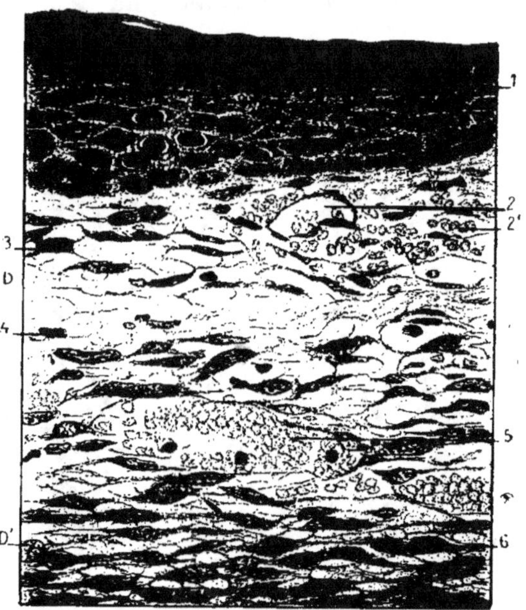

Fig. 13. — Portion de peau du cobaye soumise au rayonnement et prélevée à la périphérie de la zone d'application du radium (Dominici et Barcat).

1, Épiderme épaissi ; D, portion sous-épidermique du derme ; D', derme proprement dit : dans ces deux lésions, on constate les réactions conjonctivo-vasculaires qui sont : 1° la multiplication et hypertrophie des cellules fixes et leur groupement en réseaux ; 2° la dilatation des capillaires sanguins et l'extravasation des globules rouges ; les réactions sont plus marquées dans la portion profonde du derme D' que dans sa portion superficielle ; 2, capillaire sanguin dilaté ; 2', globules rouges épanchés dans les interstices du tissu conjonctif ; 3, cellules fixes hypertrophiées ; 4, cellules lymphatiques ou migration dans le tissu conjonctif ; 5, capillaire extrêmement distendu par congestion sanguine ; 6, réseau formé par l'anastomose des cellules conjonctives du derme.

sur la tuberculose cutanée est caractérisée par trois phénomènes, qui sont :

« 1° L'atténuation de la réaction inflammatoire simple pérituberculeuse (disparition de l'afflux des polynucléaires de la macrophagocytose, de la transformation des cellules lymphatiques en plasmazellen, du développement des nodules à structure lymphoïde) ;

« 2° L'organisation du stroma conjonctivo-vasculaire, qui était le siège de ce processus inflammatoire simple, suivant le type de l'angiomyxome, décrit plus haut ;

« 3° L'extension de ce processus aux follicules tuberculeux eux-mêmes, dont les cellules épithélioïdes perdent leur conformation globuleuse pour s'allonger et s'anastomoser en un réseau de cellules fixes de type embryonnaire.

« Il en résulte que le tissu épithélioïde des tubercules se change, en

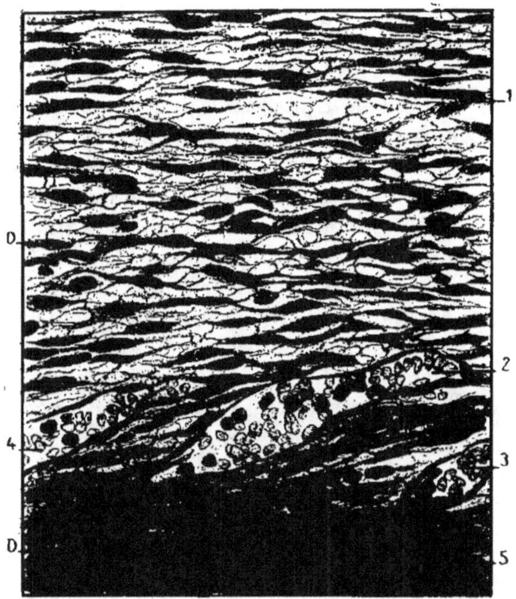

Fig. 14. — Peau du cobaye correspondant à la partie centrale e a zone irradiée
(Dominici et Barcat).

D, portion supérieure du derme; D', partie inférieure du derme. La réaction des cellules conjonctives est moins marquée dans la partie supérieure du derme que dans sa portion profonde; 1. réseau formé par l'anastomose des cellules fixes de la partie supérieure du derme ; 2, 3, 4, capillaires sanguins à parois embryonnaires extrêmement dilatées et contenant à la fois des globules rouges et une quantité de polynucléaires plus considérable qu'à l'état normal; 5, réseau formé par la multiplication et l'anastomose des cellules fixes dans la portion profonde du derme.

partie au moins, en tissu de myxome embryonnaire (1). La guérison s'achève par la transformation du myxome en un tissu de sclérose à texture identique à celle du fibrome pur (2).

(1) Nous disons que cette transformation se fait partiellement; car il est bien évident que les éléments qui ont subi un début de caséification sont incapables de participer à un processus histoblastique. De tels éléments seront détruits et résorbés.

(2) Il est bien évident que nous n'envisageons ici que le cas où le rayonnement du radium utilisé de la façon que nous avons indiquée influence une tuberculose jeune, où ne s'est pas encore produit le travail de sclérose propre à la tuberculose.

En pareil cas, on trouverait la sclérose ordinaire aux faisceaux fibreux irrégulièrement agencés, la sclérose périvasculaire, l'endovascularite, etc.

« **Sarcomes**. — La régression des sarcomes métatypiques s'exécute en ce qui concerne certaines de ces tumeurs au moins, selon la loi que nous venons de formuler.

« Les dimensions du corps et du noyau de leurs énormes cellules décroissent peu à peu. En se rapetissant, les éléments néoplasiques s'allongent ; ils régularisent les contours de leurs noyaux et acquièrent finalement la conformation de grandes cellules conjonctives embryonnaires anastomosées en un syncytium comparable à celui des myxomes. La ressemblance est d'autant plus manifeste qu'elles s'entourent d'un tissu muqueux dans lequel se développent peu à peu des fibrilles conjonctives.

« Le tissu de sarcome se transforme ainsi en un tissu de myxome, lequel mue ultérieurement en tissu rappelant celui du fibrome.

« **Épithéliomes**. — Sous l'influence du rayonnement du radium, les cellules propres des cancroïdes de la peau ou des régions cutanéo-muqueuses (lèvres) diminuent graduellement de volume.

« Cette atrophie ne correspond nullement à une métamorphose de ces éléments figurés, mais à leur destruction. En effet, les cellules épithéliomateuses disparaissent, soit en vertu d'une fonte progressive de leur protoplasme et de leurs noyaux, soit en vertu d'une sorte de dissociation granuleuse des deux parties constitutives de la cellule.

« Pendant ce temps, les processus inflammatoires accompagnant le développement de toute tumeur épithéliale s'éteignent, tandis que le tissu conjonctivo-vasculaire s'organise suivant le mode qui vient d'être décrit. »

****

« En définitive, l'action du radium sur les téguments (1) peut se manifester par les mêmes effets, soit à l'état normal, soit à l'état pathologique.

« Les éléments de l'épiderme, qui sont spécialisés au point de vue physiologique (poils, glandes sébacées, glandes sudoripares), ou au point de vue pathologique (cellules épithéliomateuses), se résorbent peu à peu et disparaissent, pendant que persiste l'épithélium malpighien de recouvrement.

« Les cellules différenciées du tissu conjonctivo-vasculaire, qu'elles soient normales ou modifiées, soit par l'inflammation, soit par un processus sarcomateux, obéissent à une évolution alternante.

« Dans une première phase, elles repassent à l'état de cellules conjonctives embryonnaires ; dans une seconde phase, elles reviennent à maturité sous l'aspect de fibroblastes allongés qui se superposent suivant des lignes de stratification régulières, en reformant les faisceaux conjonctifs et des fibres élastiques. »

(1) Au moins dans les conditions de l'application thérapeutique.

Ce travail de MM. Dominici et Barcat vient expliquer ce que la clinique nous avait montré. Nous avons, en effet, insisté à plusieurs reprises (1) sur la réfection clinique spéciale particulièrement belle et esthétique qui succède aux réactions inflammatoires et qui permet de donner parfois aux nouveaux tissus la dénomination de *tissus de restitution*.

C'est précisément cette orientation spéciale au radium, donnée aux éléments de réparation, qui permet, pour détruire, de préférer le radium aux caustiques et autres moyens de destruction. Les surfaces de réparation sont en général souples, lisses, unies, ni déprimées, ni saillantes; elles sont plus claires que la peau normale. Tous les degrés s'observent, selon ce qu'a été la réaction, depuis la réfection très voisine de l'apparence des tissus normaux jusqu'aux apparences de cicatrices.

Complications qui nuisent à l'esthétique des tissus de réparation. — Trois complications toutefois nuisent parfois à ce tableau : la dépression, les télangiectasies, la pigmentation.

Ces complications n'existent pas lorsqu'on n'a utilisé que l'action élective du radium. D'autre part, elles ne sont que d'importance relative, s'il s'agit de traiter une tumeur de mauvaise nature, s'il s'agit de modifier des lésions qui défigurent comme d'énormes tumeurs vasculaires saillantes et fortement colorées. Par contre, il en est tout autrement si les lésions que l'on traite sont par elles-mêmes peu visibles, peu accentuées et faciles à dissimuler, si la thérapeutique par le radium a un but esthétique, comme par exemple le nivellement de brides cicatricielles saillantes, la décoloration des nævi pigmentaires ou vasculaires lorsque ceux-ci sont plans, superficiels et très pâles.

C'est surtout pour ces lésions que la dépression, les télangiectasies et la pigmentation doivent être prises en très sérieuse considération. Il en sera parlé surtout au chapitre des angiomes.

Mais il faut dès maintenant savoir quelles indications elles comportent en radiumthérapie générale ; comment on peut le mieux les éviter et ce qu'elles deviennent ultérieurement.

Dépression. — La dépression des cicatrices est fort rare. Il ne faut pas la confondre avec la réduction au niveau des tissus normaux, lorsque les tissus pathologiques traités étaient auparavant légèrement boursouflés.

Lorsqu'il y a rétraction véritable, c'est qu'il y a eu doses trop élevées, inflammation exagérée.

Mais il est une autre cause d'atrophie, de rétraction, qui nous paraît assez nette et facile à éviter : c'est aussi bien l'exagération que le manque de soins.

(1) WICKHAM et DEGRAIS, *Congrès de médecine*, Paris, octobre 1907 : Valeur des tissus de reconstitution.

WICKHAM et DEGRAIS 7

Trop de soins, c'est-à-dire croûte enlevée chaque jour, surface ulcérée nettoyée avec antiseptique mordant, pansements trop fréquents : bref, les soins habituellement conseillés pour les plaies ordinaires ne semblent pas convenir aux réactions inflammatoires si spéciales du radium. Il faut laisser les réparations se faire *spontanément*. La croûte de réaction sera le meilleur pansement protecteur. Il faut la laisser à demeure et nettoyer simplement la périphérie. La guérison sera plus rapide et le résultat meilleur (1).

Mauvais soins, c'est-à-dire malpropreté, infection secondaire, cheveux pris dans la croûte, grattages avec les doigts, croûte arrachée ; il est clair que, dans ces cas, on peut s'attendre à toutes les complications qui accompagnent les ulcérations infectées et négligées.

Télangiectasies. — Tout nouveau possesseur de radium n'a point manqué d'appliquer d'abord son appareil sur sa propre peau et, le plus souvent, il a vu les tissus de réparation consécutifs à des réactions vives se couvrir, après un certain temps, de petites télangiectasies.

Cette constatation nous avait rendus très circonspects au début de nos recherches ; elle doit toujours préoccuper le radiumthérapeute.

Peu à peu nous nous sommes rendu compte que ces télangiectasies fréquentes sur peau saine étaient plus rares sur tissu pathologique. Nombre de nos cicatrices remontent à plusieurs années et n'en présentent pas trace.

Nous avons observé cependant des surfaces altérées par l'apparition, du troisième au huitième mois, de télangiectasies nombreuses et serrées. Or c'est presque toujours à la suite des traitement à dosages exagérés et à réactions mal soignées que cette complication s'est produite. On eût pu sans doute l'éviter dans bien des cas. En effet, ce que nous venons de dire sur la cause des dépressions cicatricielles ultérieures s'applique absolument à la production des télangiectasies en placards.

Ces télangiectasies en placards une fois produites peuvent être traitées par épais filtrages ; nous avons obtenu leur régression dans plusieurs cas, en employant l'action isolée de rayons très pénétrants et des applications de longues durées.

Pigmentation. — La pigmentation se produit parfois soit à la périphérie des surfaces traitées, soit par petits points disséminés au centre de ces surfaces. Nous n'avons pas bien déterminé la cause de ces pigmentations. Nous les croyons d'apparition plus facile sur les peaux séborrhéiques et à pigment abondant, et nous pensons qu'elles

---

1) Par exception, si, ayant dépassé les doses appropriées, on a produit une ulcération croûteuse qui tarde à se cicatriser, il est indispensable une fois ou deux de retirer la croûte, de nettoyer à l'eau d'Alibour mitigée, puis de laisser la croûte se réformer et la réparation se faire d'elle-même. Une réaction irritative simple eczématiforme pourra être traitée avec des adoucissants (ouataplasmes de Langlebert).

résultent aussi d'un manque d'homogénéité d'action. La parfaite répartition des grains du sel de radium à la surface des appareils, est une bonne condition pour éviter ces pigmentations. Les rayons secondaires de Sagnac, qu'il faut savoir intercepter, peuvent jouer un rôle dans la production de ces pigmentations.

Le procédé d'application à distance qui permet d'inonder les tissus d'une façon plus homogène paraît un moyen d'éviter ces pigmentations.

Lorsqu'elles se sont produites, il n'y a pas lieu, sauf exception, d'y attacher trop d'importance, car avec le temps elles s'effacent manifestement.

Nous pouvons jusqu'ici considérer l'ensemble de ces altérations consécutives comme assez rares et pour une grosse part évitables. Parfois, elles sont d'importance secondaire ; parfois, au contraire, elles obligent à des réserves telles que nous les avons formulées par exemple pour les nævi plans, superficiels, peu colorés. Il faut tenir compte aussi de certaines idiosyncrasies qui peuvent déterminer les complications précédentes malgré des dosages bien réglés. C'est ici le lieu de répéter que le maniement correct et utile du radium implique une très sérieuse et fort longue expérience.

En résumé, des indications générales qui précèdent, nous retiendrons les principales conclusions suivantes :

1° La réaction ne signifie pas nécessairement révulsion ; il y a de fortes réactions sans inflammation ni révulsion ;

2° Certaines réactions inflammatoires destructives sont nécessaires et utiles ; il ne faut pas les rejeter *a priori* ;

3° Il ne faut pas méconnaître la réaction spécifique, non inflammatoire ;

4° Toutes ces réactions, quelles qu'elles soient, sont régies par les dosages adoptés et la nature des tissus.

Pour faciliter la compréhension de ces données, nous avons réuni dans le tableau suivant, qui ne doit être compris qu'au point de vue clinique et schématique, les conditions générales des réactions.

Nous reconnaissons tout ce qu'il peut avoir d'incomplet en quelques-unes de ses divisions, mais il contribuera à rendre plus clairs les divers sens qu'il faut donner au mot « réaction ».

II. — RÉACTION SELON LA QUALITÉ DES RAYONS. — VALEUR RESPECTIVE DES RAYONS α, β, γ. RAYONNEMENTS SURPÉNÉTRANTS ISOLÉS. — RAYONNEMENTS DANS LEUR ENSEMBLE.

Nous avons étudié jusqu'ici ce qu'est la « réaction », comment il faut interpréter le sens de ce mot et quelles sont les modifications

TABLEAU DES RÉACTIONS.

A. Réaction thérapeutique (doses bien réglées).

Exercée sur les tissus pathologiques plus ou moins étendus en profondeur et intéressant le revêtement cutané ou muqueux.

a. Sans phase exulcérative surajoutée, sans irritation de surface. — Cette forme de réaction n'existe que pour les affections qui ressortissent à l'action élective spécifique du radium : Ex : Chéloïdes. Cancers. Eczémas. Angiomes, etc.

b. Avec phase révulsive, exulcérative ou nécrosante, exercée à la surface des tissus.

   a. Pour les affections du premier groupe où cette réaction n'est pas *nécessaire*, elle est néanmoins parfois *utile* dans un but pratique pour gagner du temps. — Dans ce cas, il y a combinaison des actions spécifique et destructive à divers degrés. Il y a action destructive à la surface et spécifique dans la profondeur.

   b. Cette modalité de réaction est nécessaire pour les affections qui ne semblent pas ressortir à l'action élective du radium. Cela revient à dire que, pour guérir ces lésions, il faut avoir recours au pouvoir destructeur du radium et compter sur la valeur des tissus de réfection. — Ex : Nævi pigmentaires. Brides fibro-scléreuses cicatricielles. Tuberculoses, etc.

Exercée sur les tissus pathologiques plus ou moins étendus en profondeur, mais n'intéressant pas le revêtement cutané ou muqueux.

a. Sans phase inflammatoire cliniquement visible. — a. Lorsque l'affection relève de l'action spécifique. — Ex : Cancers. Tumeurs vasculaires.

b. Avec phase inflammatoire cliniquement visible. — b. Lorsque l'affection ne relève pas de l'action spécifique. En ce cas, on est réduit à altérer les tissus de revêtement pour aller détruire les tissus pathologiques sous-jacents.

B. Réaction non thérapeutique (erreurs de doses ou susceptibilités individuelles, idiosyncrasies).

La réaction a été :

1º Insuffisante ou exagérée ;

2º Accidentelle, non recherchée ;

3º Inutile ou nuisible.

Cette réaction détermine soit :

1º Une radium-dermite, une « brûlure » ;

2º Une excitation défavorable qui peut donner un coup de fouet à l'évolution morbide ;

3º Des complications de dépressions, de télangiectasies, de pigmentations, d'ulcérations croûteuses trop lentes à se réparer.

qui constituent cette « réaction ». Il est intéressant de savoir s'il est possible d'attribuer à chaque groupe de rayons, considéré en particulier, des réactions spéciales, si la réaction diffère selon qu'elle est sollicitée par tels ou tels rayons et d'établir par ce fait même la valeur respective des rayons α, β et γ. Aux chapitres de la physique et des mesures, nous avons vu les divers caractères qui distinguent ces rayons les uns des autres ; nous insisterons à nouveau sur ceux qu'il importe surtout de retenir pour l'appréciation des réactions, à savoir :

1° Le pouvoir de pénétration dont la connaissance explique la profondeur à laquelle les rayons déterminent les réactions ;

2° L'intensité quantitative (réglée surtout par le nombre des rayons émis des appareils) avec laquelle ces rayons actionnent les tissus ;

3° Leur proportion dans tels ou tels rayonnements.

C'est en effet de la connaissance de ces données que dérive surtout l'appréciation de la valeur respective des rayons.

1° **Rayons** α. — Les rayons α étant facilement absorbés, il est probable que les réactions qu'ils produisent ne s'exercent que sur les couches les plus superficielles des tissus.

Est-ce une raison pour considérer leur action comme négligeable ? Loin de là.

Dans le rayonnement des appareils à vernis, leur proportion est minime ; mais dans celui des toiles radifères, elle est fort importante : 50 à 80 p. 100. Ces rayons bien maniés peuvent, avec grand profit, être utilisés pour le traitement d'affections inflammatoires chroniques superficielles.

Des toiles radifères contenant un sel de radium de faible activité (10 000 à 20 000) peuvent avoir d'assez grandes dimensions sans être par trop onéreuses, et, grâce à leur souplesse, on peut envelopper un bras par exemple et obtenir des effets localisés à la surface.

Il suffit d'un écran de 4 à 5/100 de millimètre d'aluminium pour supprimer les rayons α du rayonnement. Mais il est difficile de préciser dans la série des écrans le moment précis où ils sont entièrement absorbés. D'ailleurs, leur action ne semble pas très différente de celle des β mous, qui, dans les courbes de pénétration, font insensiblement suite aux rayons α.

On ne peut guère définir dans les réactions qui résultent de l'emploi des rayonnements d'ensemble de valeur quantitative intense la part qui revient exactement aux rayons α et β mous, puisque d'aucune façon on ne peut les isoler (1). Il est permis, toutefois, de penser que, lorsque les applications sont d'extrêmement courtes durées et obtien-

---

(1) Tout récemment M. Marckwald est arrivé à isoler le polonium à l'état de sel chimiquement pur, alors que ce corps radio-actif n'était connu qu'à l'état de précipité sur différentes lames métalliques. Il résulte de ces recherches la possibilité d'étudier l'action clinique des rayons α, seuls rayons émis du polonium.

nent une modification de la surface des tissus sans révulsion ou avec révulsion, ce sont bien les rayons α et β mous très nombreux de faible pénétration qui ont agi, les rayons β moyens ayant pris une part plus légère. Quant aux β durs et aux γ, il ne semble pas qu'ils aient eu le temps d'agir, si l'on considère l'extrême longueur de la durée des applications que nous savons leur être nécessaire, lorsqu'ils sont isolés, pour actionner les tissus.

Quoi qu'il en soit, cette quasi-impossibilité, que nous retrouverons du reste dans l'étude du rôle des autres rayons, d'*isoler pratiquement* de façon absolue les rayons les uns des autres, empêche jusqu'ici toute définition absolument tranchée de la valeur respective de ces rayons.

2° **Rayons** β. — En physique, la particule β, ou électron, joue un rôle considérable, puisque, nous l'avons vu, on ne lui attribue rien moins que le rôle d'atome primordial d'électricité, puisqu'elle est la base sur laquelle s'appuient toutes les théories de la physique moderne.

En radiumthérapie, nous considérons les rayons β, toutes proportions gardées, comme ayant une place d'importance égale. Dans les rayonnements qui sont le plus souvent utilisés et les plus efficaces, ils existent partout en nombre considérable; on les trouve en qualité de rayons primaires et on les retrouve en qualité de rayons secondaires.

La proportion des primaires est ultra-dominante. L'analyse des appareils considérés à nu leur attribue à peu près invariablement, lorsque les vernis sont inaltérés, une proportion de 80 à 90 p. 100 contre 1 à 10 p. 100 de rayons γ. On peut donc considérer que, dans un rayonnement global, émis d'un appareil à vernis sans écran, ils noient par leur nombre les rayons γ. Si nous prenons pour exemple l'appareil n° 1 de notre tableau (p. 48), nous voyons que, pour un rayonnement global utilisable de 580 000, il y a respectivement au compte :

Des α	10 p. 100 = 58 000	unités.
Des β	87 — = 504 600	—
Des γ	3 — = 17 400	—

Les rayons β ont, par conséquent, l'avantage du nombre.

Ils ont de plus celui d'être hétérogènes, c'est-à-dire d'avoir entre eux des qualités différentes de pénétration. Il en résulte qu'ils peuvent inonder toute une épaisseur de tissus à ses différents étages. Des β mous aux β très durs en passant par les β moyens et tous les intermédiaires, ils nous offrent toute une gamme qui permet de déterminer des réactions dans les diverses profondeurs des lésions cutanées.

On pourrait inférer de la présence constante des rayons γ dans tous les rayonnements, puisque l'on ne peut utiliser les β sans utiliser les γ, que les rayons γ ont la part vraiment curative dans les résul-

tats obtenus, les β n'apportant que des irritations souvent préjudiciables. Cette interprétation ne serait pas exacte. Voici des faits
qui prouvent en quelque sorte l'action biologique et curative des β
indépendamment de celle des γ.

Lorsque, grâce à des écrans de plomb suffisamment épais, de
5 millimètres, on obtient les γ a peu près isolés, il faut à ces rayons,
pour produire leur réaction, des contacts extraordinairement prolongés. Il est donc invraisemblable qu'ils puissent agir en dix ou
quinze minutes. Or certains eczémas chroniques se modifient et guérissent *sans révulsion*, par des applications à nu d'appareils à vernis de
haute puissance qui durent de une à trois minutes pour une séance
répétée trois à quatre fois. Nous sommes donc autorisés à dire que les
rayons γ sont noyés et en quelque sorte inutilisés dans ces applications courtes sans écran, qui mettent au contraire largement en
valeur l'action des rayons β mous et moyens.

Ce ne sont pas non plus les α qui ont agi de façon prépondérante,
car, même dans les cas où nous avons employé les écrans de 3 p. 100
à 5 p. 100 de millimètres d'aluminium qui les arrêtent, nous avons
obtenu des résultats semblables.

Il est donc démontré que les rayons β ont une action réelle aussi
bien *élective sans enflammer les tissus*, que, selon les cas, destructive, et cela est fort heureux, car les β ayant une valeur quantitative
extrêmement puissante, leur suppression ou la démonstration de leur
inutilité aurait enlevé au radium une grosse part de son originalité et réduit dans de grandes proportions l'utilisation de ce précieux
métal.

Il est difficile de savoir au juste où s'arrête la pénétration des
rayons β durs; ceux-ci accompagnent les rayons γ à travers des écrans
assez épais, au delà desquels le manuel opératoire, dans bien des cas,
n'est plus guère pratique. Aussi verrons-nous qu'une partie de leur
rôle se confond avec celui des γ. Les réactions qu'ils déterminent
sont donc plus profondes qu'on ne le pensait.

3° **Rayons** γ. — Nous savons que la proportion des rayons γ est
relativement très faible dans le rayonnement des appareils à nu.
A peine comptent-ils pour une proportion de 1 à 10 p. 100, et cela
laisse présumer que leur rôle dans le cas de l'emploi de rayonnements
globaux intenses, massifs, sans écran, doit être minime, presque
négligeable, tant que cet emploi ne dure que quelques minutes.

Mais, après filtrage, l'étude des rayons γ comporte des considérations fort intéressantes, car si on ne peut songer à isoler les α et les β,
il en est tout autrement, théoriquement du moins, des rayons γ.

L'idée d'obtenir et de faire agir les rayons γ isolés provient de la
notion du mécanisme du filtrage que voici résumée :

Les rayons γ traversent tous les corps. Les autres rayons
sont absorbés au contraire suivant une échelle qui va des α

aux β durs, en passant par les β mous et les β moyens. Si donc on couvre un appareil de toute une série d'écrans d'épaisseurs croissantes, les rayonnements extérieurs se modifieront en valeur quantitative et en valeur qualitative.

La valeur quantitative de la radio-activité globale deviendra de plus en plus faible pour descendre de 600 000 par exemple, à 5 000, 3 000, 1 000, lorsque l'écran de plomb aura 3, 4 ou 5 millimètres d'épaisseur.

Quant à la valeur qualitative, c'est-à-dire à la proportion en rayons α, β et γ, elle se transformera ; celle des γ changera, mais dans de très faibles porportions, tandis que la déperdition portera sur les autres rayons, d'abord sur les α et les β mous, puis sur les β moyens et les β durs. Les β durs résisteront pour une part et se retrouveront avec les γ après des écrans assez denses.

Dès lors diverses questions doivent se poser :

1° *A quel moment les rayons γ peuvent-ils être considérés comme isolés? Lorsqu'ils sont isolés, sont-ils pratiquement utilisables?*

2° *S'ils sont accompagnés de β durs, ceux-ci sont-ils négligeables?*

3° *Enfin comment doit-on interpréter l'action des rayons γ?*

1° Certes, théoriquement, on parvient à isoler les rayons γ ; mais ce qui nous intéresse, nous, médecins, est de savoir si, *pratiquement*, les rayons γ peuvent être employés et utilisés mathématiquement seuls, isolément, d'une *façon courante*? Au delà de 2 et 3 millimètres de plomb, le poids des appareils et les durées d'applications d'extrême longueur nécessitées par la faiblesse quantitative du rayonnement sortent le plus souvent des conditions habituellement compatibles avec la pratique. Or, sir W. Ramsay estime qu'il y a encore quelques β durs après 5 millimètres de plomb. La courbe de M. Beaudoin (p. 77) donne à 2 millimètres une proportion de 10 p. 100 de β durs et à 1 millimètre une proportion de 30 p. 100 de β durs.

D'après M. Debierne, entre 5 millimètres et 1 centimètre, on ne sait pas au juste à quel moment les β durs ne traversent plus.

Il semble donc assez difficile d'être absolument assuré de pouvoir étudier séparément le rôle biologique des γ et des β durs. Du reste, les physiciens les plus autorisés ne sont pas encore d'accord sur le pouvoir respectif de pénétration des divers rayons.

2° *Pratiquement*, les β durs accompagnent donc presque toujours les rayons γ; ces β durs sont-ils négligeables bien qu'en très faible quantité? Nous ne le croyons pas.

Si la fonte de bourgeons épithéliomateux, par exemple, par le moyen de gros filtrages (2 et 3 millimètres de plomb) laissant passer peu de β se faisait en quelques heures, on pourrait, à juste titre, considérer comme négligeable la présence du petit nombre de rayons β et leur dénier toute action utile. Mais, précisément, ce n'est qu'à condition de faire durer les contacts de quarante à cent heures que la fonte est obtenue ; or ce laps de temps est largement suffisant pour permettre aux rayons β de s'accumuler à des doses efficaces ; surtout si, comme dans les analyses précitées, avec 2 millimètres de plomb, on a encore environ 10 p. 100 de β durs.

3° Reste à interpréter l'action des rayons γ.

Certains physiciens, lorsqu'on leur parle de réactions de surface obtenues par les rayons γ isolés, en témoignent quelque surprise. En effet, ces rayons sont prodigieusement pénétrants ; ils traversent le corps humain, éclairant *uniformément* un écran radioscopique placé de l'autre côté du corps.

De plus, lorsqu'on emploie des filtres épais, les rayons qui traversent représentent une sélection parmi les plus pénétrants.

Comment expliquer que de tels rayons puissent modifier les cellules les plus superficielles des tissus ?

Il y a là une anomalie à résoudre.

Voici une explication que nous proposons et qui tend à élargir encore le rôle des éléments β.

Les rayons γ agiraient non pas de façon directe, mais par la production de rayons β secondaires. Nous avons vu, en effet, qu'ils donnaient naissance, *sur tout leur parcours*, à mesure qu'ils frappent la matière et ses diverses couches, à des rayons secondaires composés surtout d'électrons β. Ces électrons sont très absorbables, il est vrai, et n'auraient qu'une zone d'action extrêmement limitée. Mais chaque cellule frappée serait actionnée par ces rayons secondaires ; et c'est ainsi que, même dans l'action des rayons γ, les éléments β, de formation secondaire, joueraient un grand rôle par voie indirecte.

Ainsi se comprendrait l'action exercée par les rayons γ sur les couches les plus superficielles des tissus.

On voit quel rôle important pourrait être accordé à l'ensemble des rayons β, si l'on devait ajouter à l'action des β primaires celle des β secondaires.

Certes, nous nous gardons bien d'affirmations et de conclusions. A voir la réserve extrême avec laquelle les physiciens parlent de la séparation des rayons, de leur dissociation, des limites de leur pénétration et de divers autres caractères, les médecins doivent se garder de vouloir trop préciser et fixer dès aujourd'hui des méthodes de thérapeutique basées sur la valeur de tels ou tels rayons.

Il vaut mieux considérer l'action de deux sortes de groupement : les β durs et les γ, qui, combinés et isolés, constituent le rayonnement surpénétrant, et les faisceaux constitués par l'ensemble de tous les rayons.

a. Rayonnements surpénétrants. — Comme les rayonnements composés uniquement de rayons β durs et γ ont une indication clinique spéciale; comme ces rayonnements associent une quantité plus ou moins grande de β aux γ, comme enfin à partir du moment où ces rayonnements après filtrage sont débarrassés des autres rayons les courbes d'absorption fléchissent très peu, ils constituent une véritable entité thérapeutique et méritent la désignation spéciale qui leur a été attribuée.

Quant aux rayonnements d'ensemble dans lesquels interviennent les autres rayons de faible et de moyenne pénétration, leurs usages et la proportion de leurs éléments constitutifs sont trop variables pour être l'objet d'une dénomination propre; les termes de « rayons de faible et de moyenne pénétration » suffiront à désigner les rayons α, β mous ou β moyens qu'ils comporteront.

Ainsi compris, les rayonnements surpénétrants utilisés par telle ou telle méthode déterminent des réactions spéciales des plus importantes et comportent des considérations générales dont voici les principales :

1° *Les rayonnements surpénétrants sont obtenus par l'interposition d'écrans de plomb de 1/10 de millimètre à 2 ou 3 millimètres environ ;*

2° *Ils constituent des rayonnements de valeur quantitative plus ou moins faible.* Cette faiblesse peut être heureusement compensée par la longueur totale des durées des applications, soit que ces applications comprennent des heures consécutives, des nuits entières, soit qu'elles soient plus courtes, mais fréquemment répétées. Le but consiste à accumuler par débit faible, mais longuement prolongé, un dosage au total suffisant.

Pour nombre de régions, la commodité des applications permet ces longues durées d'applications. Sur la peau, des bandelettes de diachylon fixent les appareils pendant la nuit, et le sommeil n'en est pas gêné. Dans le vagin, l'utérus, les longues durées sont faciles. Il n'en est malheureusement pas de même pour les muqueuses buccales, où force est d'agir par applications plus courtes, fréquemment répétées ;

3° *Il faut employer de préférence des appareils de haute puissance lorsqu'on ne veut produire de réactions qu'avec leurs rayons surpénétrants ;* car, à tout prendre, *la durée des applications,* quelque longue qu'elle soit, s'il s'agit de faible valeur quantitative, ne *remplace pas absolument et ne vaut pas l'intensité radio-active.* Avec une source très intense, les rayonnements surpénétrants seront suffisamment nombreux. La radiation globale représentée par les rayonnements surpénétrants seuls ne devrait pas être au-dessous de l'activité 3 000 à 4 000; plus cette activité sera grande, plus importantes seront les réactions dues aux rayons surpénétrants. C'est là l'explication de l'excellence de la méthode du « feu croisé », appliquée à l'emploi des rayonnements surpénétrants, puisque cette méthode augmente l'intensité d'action des rayonnements surpénétrants, et cela en un temps proportionnellement plus court.

4° Les rayonnements surpénétrants agissent dans la profondeur des tissus tout en irritant fort peu leur surface.

Le débit lent de rayons surpénétrants et forcément à doses relativement faibles est précieux lorsqu'on veut agir dans les grandes profondeurs, de façon douce, non massive, non irritative, tout en respectant la surface des tissus.

Certes, l'exagération des durées et des doses qui finit par accumuler une trop grande quantité de rayons peut amener de l'irritation de surface; mais d'une part, celle-ci ne se produit qu'après une grave erreur de dosage, une disproportion dans les temps telle que seule une inexpérience assez grande pourrait en être cause; d'autre part, ces irritations de surface ou radiumdermites semblent, lorsqu'elles n'ont pas été trop accentuées, guérir assez vite.

Les rayons surpénétrants étant en petite quantité et les autres au contraire ayant une puissance quantitative considérable, les premiers offrent aux manipulations une délicatesse plus grande. Se trompera-t-on de quelques heures dans la technique des rayons surpénétrants, cela aura relativement peu d'importance. Au contraire, une erreur en excès de minutes vis-à-vis de l'emploi des rayons peu pénétrants déterminera des réactions très différentes. Le maniement des rayons peu pénétrants est donc plus délicat.

On voit que, en principe, la question de la révulsion ou de l'inflammation surajoutée, de la radiumdermite, n'est pas liée uniquement au procédé opératoire, qui arrête ou non les rayons de faible pénétration, mais simplement au dosage; cela était à prévoir.

b. Rayonnement global ou d'ensemble. — Les rayons de faible pénétration fournis par les appareils à nu et les légers filtrages ont été étudiés à propos des rayons α et β mous et moyens.

Nous avons vu qu'ils constituent des rayonnements d'extrême puissance radio-active globale. Ils offrent donc l'avantage des courtes durées d'applications, au cours desquelles *tous les rayons* sont mis en action à des profondeurs différentes. Par diverses techniques, on arrive à modérer les réactions de surface et à agir dans la profondeur.

Les utiliser, c'est tirer dans bien des cas le plus grand parti possible d'un appareil à radium.

Il faut donc, en principe, chercher à employer les rayonnements d'ensemble le plus souvent possible et ne supprimer les α, β mous et moyens que lorsqu'il sera bien certain que leur présence peut être nuisible ou produit un résultat de moindre valeur.

Cela revient à dire que, égalité de résultats, c'est aux méthodes d'applications de courtes durées, plus pratiques, qu'il faudra donner la préférence.

En présence de résultats inférieurs après l'emploi de la totalité des rayons, il faudra alors s'adresser aux autres techniques ; mais, avant d'avoir recours à celles qui utilisent les écrans très denses et par suite les rayons ultrapénétrants seuls, voire même les rayons surpénétrants contenant une faible proportion de β, il faut songer à l'utilisation de toute la série des écrans moyens, ceux d'aluminium, ceux de plomb de 1/10 à 3/10 de millimètre. Dans l'emploi de ces filtrages moyens, nous avons trouvé de nombreuses applications et des réactions fort utiles.

Leurs avantages participent de ceux des méthodes extrêmes.

C'est ici le lieu de rappeler la technique du « feu croisé ».

En effet, puisque cette technique permet d'accumuler et d'augmenter l'intensité d'action des rayons surpénétrants, tout en utilisant les rayons de faible ou de moyenne pénétration, elle s'adapte aussi bien aux applications d'appareils à nu qu'aux applications avec écrans.

Si donc on combine à l'emploi des écrans denses de *moyenne épaisseur*, les avantages qu'offre cette technique du « feu croisé », on obtiendra dans nombre de cas des réactions en profondeur suffisamment efficaces, sans avoir besoin de durées d'applications par trop longues.

Dans la pratique courante, ces diverses valeurs peuvent être fort avantageusement combinées. Le but auquel tend toute notre thérapeutique est d'utiliser, dans l'ensemble de forces différentes, celles qui par leur union doivent apporter le meilleur rendement. Par des procédés variés d'applications sans écran, par celui du « feu croisé », par un jeu d'écrans appropriés, on peut modifier à l'infini la combinaison en qualité et en quantité des rayons du radium, et par suite obtenir une grande variété de réactions thérapeutiques.

II. — RÉSULTATS THÉRAPEUTIQUES.

Nous allons aborder l'étude des réactions considérées en particulier selon tels ou tels groupes morbides, et entrer dans le détail des résultats thérapeutiques que nous avons obtenus.

Cette étude comportera huit divisions :

1º Le cancer ;

2º Les chéloïdes et les cicatrices vicieuses ;

3º Les angiomes ;

4º Les nævi pigmentaires ;

5º La tuberculose cutanéo-muqueuse ;

6º L'action analgésique du radium ; les prurits, les névralgies et les dermatoses inflammatoires chroniques prurigineuses ;

7º Des affections diverses ;

8º La radiumthérapie gynécologique.

Dans notre étude, nous avons constamment donné la première place aux faits cliniques.

C'est par leur description, par les techniques et les dosages indiqués, qu'on pourra se rendre le mieux compte des services que peut rendre la radiumthérapie.

Les faits domineront les conclusions.

I. — CANCERS.

Si nous abordons cette partie de notre travail par le groupe des affections cancéreuses, c'est parce que ce sont celles où nous avons porté nos premières études, celles où le radium nous paraît appelé à rendre les plus grands et les plus nombreux services; c'est parce que les divers moyens d'action de la radiumthérapie (actions en surface, actions en profondeur, les unes et les autres avec ou sans réaction inflammatoire) y sont au mieux mis en lumière, et parce qu'enfin c'est dans ce chapitre qu'on pourra comparer les progrès réalisés depuis quelques années dans l'instrumentation et la technique.

Lorsque, en mars 1905, l'un de nous commença ses études de radiumthérapie, c'est sur les épithéliomas cutanés superficiels que tout naturellement ses efforts se dirigèrent.

A cette époque, en effet, les tentatives avaient surtout porté sur ces lésions. Elles étaient déjà nombreuses et favorables.

M. Danlos, qu'il faut citer en premier, car ses travaux datent de 1900, venait de conclure, après l'étude d'un grand nombre de cas au cours de trois années, à l'action curative du radium sur la majorité des épithéliomas bénins par méthode humide ou par méthode sèche.

M. Robert Abbé, qui avait possédé du radium peu après la découverte des Curie, avait annoncé de beaux résultats. Puis successivement avaient paru les travaux de Béclère, A. Darier, Sichel, Williams, Krylov, Lassar, Follard, Repmann, Myrou Matzentsaum, Branstein, Mackenzie, Davidson et de beaucoup d'autres pionniers de la première heure.

Cependant ces auteurs n'annonçaient guère de résultats heureux que sur des lésions bénignes. Et la conclusion qui alors ressortait de leurs travaux était que, si le radium avait une action très favorable, celle-ci ne pouvait toutefois prétendre qu'au traitement des lésions superficielles, de petites dimensions, bénignes, justiciables tout aussi bien d'autres moyens thérapeutiques ; et c'est pourquoi la radiumthérapie des cancers resta longtemps dans l'ombre.

Aujourd'hui, au contraire, l'utilisation du radium aux cancers s'étend à de vastes ulcérations, à des tumeurs volumineuses, à des lésions situées sur les muqueuses, et à des tumeurs sous-cutanées, souvent aussi à des cancers qu'aucun autre moyen n'a pu même améliorer. Il faut donc que, au cours de ces dernières années, des modifications grandes et profondes se soient produites dans les moyens d'utiliser le radium. Ces modifications ont porté :

1º Sur le développement de l'instrumentation, qui a mis entre nos mains des appareils d'intensité radio-active considérable et de grandes surfaces ;

2° Sur l'amélioration des techniques (méthodes diverses d'applications directes, filtrages, feu croisé, introduction dans les tumeurs) qui ont permis la mise en valeur de ces intensités aussi bien en profondeur qu'en surface ; ce sont elles que nous avons décrites dans les précédents chapitres.

Actuellement, nos cas sont au nombre de cent cinquante environ, mais nous ne pourrons établir de statistique que pour certaines formes cancéreuses, cutanées et muqueuses, suffisamment nombreuses et dont le traitement remonte à une date assez éloignée. En effet, en matière d'épithéliomas où il faut toujours compter avec la récidive, une statistique n'est valable qu'à condition d'être basée sur la consécration du temps et du nombre. Nous ne saurions trop insister sur cette règle.

Ces résultats feront le sujet d'un premier chapitre.

D'autres formes ont été l'objet de résultats favorables, mais en moins grand nombre. Elles réclament des confirmations ultérieures. Elles ouvrent du moins à la radiumthérapie des horizons plus larges.

Nous les grouperons en un second chapitre.

I. — *ÉPITHÉLIOMAS DE MOYENNE GRAVITÉ.*

Notre premier groupe comprendra des lésions bénignes ou de moyenne gravité :

1° Des épithéliomas cutanés bourgeonnants ;

2° Des épithéliomas cutanés ulcérés (*ulcus rodens*) ou non ulcérés ;

3° Des épithéliomas de siège spécial.

I. — ÉPITHÉLIOMA CUTANÉ BOURGEONNANT.

Le bourgeon épithéliomateux est un terrain particulièrement favorable à l'action du radium. Aussi les techniques que l'on peut adopter sont nombreuses. Les applications directes des appareils, les procédés de filtrages, soit avec des écrans légers, soit avec des écrans épais et denses, ont à leur actif un nombre suffisant de guérisons pour marquer leur valeur respective. On adoptera, selon les nécessités de la pratique, les convenances du malade et les appareils dont on disposera, l'une ou l'autre de ces méthodes. Le plus souvent, ce sont les applications directes auxquelles nous donnons la préférence.

Applications directes (1). — Par cette méthode d'application

(1) Les appareils sont toujours enveloppés au moins d'une fine toile caoutchoutée protectrice.

Épithélioma bourgeonnant de la tempe.

Avant le traitement, une croûte épaisse recouvrait le bourgeon. Elle a été enlevée pour la première application et ne s'est plus reproduite.

Fig. 1. — État du bourgeon au deuxième jour; la surface est déjà beaucoup plus sèche.

Fig. 2. — Treizième jour du traitement.

Fig. 3. — Trentième jour. Au trente-cinquième jour, la cicatrice était obtenue.

Fig. 4. — Cicatrice photographiée une année après la fin du traitement. Sa superficie s'est sensiblement réduite.

des appareils sans écran, la réaction curative s'affirme très vite, parfois même dès la première application des appareils.

Si, après avoir enlevé la croûte qui recouvre un gros bourgeon, on fait agir par exemple un rayonnement d'ensemble d'activité extérieure globale 50 000 (appareil n° 4) composé de 90 p. 100 de rayons β et de 10 p. 100 de rayons γ pendant une heure, dès le lendemain on observe que la surface est moins humide, moins cruentée et moins disposée à la reproduction croûteuse. Après la seconde application, les modifications s'acccentuent plus nettement. La tumeur a diminué de volume, et, très vite, on assiste les jours suivants, au fur et à mesure de l'imprégnation radique, à l'effacement progressif, à l'effondrement, à la fonte du bourgeon.

Si le dosage total adopté a atteint la mesure nécessaire et suffisante, sans la dépasser, la réaction se fait entièrement dans le tissu exubérant ; elle s'y épuise, et la guérison complète s'obtient sans que les tissus qui forment la base du bourgeon aient subi de phase réactionnelle exulcérative. En ce cas, la cicatrice consécutive est fort réduite. Sa surface est en général blanchâtre, lisse, unie, souple, de très belle apparence et rarement déprimée. Dans quelques cas rares, on ne peut même pas la distinguer ; elle se confond si bien avec les tissus voisins que ses limites exactes après quelques mois ne sauraient être retracées.

1° **Épithélioma bourgeonnant de la tempe** (pl. I). — En voici un exemple tout à fait remarquable et d'autant plus intéressant que le bourgeon, au lieu de présenter les caractères de torpidité qui lui sont habituels, était tout au contraire en voie d'évolution progressive suraiguë maligne fort accusée. La guérison en fut cependant très rapide.

Un vieillard présente en juillet 1906 deux petits épithéliomas ulcéreux du dos des mains que nous soumettons au radium.

En plus de ces deux lésions, on pouvait noter fin juillet une petite production développée sur la tempe, analogue à une tanne, à un kyste sébacé. La peau y était simplement un peu plus tendue, et la petite grosseur était un peu dure.

En somme, ce petit kyste n'avait guère appelé notre attention pendant le temps que nous nous occupions de l'épithélioma des mains, et le Dʳ Coyon, qui nous avait adressé le malade, n'avait pas mentionné cette lésion insignifiante.

Or, le 6 septembre, trente-six jours après, elle avait bourgeonné, en champignon, de telle sorte qu'elle formait une masse charnue, proéminente de $2^{cm},5$ à 3 centimètres, large de 3 centimètres. Il s'agissait d'un épithélioma à point de départ séborrhéique, de forme saillante ; la tumeur était molle, rouge, spongieuse, humide et croûteuse. Pas de ganglions en apparence intéressés. Nous avons aussitôt entrepris le traitement par le radium.

Après avoir enlevé la croûte, cette tumeur a été traitée

Épithélioma ulcéré térébrant de l'aile du nez.

Fig. 1 (p. 129). — L'ulcération térébrante à bords coupés à l'emporte-pièce avait résisté à divers autres traitements.

Fig. 2. — La cicatrice obtenue est encore en excellent état, deux ans et demi après le traitement.

Épithélioma bourgeonnant de l'oreille.

Fig. 3 (p. 115). — La photographie a été prise deux jours après la première application. La croûte ne s'est pas reproduite. Guérison au trente-cinquième jour.

Fig. 4. — Les tissus de réparation ont l'apparence de peau normale. L'aspect de cicatrice n'existe en aucun point.

par treize applications (la première faite le 7 septembre et la dernière le 29 septembre), chacune de une heure de durée, de l'appareil n° 4. Avant chaque opération, la surface était nettoyée.

Comme le montrent les figures de la planche I, au treizième jour, la tumeur était fortement diminuée, et, au trentième jour, le 8 octobre, elle avait complètement fondu, ne laissant qu'une petite surface en voie de cicatrisation.

Étant données les conditions d'évolution aiguë dans lesquelles se trouvait cet épithélioma au début du traitement, la rapidité de sa résolution est vraiment remarquable. L'opération était des plus simples, le malade tenant lui-même l'appareil et n'éprouvant pas la moindre sensation désagréable.

Actuellement, deux ans et demi après la disparition de l'épithélioma, la cicatrice est parfaite de stabilité et d'apparence.

La quatrième figure de la planche I est une photographie prise une année après le traitement; depuis, la trace cicatricielle s'est réduite encore plus; elle est à peine visible et n'est le siège d'aucune dépression ni télangiectasie.

Mais il y a mieux encore, et, parfois même, la moindre trace cicatricielle consécutive disparaît. Le malade dont nous allons parler fut montré à notre ami le D\u1d63 Oudin environ un an après le traitement. Après avoir appris que l'épithélioma siégeait à l'oreille, il ne put en préciser la place même.

Les faits d'effacement aussi absolu sont rares; nous en possédons une dizaine d'exemples.

2° **Épithélioma bourgeonnant de l'oreille** (pl. II, fig. 3 et 4). — Un épithélioma bourgeonnant qui avait assez exactement les dimensions d'une pièce de 1 franc siégeait dans la moitié supérieure de l'intérieur du pavillon de l'oreille. Il fut confié à nos soins en 1907 par M. Dominici. Ses limites formaient une circonférence régulière et s'arrêtaient à la naissance du gros bourrelet périphérique du pavillon.

Il était douloureux et recouvert d'une croûte molle de couleur brun verdâtre sous laquelle transsudait un liquide sanieux et sanguinolent. L'ablation de la croûte laissait voir un tissu bourgeonnant sur toute la surface. Le bourgeonnement avait environ 3 à 4 millimètres de saillie; sa base semblait très superficielle. Cette dernière constatation nous aurait aujourd'hui, en raison de l'expérience acquise, conduits à l'emploi de doses modérées.

L'appareil n° 7 recouvrait exactement l'épithélioma; il fut adopté et appliqué sans interposition aucune.

Il y eut six applications de une heure chacune pendant six jours consécutifs.

Le bourgeon fondit avec une extraordinaire rapidité, et, dès le quatrième jour, il ne formait presque plus de saillie. Dès lors, il n'aurait pas fallu renouveler les applications. Notre insistance amena une réaction trop vive ; l'oreille se gonfla et fut le siège d'un état érysipélatoïde. Nous redoutions de voir cette exagération de doses entraîner une radiumdermite ulcéreuse. Il n'en fut rien. Tout revint dans l'ordre très vite, et, chose curieuse, au trente-cinquième jour du traitement, malgré l'inflammation passagère, on pouvait déjà considérer la guérison comme acquise.

Un an plus tard, les tissus de reconstitution ne se laissaient distinguer des tissus environnants par aucun signe particulier.

Environ quinze mois après le traitement, il s'est produit à la bordure un petit point suspect. Dans le doute et dans la crainte d'une récidive, l'appareil n° 8 fut appliqué une heure, et les tissus reprirent leur netteté antérieure.

Cette observation donne lieu à diverses considérations d'un certain intérêt.

Elle montre entre autres que le dosage fut trop élevé et aurait dû être plus modérément réglé en raison de la délicatesse du pavillon de l'oreille et de l'absence d'induration de base.

Nous aurions aujourd'hui, dans un tel cas, limité les durées des applications à trois ou quatre heures du même appareil, tout au plus, et par fractions de vingt minutes.

Le rôle curatif des rayons de moyenne pénétration s'est marqué très nettement dans cette observation. La radio-activité émise hors de l'appareil était de 5000 pour les rayons γ et de 45 000 pour les β.

Or les radio-activités de 5 000, composées uniquement de rayons γ, ont pu être étudiées grâce à l'emploi d'épais écrans de plomb, et l'expérience a montré que l'action de cette radio-activité était lente, qu'il fallait de longues heures, une vingtaine au moins, pour avoir une action suffisante, dans des cas analogues.

Il semble hors de toute vraisemblance d'attribuer une régression aussi rapide des bourgeons et une réaction aussi vive aux rayons γ, étant donnés la courte durée des applications et leur petit nombre. Ce sont donc bien logiquement les rayons β, avec leur activité de 45 000 unités, qui ont joué le principal rôle dans cette réaction.

Filtrage. — Mais il y a une tout autre façon de procéder qui implique un autre dosage, c'est l'emploi dès le début d'écrans épais. On arrive, par cette technique, en n'utilisant que les rayonnements surpénétrants, à faire fondre tout aussi bien les bourgeons; mais on n'y arrive qu'après des applications de longues durées, ce qui constitue un désavantage. Cette méthode doit donc, sauf exception, céder le pas à la technique rapide des applications directes.

Si l'on veut avoir recours aux écrans, c'est le plus souvent aux écrans légers, laissant filtrer une bonne partie des β moyens, qu'on aura avantage à s'adresser. Par ce procédé, qui tient le milieu entre les applications des appareils à nu et l'emploi des rayonnements surpénétrants, on peut, tout en agissant de façon suffisamment massive, obtenir une action plus prolongée en profondeur.

Voici deux exemples de traitements avec interposition d'écrans, le premier avec écran léger qui fut le premier essai tenté dans la voie du filtrage thérapeutique; le second avec écran de 2 millimètres de plomb.

1° Épithélioma bourgeonnant de la région pubienne. — *Cas de Wickham.* — « M. Armet de Lisle venait, en mars 1905, de me confier une série d'appareils à radium lorsque, sur le conseil du Dr Montgomery (de Chicago), une dame américaine se présenta, atteinte à la région pubienne gauche de trois tumeurs épithéliomateuses bourgeonnantes. A plusieurs reprises, une récidive s'était produite à la suite de l'emploi des rayons X. Le plus gros des bourgeons avait une étendue de 3 centimètres environ et proéminait de 1 centimètre; il était recouvert d'une épaisse croûte, et la surface épithéliomateuse était suintante, sanguinolente et douloureuse. Le second était moitié plus petit, plus sec et indolent. Le troisième avait la dimension d'un gros pois. Ces trois lésions représentaient la récidive d'un énorme épithélioma. Ils siégeaient aux extrémités de la surface cicatricielle qui résultait de l'action antérieure des rayons X et formaient trois foyers cancéreux distincts.

« Les appareils que je possédais étaient du type des appareils à sels collés par le vernis (p. 7), couramment employés aujourd'hui.

« Mais je n'avais alors aucun point de repère, aucune ligne de comparaison. Les résultats que M. Danlos avait obtenus ne l'avaient pas été avec de tels appareils. Or ceux-ci s'annonçaient extrêmement puissants. Une application de cinq minutes sur la peau de mon avant-bras laissait un érythème très marqué, et, sur la peau rasée d'un cobaye, les réactions dénotaient une activité considérable. Ces appareils dépourvus de parois, d'obstacles métalliques, étaient d'activité extérieure environ 60 000 à 80 000. Je résolus d'agir avec prudence. Sachant que le rayonnement du radium était composé d'éléments doués d'un pouvoir de pénétration très varié et que, malgré leurs parois, les anciens appareils permettaient d'obtenir des effets thérapeutiques très certains, sachant par la pratique de la rœntgénothérapie que les rayons peu pénétrants étaient irritants et que, pour éviter les actions trop rapides de surface, il fallait rendre l'ampoule « dure », j'eus l'idée d'interposer entre l'appareil et l'épithélioma un écran. Cet essai timide, tout à fait empirique, m'assurait en tout cas d'atténuer toute inflammation surajoutée s'il devait s'en produire et me permettait d'augmenter ou de diminuer l'épaisseur de l'écran selon les circonstances.

« Telle fut la première application que je fis du filtrage thérapeutique.

« Il ne s'agissait plus, en effet, du filtrage obligatoire auquel toute radiumthérapie est soumise, les rayons devant forcément filtrer à travers la substance fixe qui maintient le sel de radium et entre dans la construction même de l'appareil ; il s'agissait, non d'un tel filtrage, mais d'un filtrage voulu, surajouté, mobile, modifiable, ayant but spécial et consistant dans l'interposition d'un appareil supplémentaire organisé.

« Je pris de l'ouate hydrophile et la tassai de façon à en faire un matelas dur de 1 centimètre environ d'épaisseur. Ce matelas fut enveloppé et serré dans une feuille, puis deux, de la baudruche Hamilton, la baudruche qu'on trouve dans les ouataplasmes Langlebert.

« La première application fut de trente minutes (appareil nº 2, note 1, p. 7); chacun des trois épithéliomas était traité à part. Je ne recommençai que le surlendemain et continuai à plusieurs reprises ces applications de trente minutes de deux jours en deux jours.

« Au bout du premier mois, une diminution de moitié était obtenue *sans aucune réaction inflammatoire apparente*. Les tumeurs s'étaient simplement desséchées, tassées et réduites.

« Au cours du mois suivant, je réduisis de moitié environ l'épaisseur des matelas, mais continuai les mêmes temps et les mêmes intervalles.

« A la fin du deuxième mois, il ne restait à peu près plus rien, et au cours du troisième mois la cicatrisation fut complète.

« J'ai reçu dernièrement de cette dame l'assurance que jamais plus, depuis, le cancer n'était réapparu. »

Le cas suivant sort par sa gravité du cadre dans lequel nous voulions limiter ce groupe. Si nous le rapportons ici, c'est qu'il servira à montrer à la fois l'évolution des techniques et la valeur à peu près semblable de méthodes différentes dans le traitement d'épithéliomas de même ordre.

Après avoir montré la technique par les applications à nu, puis avec des écrans d'ouate, voici maintenant l'emploi d'écrans de plomb.

2º **Épithélioma bourgeonnant d'origine ganglionnaire** (fig. 15 et 16). — Une malade de soixante-douze ans du service de M. de Beurmann présente un grand épithélioma ulcéro-croûteux occupant toute la région temporale droite. Il existe des ganglions derrière l'oreille et à l'angle du maxillaire inférieur, qui n'offrent à l'entrée de la malade à l'hôpital aucune particularité à signaler. Toutefois de très vives douleurs sont ressenties dans toute la région rétro-auriculaire, parotidienne et cervicale supérieure. On ne s'occupe tout d'abord que de l'ulcération temporale.

L'appareil nº 1, enveloppé d'une fine toile de caoutchouc protectrice, est appliqué pendant six heures consécutives sur la lésion temporale. La régression se fait avec une extrême rapidité *sans réaction inflammatoire surajoutée*, si bien que la guérison est *obtenue en trois semaines*. C'est là un bel exemple de la puissance avec laquelle les rayons β à dose massive et avec des applications de courtes durées peuvent agir.

Mais, pendant ce temps, les lésions rétro-auriculaires qui existaient à l'arrivée de la malade se sont développées et ont produit une *énorme masse végétante de 6 centimètres de diamètre et de 4 centimètres de hauteur*, masse qui est devenue rapidement le siège de fréquentes hémorragies (fig. 15). Chaque pansement est accompagné de saignements abondants, et souvent on se trouve dans l'obligation de changer le pansement pendant la nuit, celui-ci étant complètement traversé, tant est grande l'abondance des hémorragies.

La malade a un mauvais état général; elle est très anémiée par ces pertes de sang répétées.

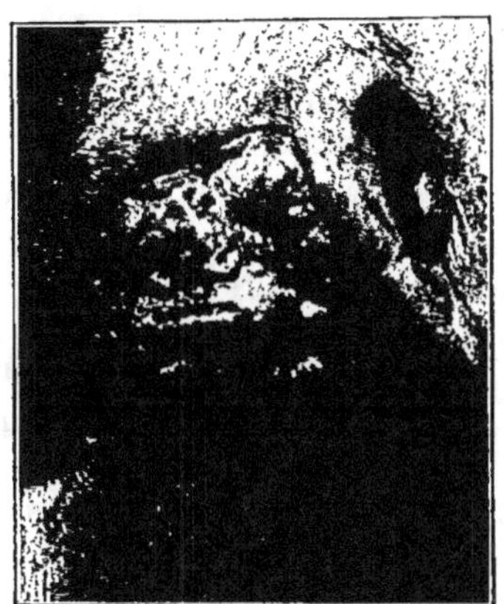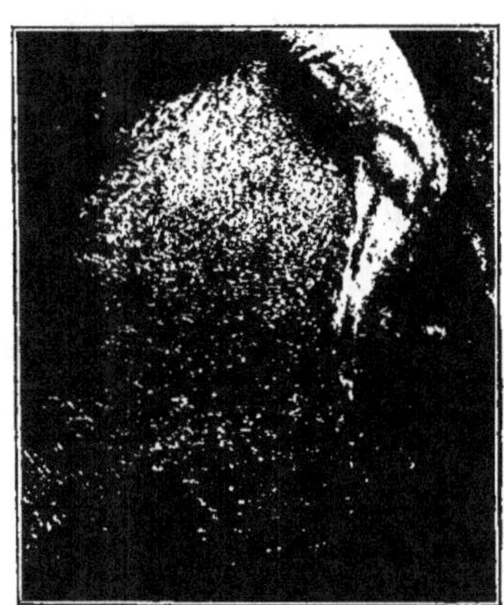

Fig. 15 et 16. — Vaste épithélioma guéri en huit semaines.

L'angle rétro-maxillaire est le siège d'un empâtement diffus, ganglionnaire. Les douleurs se sont accrues. Nous appliquons alors quinze jours durant, nuit et jour, soit pendant trois cent soixante heures, l'appareil n° 15, engainé de 2 millimètres de plomb, ne laissant passer qu'un rayonnement surpénétrant de très faible intensité, et nous obtenons la fonte progressive de la lésion (fig. 16).

On peut considérer la région comme guérie; bien entendu, toute menace de récidive est à surveiller. Les douleurs extrêmement violentes que ressentait la malade ont disparu en même temps que l'épithélioma.

Cette observation montre que le radium peut s'adresser non seulement aux petits cancroïdes, mais aux épithéliomas graves et de grandes dimensions, auxquels le chapitre suivant sera consacré.

Elle offre l'exemple de la régression de ganglions engorgés, car à l'angle rétro-maxillaire, avons-nous dit, il y avait des masses dures recouvertes de peau normale qui ont peu à peu régressé; pour accentuer cette évolution, nous les avons traitées soixante-dix heures avec les rayonnements surpénétrants, comme pour la grosse tumeur, et ils ont continué leur évolution régressive pour disparaître entièrement.

Cette observation souligne enfin l'action très nettement hémostatique du radium. Les hémorragies, dès les premières applications, ont diminué rapidement de fréquence et d'abondance, pour disparaître complètement.

De l'ensemble des faits qui précèdent, nous avons pu formuler les diverses conclusions suivantes :

1º Les bourgeons épithéliomateux même de grandes dimensions peuvent s'affaisser et disparaître sans être le siège d'inflammations surajoutées et laissent une surface cicatricielle souvent peu visible, très solide et stable ;

2º Les méthodes qui aboutissent à un tel résultat sont fort variables ; les rayonnements composés en majorité de rayons γ agissent tout aussi bien que ceux composés en majorité de rayons β.

Ces derniers sont le plus souvent préférables en raison de la brièveté des durées d'applications qui rend le traitement commode et pratique. Nous ajouterons cependant deux procédés différents. Si, d'une part, la base des surfaces bourgeonnantes est indurée et a des assises profondes, il conviendra d'agir en deux temps : le premier aura pour but avec les intensités élevées (appareils à nu) de faire fondre la portion exubérante ; le second aura pour but d'agir dans la profondeur avec les rayonnements surpénétrants seuls.

Si, d'autre part, le bourgeon est, comme dans le cas de notre première observation, suffisamment saillant pour être enveloppé par deux applications simultanées, latérales, on en profitera pour agir par feu croisé, en appliquant les appareils directement, sans écran, en vis-à-vis.

Les rayons étant dirigés plus ou moins parallèlement à la base ne risqueront pas de l'irriter et pourront être laissés longtemps à demeure. De cette façon, le bourgeon est rapidement détruit ; la base est ensuite traitée, comme nous l'avons indiqué précédemment.

Voici une application du « feu croisé » qui s'est montrée très efficace.

Un homme de quarante-cinq ans présente un énorme épithélioma bourgeonnant du milieu de la joue gauche. La région permet l'emploi du « feu croisé ». Nous appliquons sur la muqueuse l'appareil nº 3 enveloppé de 1 millimètre de plomb dix jours de suite pendant une heure. Extérieurement l'appareil nº 1, enveloppé d'un filtre semblable, est laissé le même temps. Le résultat a été surprenant de rapidité. Un mois après le traitement, la surface de la joue était nette, les tissus souples.

3º Le temps nécessaire à la guérison est très variable ; il dépend de conditions multiples. L'étendue, le volume du bourgeon, l'infiltration plus ou moins profonde, le procédé opératoire et le dosage adoptés sont autant d'éléments qui modifient la durée du processus curatif.

En prenant pour moyenne un bourgeon de la grosseur d'une noix, il faut compter de trois à six semaines.

En résumé, l'action du radium est puissante sur les épithéliomas bourgeonnants, et les insuccès paraissent très rares. La technique est variée et multiple : le meilleur procédé sera le plus pratique, le plus commode, celui qui guérira le plus vite et s'adaptera le mieux aux exigences du malade. Il est clair qu'il faut surveiller les cicatrisations de très près et observer surtout les modifications ultérieures qui pourraient se produire sur les bords.

Le travail radique se poursuit fort longtemps après la guérison apparente ; souvent, deux ou trois mois après, le malade ressent encore comme un petit travail intérieur qu'il compare à ce que produirait la promenade d'un insecte minuscule ; et de loin en loin on observe la production d'une légère squame qui indique bien que les tissus cicatrisés sont encore le siège de modifications.

Aussi, dans les deux ou trois mois qui suivent, ne faut-il pas s'inquiéter de la présence, fort rare du reste, de petites végétations, de petites productions visibles à la loupe. Il suffit de les tenir en observation, et le plus souvent on les verra spontanément disparaître. Si elles persistent ou si, après trois à quatre mois, on voit une petite perle se produire, il ne faut pas hésiter à refaire une application de deux heures de l'appareil n° 8, par exemple. La récidive sera alors très probablement conjurée.

Il est donc indispensable d'avertir le malade de la nécessité qu'il y a pour lui à se faire examiner de loin en loin par son médecin, afin de pouvoir dépister et combattre facilement les moindres velléités de récidive ; celles-ci sont du reste assez rares.

Lorsqu'un malade ne peut, pour diverses raisons, rester sous notre surveillance, nous aimons mieux à tout hasard forcer le dosage et produire sur la base, lorsque le bourgeon est affaissé, une réaction plus intensive. Par ces moyens, nous n'avons pas eu encore à signaler de récidive.

II. — ÉPITHÉLIOMA SUPERFICIEL DE LA PEAU, ULCÉRÉ OU NON ULCÉRÉ (« ULCUS RODENS », PERLES ET BOURRELETS ÉPITHÉLIOMATEUX).

Par opposition aux épithéliomas bourgeonnants, nous groupons ici les épithéliomas ulcéro-croûteux ou à surface sèche, plus ou moins superficiels. Ceux-ci doivent être considérés sous quatre variétés différentes :

a. Les cancroïdes ulcéreux torpides à base superficielle, de petites dimensions ;

b. Les cancroïdes à surface sèche ;

c. Les ulcérations à base indurée, épaisse ou présentant certains caractères de malignité ;

d. Les ulcérations superficielles de grandes dimensions.

Ces formes du cancer de la peau réagissent admirablement, elles aussi, vers l'évolution curative sous l'influence du radium. Toutes *peuvent* guérir par modification simple, sans que les tissus aient à passer par une phase de réaction révulsive, exulcérative, croûteuse, que l'on emploie soit les applications directes selon divers procédés, soit les applications avec interposition d'écrans.

Ces constatations sont, au point de vue théorique, extrêmement intéressantes, et nulle part mieux que dans ces formes cancéreuses *l'action élective spéciale*, l'action spécifique sur laquelle nous aurons à revenir souvent n'est plus manifeste et plus certaine, et, pour certains cas, nous le verrons, des doses parfois même très légères suffisent à la guérison.

Considérée au point de vue pratique, pour le plus grand nombre de cas, exception faite des formes à base indurée profonde, la recherche de l'action spécifique, à l'exclusion de l'action inflammatoire du radium, ne convient pas aux exigences du malade ; elle entraîne à des pertes de temps, à l'immobilisation d'appareils rares et à un manuel opératoire plus compliqué. Aussi est-il le plus souvent préférable d'agir énergiquement et de combiner les doses destructives de réactions courtes (application de courtes durées des appareils sans écran), aux effets simplement modificateurs qui résultent de l'action élective.

I. — CANCROÏDES ULCÉREUX TORPIDES A BASE SUPERFICIELLE ET DE PETITES DIMENSIONS.

Ce groupe et le suivant sont de beaucoup les plus importants par le nombre. Ils répondent le plus souvent à des lésions séborrhéiques de la peau, qui, ayant subi une transformation épithéliale, sont déjà arrivées à un stade où une ulcération saignottante ou des perles épithéliomateuses persistantes indiquent la nature rebelle et cancéreuse de l'affection.

Parfois une croûte recouvre les lésions et donne lieu à un saignement léger dès qu'on l'enlève. Le rebord de l'ulcération est limité par un bourrelet dur, typique, qui permet de faire le diagnostic.

Mais, à ce degré, la lésion s'étend rarement en profondeur, et, s'il y tendance à l'envahissement, c'est le plus souvent en surface.

D'une façon générale, lorsque ces cancroïdes sont superficiels, ne dépassent pas 2 à 3 millimètres de profondeur, lorsqu'ils ne

présentent pas de signe de malignité, lorsqu'aucun caractère rebelle
et récidivant n'a été mis en lumière par l'échec d'autres moyens
thérapeutiques qui normalement eussent dû amener la guérison, on
peut se contenter, et souvent avec succès, de doses faibles au total.

Ainsi, par exemple, pour un cancroïde ulcéré de 2 centimètres de
diamètre et de base superficielle, l'application directe pendant une
heure de l'appareil n° 5 employé en totalité après l'ablation des croûtes
pourra être suivie rapidement de modifications heureuses. La croûte
ne se reproduira pas, le fond ulcéré changera de couleur et d'aspect ;
il se comblera du cinquième au dixième jour. Nous avons rencontré, bien qu'assez rarement, des cas où une seule application
aussi légère amenait la cicatrice définitive ; en voici un exemple :

1° **Épithélioma à évolution torpide et à point de départ de
verrue sénile.** — Une malade âgée de soixante ans présente depuis
quatre à cinq ans, à la joue droite, deux épithéliomas à évolution
torpide et à point de départ de verrue sénile ; l'un a les dimensions
d'une pièce de 50 centimes, il est ulcéro-croûteux, une fois la croûte
enlevée, l'ulcération apparaît en cupule, les bords sont nettement
coupés, mais pas à pic. Toute la surface est unie et d'un assez beau
rouge, un peu saignottante. Sur la partie cutanée du bord, il n'y a pas
de perle, pas de saillie dure. Le diamètre est environ de 1 centimètre ;
le fond de la cupule est à 3 ou 4 millimètres. La région de base est
fort peu indurée.

L'appareil n° 7 est appliqué directement pendant une demi-heure.

Très vite, la surface vive se modifie, la cupule se comble ; il est fait
deux autres applications semblables en huit jours. Nous jugeons
inutile de poursuivre le traitement. Dix jours après, la lésion était
tout à fait comblée. Des tissus de guérison avaient fait place à la
néoplasie sans aucune phase inflammatoire.

Aujourd'hui, après un an et demi, il ne reste pas trace de l'épithélioma.

Cependant il ne serait pas prudent de se contenter de doses
aussi légères qui entraîneraient le risque de trop fréquentes récidives.
Une seconde et une troisième heure d'applications à un jour ou
deux d'intervalle pour ces cancers superficiels sera au moins de
bonne pratique. Il se formera vers le dixième ou douzième jour une
légère croûte brunâtre de réaction inflammatoire, sèche le plus
souvent, qui tombera vers le vingt-cinquième, le trentième jour.
laissant voir des tissus en très bonne voie de réfection.

2° **Petit épithélioma ulcéro-croûteux.** — Une malade âgée de cin-
quante-huit ans vient nous consulter le 28 août 1906 ; elle présente
au côté droit de la racine du nez un épithélioma ulcéro-croûteux de
la dimension d'une pièce de 50 centimes. C'est le crancroïde, *ulcus
rodens*, qu'on rencontre fréquemment à la face. Il est tout à fait tor-

pide, légèrement creusé et un peu saignottant. Les bords sont en bourrelets, non ulcérés. Au début, et pendant plusieurs années, il n'y avait là qu'une petite verrue croûteuse; puis l'épithélioma s'est développé. La malade ne s'en serait pas occupée s'il n'avait été, ces temps derniers, le siège d'un prurit assez désagréable.

Nous décidons d'employer notre appareil n° 2 (p. 7). Comme il dépasse les limites de l'ulcère, nous protégeons les tissus sains voisins de la façon suivante : un trou qui s'adapte à l'ulcère est pratiqué dans une feuille de plomb caoutchoutée de 2 millimètres environ d'épaisseur. Au niveau du trou, l'appareil peut s'appliquer directement sur l'ulcère.

Le traitement est commencé le 28 août et continué les 1, 7, 10 et 14 septembre; chaque séance dure quarante-cinq minutes, ce qui donne un total de trois heures trois quarts d'application.

Déjà, le 8 septembre, il n'y a plus de saignottement, et la plaie a meilleur aspect. Le fond se comble ; la croûte épithéliomateuse ne se reproduit pas. Il n'y a plus de démangeaisons. Quelques jours après la fin du traitement, la réaction commence, pas très vive ; mais il se fait une nouvelle croûte thérapeutique cette fois, légèrement impétigineuse, la *croûte du radium*, comme nous l'appelons, et qui se distingue de la croûte noirâtre mêlée de sang des épithéliomas croûteux.

Le 23 octobre, la malade vient nous trouver, désolée de ce que, dit-elle, la croûte soit toujours là comme autrefois.

Mais cette croûte est à peine adhérente, elle est sèche; d'un coup de spatule, on la fait sauter, et les tissus sous-jacents sont en excellent état. Depuis, la cicatrice s'est bonifiée ; elle s'est maintenue très solide, elle est à peine visible, parfaitement nette et lisse, et ne présente à ce jour, après trois années, aucune trace de télangiectasie.

Ces formes d'épithéliomas guérissent évidemment par divers autres agents thérapeutiques, aussi bien qu'avec le radium. Toutefois, certains malades âgés ne veulent pas entendre parler d'interventions opératoires (cautérisations ou curettages), et l'extrême commodité de la radiumthérapie leur est très agréable. Sans aucune contrainte, des applications courtes et indolores obtiennent si simplement la guérison que pour de tels malades le radium apparaît comme le traitement le plus pratique et le plus effectif. Nous avons traité des malades infirmes qui n'auraient pas pu se déplacer pour subir le traitement par les rayons X. Nous avons enfin l'exemple d'un haut personnage qui ne voulait se soumettre à aucun traitement susceptible de l'entraver dans ses occupations. Un appareil, fut fixé deux heures. On n'eut qu'à venir pour le poser et le retirer, et la guérison fut obtenue.

La guérison, avons-nous dit, peut se faire aussi bien par filtrage, en voici un exemple :

3° Ulcération épithéliomateuse sur le côté droit du nez. — Une ulcération épithéliomateuse siège sur le côté droit du nez ; elle a la forme d'une bande s'étendant horizontalement du lobule du nez jusqu'auprès de la naissance de la joue. Elle a 3 centimètres de longueur, sa largeur ne dépasse pas un demi-centimètre. Très superficielle dans sa partie moyenne, elle est creusée et d'apparence térébrante à ses deux extrémités, surtout à l'extrémité postérieure. Cette lésion a déjà subi plusieurs traitements.

Le malade a été soumis, en effet, aux rayons X, aux cautérisations, et, même au radium, entre d'autres mains que les nôtres.

Aucun de ces moyens n'a donné de résultat définitif ; il y a eu cicatrisation pour une part et récidive assez rapide. Si bien que le sujet ne s'est confié à nous en janvier 1906 qu'avec un parfait scepticisme, convaincu de l'inutilité de nos efforts.

Après sept applications de une heure des appareils n°ˢ 5 et 8 (p. 7), espacées en quinze jours, nous avons vu, au cours du mois suivant, une exulcération consécutive se sécher peu à peu, se combler, puis se cicatriser, sans qu'à aucun moment il ne se soit produit de réaction inflammatoire surajoutée.

Nous avons opéré par filtrage, comme presque toujours du reste pendant notre première année d'études.

L'appareil était enveloppé d'une lame d'aluminium de 1/100 de millimètre et était séparé des tissus par un écran d'ouate tassée de 1 centimètre d'épaisseur environ.

Ce procédé avait pour but de diminuer l'intensité globale du rayonnement, d'éviter les doses massives, les réactions trop violentes, et d'employer des rayons plus pénétrants.

Cette observation montre donc une ulcération qui, traitée par filtrage, a guéri très vite sans autre détermination visible que la régression, la résorption des tissus néoplasiques.

Le malade, revu dernièrement, est toujours en parfait état. A peine distingue-t-on une légère traînée cicatricielle. Il faut être dûment averti pour la reconnaître.

En résumé, dans cette forme d'épithélioma et pour de nombreux cas, le radium nous a jusqu'ici donné des résultats très favorables. Il nous apparaît comme le traitement de choix.

II. — ÉPITHÉLIOMAS TORPIDES A SURFACE SÈCHE, BORDÉS DE PERLES ÉPITHÉLIOMATEUSES.

Les diverses considérations données au paragraphe précédent s'appliquent en tous points aux épithéliomas à surface sèche.

Ces lésions ne se distinguent des précédentes que par l'absence d'ulcérations. Elles doivent être traitées de la même manière. Les bourrelets épithéliomateux saillants, perlés, lisses et tendus, qui bordent les ulcères du groupe précédent, se retrouvent ici; mais le centre des surfaces est uni et lisse, sans solution de continuité. Ces épithéliomas sont en général très superficiels et torpides; ils peuvent recouvrir d'assez grandes surfaces. Parfois, au contraire, ils consistent en une seule perle épithéliomateuse, qu'il s'agisse d'un épithélioma à son début ou d'une récidive. Ces lésions guérissent très facilement avec ou sans exulcération surajoutée.

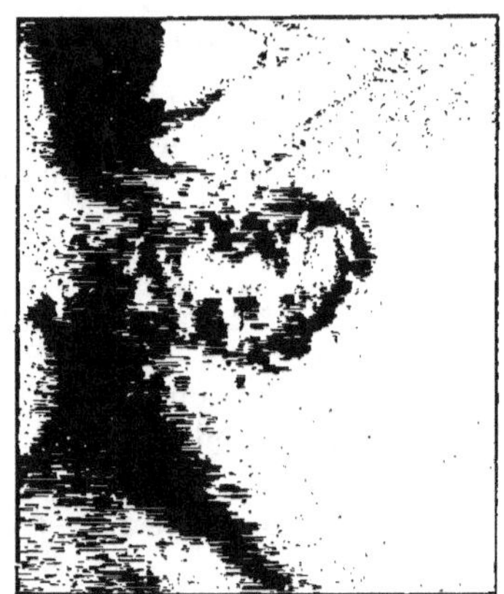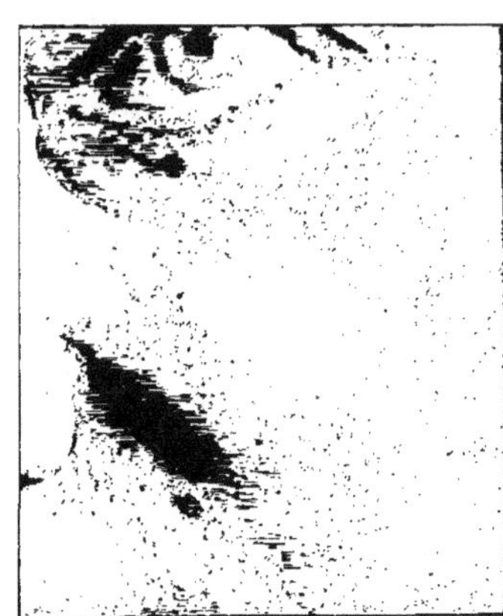

Fig. 17 et 18. — Épithélioma de la région malaire.

L'observation qui suit est un exemple démonstratif des effets qui peuvent être obtenus par les applications directes des appareils.

1° **Épithélioma de la région malaire** (fig. 17 et 18). — Une malade de quarante-trois ans présente un épithélioma de la région malaire gauche.

La lésion mesure environ 9 centimètres carrés de superficie. Elle est caractérisée par une collerette épithéliale de grosses perles qui entourent un centre déprimé cicatriciel non ulcéré.

Cet épithélioma a débuté il y a treize ans, après que la malade eut essayé d'enlever un comédon avec une épingle trouvée dans un cirque. Le galvanocautère, un raclage, des applications d'eau chaude sont les seuls traitements suivis jusqu'ici, mais sans succès. Depuis trois ou quatre mois, les lésions ont commencé à s'étendre.

Nous appliquons successivement, le 7 août 1907 pendant une demi-heure, les 8, 9 et 10 août pendant une heure, l'appareil n° 1.

Pour l'évaluation du dosage total, il faut remarquer que la lésion étant plus petite que la surface de l'appareil; le rayonnement utilisé était proportionnellement moindre.

Le 19, apparaît un érythème, suivi d'un léger écoulement séreux.

Une croûte se forme, qui se sèche vite et adhère solidement par sa base. Un mois après, la croûte tombe et laisse à découvert des tissus de réfection lisses, unis, de belle apparence, sans trace de perles. Un an après, la cicatrice demeure en excellent état et ne présente aucune menace de récidive.

Les méthodes lentes de filtrages épais aboutissent aussi, comme nous le verrons, à la guérison des perles épithéliomateuses; mais, dans ces formes, nous nous adressons maintenant de préférence aux méthodes rapides par fortes intensités radio-actives, en supprimant simplement les α et quelques β mous par l'interposition de 4 à 8 centièmes de millimètre d'aluminium. Les deux cas suivants ont été traités par filtrage.

2° **Épithélioma de la joue droite.** — Un épithélioma de la joue droite occupe toute la région située entre la paupière inférieure, la face latérale droite du nez, et une ligne rejoignant l'angle externe de l'œil à l'aile droite du nez et présente divers aspects. On constate près du nez une surface cicatricielle et érythémateuse avec menace de récidive. Au-dessous de l'œil, il y a sous la peau des *perles non ulcérées agglomérées, formant presque une petite tumeur.* Au-dessous et dans le sillon naso-génien, existent de légères exulcérations. Il était nécessaire pour la lésion sèche située au-dessous de l'œil, qui était la lésion principale prête à ulcérer la peau, celle qui dénotait l'envahissement de l'épithélioma et son extension vers l'œil, d'agir en profondeur; aussi avons-nous appliqué en cette place, pendant neuf nuits consécutives, de neuf heures du soir à huit heures du matin, l'appareil n° 5 (1), engainé dans 1 millimètre de plomb.

La lésion érythémateuse fut traitée pendant cinq jours durant deux heures chaque jour avec l'appareil n° 5, engainé dans 1/10 de millimètre de plomb.

Quant aux légères exulcérations, c'est avec ce même appareil engainé dans 8/100 d'aluminium que pendant quatre jours durant deux heures chaque jour nous les avons traitées.

Les résultats furent excellents. Chaque région réagit à souhait; et cinq semaines après, des surfaces cicatricielles lisses, souples, unies, de bonne apparence, avaient remplacé les régions malades.

3° **Tumeur épithéliomateuse, traitée par rayons pénétrants** (fig. 19 et 20). — Une malade de cinquante-trois ans présente, en juillet 1907, sur la crête du nez, une tumeur épithéliomateuse d'aspect légèrement transparent. Cette lésion a débuté il y a douze ans, à la suite d'un coup, mais n'a augmenté de volume que depuis six mois.

La peau n'est point ulcérée, mais elle adhère à la néoplasie sous-jacente.

(1) Voy. page 48 l'histoire analytique des appareils numérotés à la colonne I.

Le traitement de cette tumeur s'est composé de trois séries d'applications de douze heures, réparties à peu près également en cinq à six jours ; la première, du 8 au 11 juillet ; la seconde, du 12 au 19 août ; la troisième, du 16 au 20 septembre.

Le 29 juillet, la néoplasie avait déjà nettement diminué ; le 16 septembre, elle était nivelée ; aucune irritation ne s'était produite au cours de l'évolution régressive.

Aujourd'hui, la surface a l'apparence à peu près normale ; elle est lisse, unie, et n'offre aucune menace de récidive.

C'est l'appareil n° 14 qui fut employé, engainé, pour les deux pre-

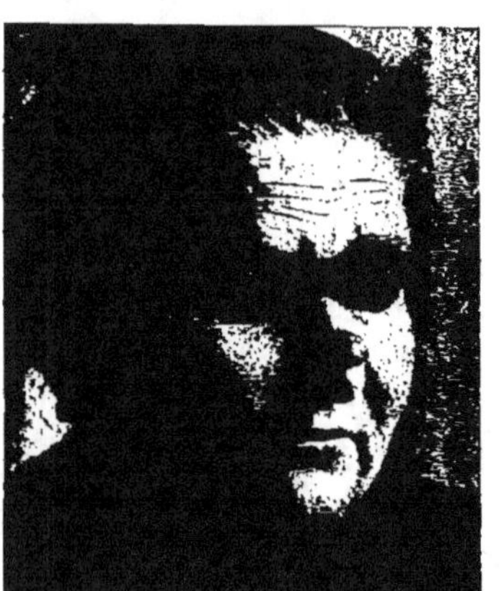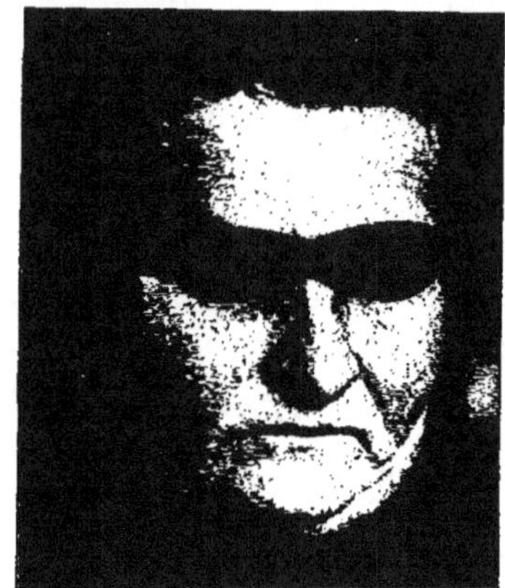

Fig. 19 et 20. — Tumeur épithéliomateuse de la crête du nez
traitée par rayons pénétrants.

mières séries, d'une lame de plomb de 3/10 de millimètre, et pour la troisième d'une lame de 1 millimètre d'épaisseur (1).

III. — CANCROÏDES CUTANÉS ULCÉRÉS PRÉSENTANT DES CARACTÈRES DE MALIGNITÉ PAR LEUR TENDANCE A L'EXTENSION EN PROFONDEUR.

Par opposition aux formes épithéliomateuses précédentes, pour lesquelles les doses débitées d'une façon massive en peu de séances sont préférables (appareils à nu ou filtrages légers), nous réunissons dans un même groupe les tissus cancéreux cutanés qui nous ont paru mieux réagir à des doses au total très puissantes, mais débitées et introduites par fractionnements de plus faibles intensités radio-actives (filtrage moyen).

Certains épithéliomas, en raison de la profondeur de leur infiltration, de leurs caractères malins et térébrants, doivent être

____

(1) Il est entendu, une fois pour toutes, que, pour simplifier nos descriptions, nous ne reparlerons pas chaque fois de l'adjonction aux écrans métalliques de feuilles de papier et de toiles caoutchoutées.

considérés comme des *noli me tangere*. Il semble donc plus logique d'intéresser en même temps les divers étages de ces épithéliomas de façon à peu près égale. Une dose massive employée d'emblée, qui influencerait trop vivement surtout les couches superficielles, risquerait peut-être d'irriter les couches profondes et de leur donner en quelque sorte un coup de fouet.

Est-ce à dire que ces doses massives introduites d'emblée soient à coup sûr préjudiciables ? Nous ne le croyons nullement, et nous avons obtenu avec elles, même dans ces cas délicats à traiter, de très bons et nombreux résultats. L'exemple suivant en est la démonstration.

1° **Cancroïde térébrant** (pl. II, fig. 1 et 2). — Une malade présente, le 6 décembre 1906, sur l'aile droite du nez, une ulcération croûteuse de 2 centimètres de longueur sur 1 centimètre de largeur. Cette lésion a été vainement traitée par des cautérisations et par les rayons X. Des améliorations se sont produites, mais jamais de façon définitive et satisfaisante ; elles ont toujours été suivies de récidive.

La croûte une fois retirée laisse voir une cavité ulcéreuse assez profonde de 6 à 7 millimètres environ ; le bord inférieur est creusé à pic à l'emporte-pièce. Le fond de la plaie est jaunâtre et de *mauvaise apparence*.

En raison des insuccès des précédentes tentatives et des caractères de malignité, nous adoptons d'emblée les doses suivantes : le 6 décembre, une heure de l'appareil n° 7, appliqué sans écran, et vingt-cinq minutes de l'appareil n° 12 sur une portion non recouverte par le premier appareil ; le 7 et le 10, mêmes applications.

A ce moment, le fond jaunâtre a déjà pris meilleur aspect et présente quelque tendance à se combler. La croûte, reproduite du 7 au 10, se laisse détacher très facilement sans qu'il s'ensuive de saignottements.

Dix applications de l'appareil n° 7 sont faites ensuite, chaque fois pendant une heure.

Le 10 janvier, la réaction est dans son plein. Une croûte jaunâtre, melliforme, impétigineuse, la « croûte du radium » recouvre toute la partie traitée.

En pressant, on fait sourdre une gouttelette de liquide séro-purulent.

Puis les tissus en réaction se sèchent assez vite et, le 25 janvier, la croûte tombe d'elle-même, mettant à découvert une surface de bon aspect en voie de réfection.

Le 12 février, l'apparence de guérison est complète. Depuis, il n'y a pas eu de récidive, et tout récemment, en novembre 1908, la région examinée montrait une souplesse remarquable. Les tissus étaient lisses, unis, non déprimés et ne présentaient pas de télangiectasies. Nous pensons que, dans ce cas, le dosage a été trop intensif, six ou sept heures des mêmes applications eussent été suffisantes, comme dans l'observation suivante.

2° **Épithélioma sur nævus pigmentaire** (fig. 21 et 22). — Vers le tiers inférieur de la joue existait, chez une femme de cinquante et un ans, un nævus pigmentaire rentrant dans la catégorie des nævi dits grains de beauté.

Il y a sept ans, ce nævus a subi une transformation épithéliomateuse. Peu à peu, une ulcération s'est formée qui présentait, lorsque nous l'avons vue, les dimensions d'une pièce de 1 franc; les bords étaient taillés à pic.

Depuis un mois, une ulcération nouvelle de même nature, mais d'évolution très rapide, s'est développée près de l'angle externe de l'œil.

Il s'agit là de symptômes graves qui réclament une intervention

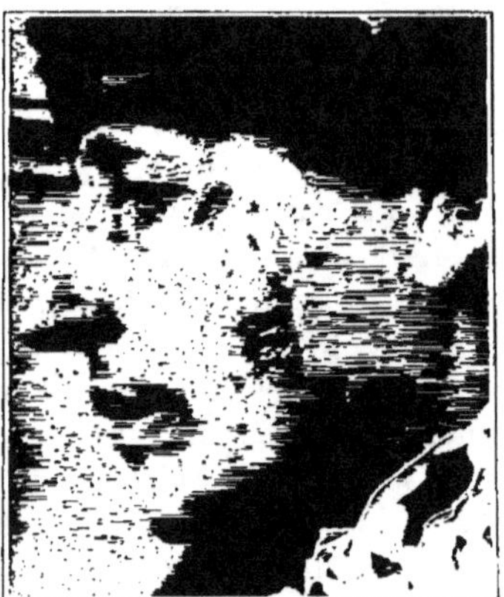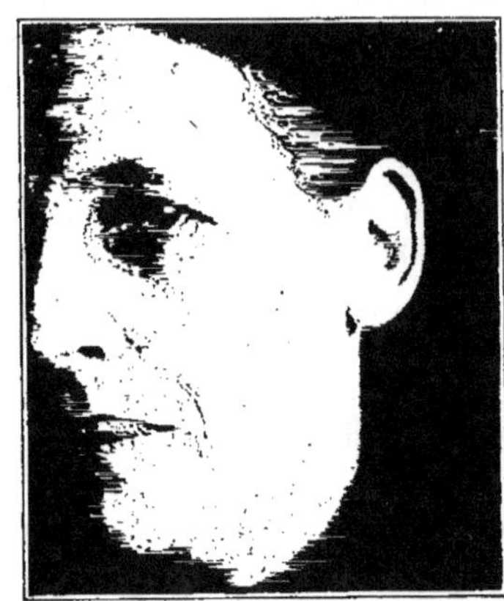

Fig. 21 et 22. — Épithélioma sur nævus pigmentaire.

urgente et énergique, d'autant plus qu'il faut éviter l'envahissement de la paupière.

Nous appliquons, sur chaque ulcération, l'appareil n° 6 pendant six heures consécutives, sans écran; et quinze jours après il se fait, au niveau de chaque néoplasme, une réaction inflammatoire ulcérocroûteuse de moyenne intensité. Les croûtes se détachent vers la sixième semaine et mettent à découvert une surface lisse, unie, de très bel aspect.

Les cicatrices, depuis huit mois, ont conservé une stabilité parfaite et ne présentent aucune menace de récidive.

Si nous préférons maintenant, pour traiter ces lésions, avoir recours au filtrage, c'est plutôt par raisonnement et par théorie. Le but est d'imprégner tout le tissu cancéreux dans son entière épaisseur, lentement, sans rien brusquer. Les filtres de moyenne épaisseur sont ceux qui en général conviennent le mieux à ces lésions; ils consistent en lames d'aluminium, ou au plus en lames de plomb de 1 dixième de millimètre d'épaisseur.

Les techniques en sont fort nombreuses : le choix des écrans, la durée et la répartition des applications varient suivant le temps dont le malade dispose, la nature de la lésion, les appareils qu'on peut employer. Nous nous contenterons d'en donner quelques exemples. C'est la sagacité et l'expérience du praticien qui décideront du choix de ces techniques. Pour les cas analogues à celui de l'observation n° 1 (p. 129), nous employons par exemple l'appareil n° 5, un total de dix à douze heures réparties au cours de dix à douze jours avec écran d'environ 8/10 d'aluminium.

Avec 1/10 de plomb, il faudrait quinze à vingt heures réparties en quatre ou cinq fois au cours de douze jours.

Les épithéliomes qui sont compliqués d'érythème et d'inflammation lymphangitique sont aussi justiciables de ces dosages. Ces inflammations, lorsqu'elles ne cèdent pas aux applications émollientes habituelles, doivent être redoutées ; elles indiquent souvent une susceptibilité spéciale et une tendance à l'extension profonde. Ce sont des *noli me tangere* au premier chef ; aussi est-il préférable d'employer pour eux l'action des rayons surpénétrants filtrés par des lames de plomb de 5/10 à 1 millimètre d'épaisseur par exemple, parfois même de $2^{mm},5$ comme dans le cas suivant :

3° Épithélioma infiltré. — Un épithélioma ulcéro-croûteux de la région préauriculaire *avec inflammation périphérique* présente, une fois la lésion débarrassée de sa croûte, une ulcération térébrante taillée à l'emporte-pièce.

Un examen minutieux permet de constater un décollement de 1 à 2 millimètres sur tout le pourtour de l'ulcération et, à la partie supérieure, ce décollement atteint 1 centimètre. La pression en cet endroit est extrêmement douloureuse et fait sourdre une gouttelette purulente.

De ce fait, l'étendue de l'épithélioma est beaucoup plus grande qu'elle ne le paraît au premier abord, et le traitement doit porter, d'une part, sur l'ulcération et, d'autre part, sur les régions recouvertes de peau, saine en apparence, mais décollée. Le cas est grave ; il a résisté au traitement par les rayons X.

Nous décidons de recourir à l'action isolée des rayonnements surpénétrants et de pousser le traitement jusqu'à l'ulcération inflammatoire surajoutée.

Nous employons l'appareil carré n° 3, enveloppé de $2^{mm},5$ de plomb, et le laissons en place de neuf heures du soir à huit heures du matin, chaque nuit du 26 au 31 août.

Nous augmentons ensuite l'épaisseur du plomb, qui est porté à 3 millimètres, et l'appareil est laissé le même temps, du 2 au 8 septembre.

Le 14 septembre, la place est rouge, cruentée, très enflammée : les parties qui étaient décollées sont à nu. Le 21, il s'est formé une croûte qui recouvre toute la lésion et au-dessous de laquelle se fait un abondant suintement séreux.

La partie supérieure qui, largement décollée, était douloureuse au toucher avant le traitement, n'est plus sensible.

Peu à peu la sécrétion diminue, les bords de la croûte devenue tout à fait sèche se décollent.

Le 5 octobre, la croûte de réaction se détache et laisse à découvert une surface de réparation d'excellente apparence. La guérison se maintient depuis cinq mois.

Cette observation montre qu'une réaction inflammatoire peut être obtenue même par l'emploi de rayons surpénétrants contenant peu de β; nous l'avons recherchée et obtenue. D'autre part, cette réaction, en intéressant toute l'épaisseur des tissus malades d'une façon à peu près égale, avait pour but de détruire la néoplasie à tous ses étages sans déterminer d'excitation nocive.

Ainsi donc, nous avons pu obtenir de très beaux résultats par des techniques fort différentes, avec ou sans écran, et sans produire la moindre irritation.

En définitive, dans ces formes de cancroïdes intéressantes et délicates à traiter, le radium fournit divers moyens fort utiles; il est précieux et nous a donné des résultats pour ainsi dire constants.

IV. - ÉPITHÉLIOMAS ULCÉRÉS SUPERFICIELS DE GRANDE SURFACE.

On a cru, au début des applications médicales du radium, que la radiumthérapie resterait limitée au traitement des petits cancroïdes bénins. Or, dans les paragraphes précédents, nous avons déjà eu affaire à des épithéliomas qui présentaient quelques caractères de malignité; nous allons voir maintenant des ulcérations de très grande étendue régresser et guérir.

Déjà, en août 1907, au Congrès de Reims, nous avions pu affirmer que, grâce à une instrumentation puissante, il était possible de réduire de tels épithéliomas. Les observations qui suivent ont trait à des néoplasies qui dépassent les faits signalés jusqu'à ce jour. Nous en avons déjà vu un exemple page 119 (fig. 15).

C'est avec des doses massives que le plus souvent ces cas ont été traités, et les résultats prouvent que cette méthode qui, en raison de l'intensité des réactions produites, a fait craindre à tort quelque exagération de l'inflammation, est souvent un excellent moyen d'obtenir une guérison d'épithélioma de grande étendue, même lorsque la néoplasie est située dans des régions où toute cicatrice vicieuse rétractile causerait à l'esthétique un grand préjudice. Cette méthode nous a donné des tissus de réfection particulièrement favorables.

1º **Ulcération du nez**. — Une ulcération recouvre toute l'aile gauche du nez, les trois quarts gauche du lobule, toute la partie moyenne de la base aussi bien à droite qu'à gauche. Au total, la surface ulcérée a environ 32 centimètres carrés. Cette extension s'est produite il y a un an à la suite d'un érysipèle ; mais le début même remonte à sept ans. Voici le procédé qui fut adopté : douze heures en dix jours de l'application directe de l'appareil n° 1. en le changeant de place à chaque séance pour intéresser toute la surface.

Ce dosage fut intensif.

Quoi qu'il en soit, après une réaction très vive, le traitement, commencé le 14 janvier 1907, s'est terminé par une très belle cicatrice.

Le cas présenté le 6 novembre 1908 à la *Société médicale des hôpitaux*, fut remarqué pour la beauté et la stabilité des tissus de réfection.

2° **Épithélioma ulcéro-croûteux du front** (fig. 23 et 24). — La malade,

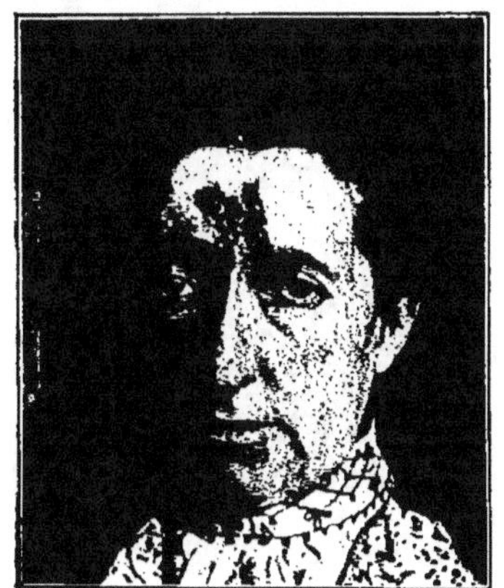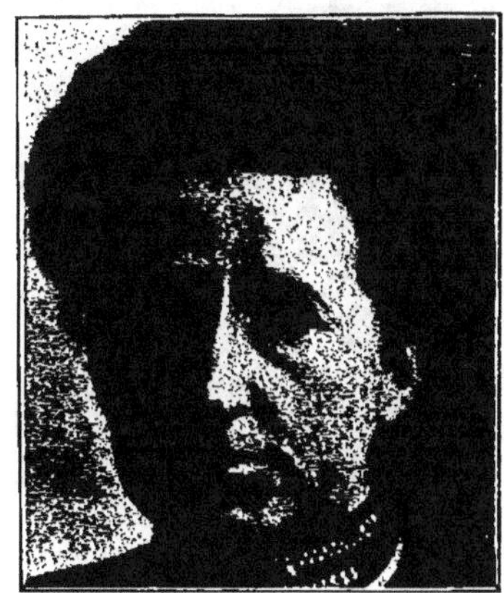

Fig. 23 et 24. — Épithélioma ulcéro-croûteux du front.

âgée de quarante-cinq ans, qui nous est amenée par le Dr Favre (de Poitiers), sur le conseil du professeur Raymond et du Dr Brocq, présente un épithélioma de la partie médiane du front de 6 centimètres sur 5. Le bord inférieur, qui va d'un sourcil à l'autre, est le siège en son milieu d'une première pointe d'envahissement vers la racine du nez et d'une autre qui, débordant l'arcade sourcilaire gauche, tend à gagner la paupière supérieure. Les bords présentent des perles épithéliales. Quant au centre ulcéré et bourgeonnant, il est aussi le siège d'un constant exsudat séreux qui se concrète et forme une croûte d'une grande épaisseur. Cet épithélioma a débuté il y a quinze ans et, depuis lors, n'a pas cessé de s'accroître ; de nombreux traitements ont été faits, mais aucun n'a arrêté la marche envahissante de cette lésion.

Nous appliquons chaque jour pendant une heure, six jours consécutifs, l'appareil n° 1 enveloppé de la toile fine caoutchoutée. A la suite de ce traitement, il s'est produit, vers le quinzième jour, une réaction croûteuse très accentuée. La croûte épaisse n'est tombée que vers le vingt-cinquième jour pour faire place à une nouvelle croûte, moins épaisse, et de dimension réduite : quinze jours après, celle-ci s'est séchée à son tour. La cicatrisation s'est faite alors très activement pour se terminer deux mois après.

Voici maintenant l'exemple d'une ulcération dont les dimensions étaient bien plus grandes encore, et qui, néanmoins, a guéri avec facilité.

3° **Épithélioma de la tempe** (fig. 25 et 26). — Un malade du service du D' de Beurmann présente un vaste épithélioma qui occupe la moitié

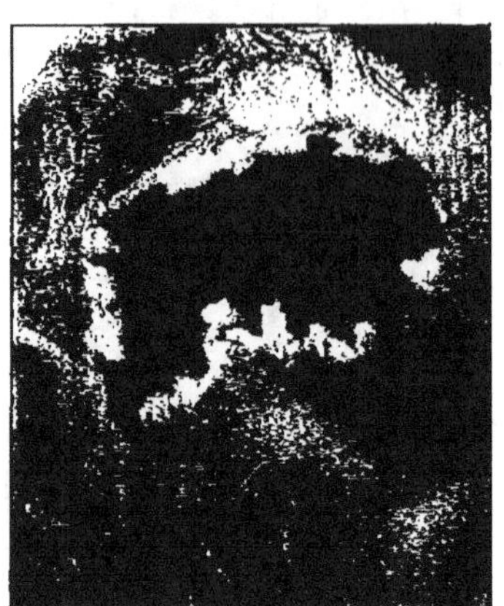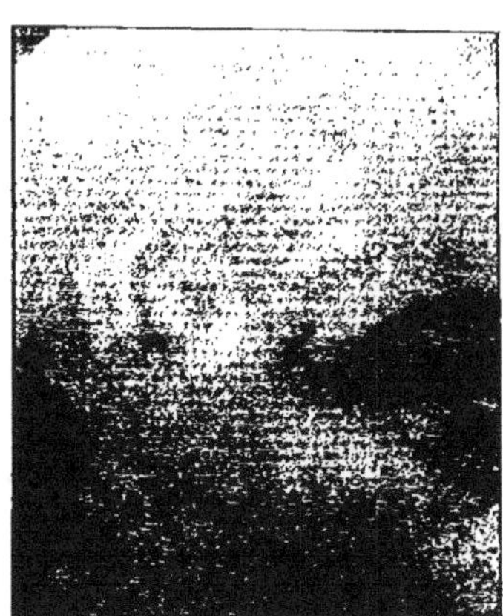

Fig. 25 et 26. — Épithélioma de la région temporo-frontale

droite du front et la région temporale droite jusqu'à l'apophyse zygomatique. *Cette lésion mesure 15 centimètres de long sur 8 centimètres de large.* Elle est bordée de grosses perles épithéliales atteignant les dimensions d'un pois ; l'ulcération est remplie de bourgeons saignant au moindre contact. Le traitement consiste dans l'application des deux appareils n° 1 et n° 3, laissés chacun six heures consécutives et enveloppés simplement de toile caoutchoutée. Ces deux appareils juxtaposés sont placés sur les différents points de l'épithélioma.

La régression se fait lentement. Deux mois après, nouvelles applications semblables, répétées encore une fois après cinquante jours.

Au septième mois, cet épithélioma ne présentait aucune menace de récidive.

III. — ÉPITHÉLIOMAS CUTANÉS ET MUQUEUX DE SIÈGE SPÉCIAL.

Dans diverses circonstances, nous avons déjà montré que la souplesse de l'instrumentation permettait de traiter des régions difficilement accessibles à d'autres agents thérapeutiques.

Nous avons réuni dans ce paragraphe des faits capables de mettre mieux encore en évidence cet avantage de la radiumthérapie qui apparaît principalement dans le traitement des épithéliomas de la conjonctive et des paupières.

1° **Épithéliomas de la conjonctive.** — 1° Un épithélioma intéressait *entièrement toute la région de la caroncule lacrymale gauche, la conjonctive supérieure et inférieure dans son tiers interne.*

Le malade qui nous avait été adressé par le D' Hallopeau était atteint de cette affection depuis six ans.

Les lésions cutanées jusqu'au voisinage de la conjonctive sont traitées avec les appareils n°s 8 et 9 sans écran appliqués trois heures. Elles régressent et guérissent comme d'habitude sans offrir de résistance particulière. La conjonctive est plus délicate à traiter ; l'appareil n° 13, enveloppé de caoutchouc, peut être glissé en raison de sa disposition plate sur la caroncule et la conjonctive. Douze séances de dix minutes, faisant un total de deux heures, au cours de dix jours, sont prescrites pour une première série. Deux autres séries analogues sont faites à un mois d'intervalle. L'épithélioma de la muqueuse régresse peu à peu sans révulsion et offre, un mois après la fin de la troisième série, l'apparence de la guérison. Cependant, huit mois après, il y eut une petite récidive vers la caroncule qui fut traitée par une heure de l'appareil n° 11. *Depuis seize mois, il ne s'est plus produit de récidive.*

2° Dans un cas d'*épithélioma siégeant au fond du cul-de-sac conjonctival externe de l'œil gauche*, la conjonctive forme un bourrelet sur le globe oculaire ; l'épithélioma vient jusqu'à l'affleurement cutané ; les bourgeons épithéliomateux remplissent toute cette région.

L'appareil sphérique n° 11, dans le fond du cul-de-sac et l'appareil plat n° 13 sur les surfaces planes, tous deux enveloppés d'aluminium à 2/100 de millimètre d'épaisseur et de toile caoutchoutée, sont appliqués quotidiennement, un jour l'un, un jour l'autre, par courtes séances de quinze minutes, de telle sorte que chaque place soit influencée à peu près également. Il était difficile, sans irriter la muqueuse, de pratiquer de plus longues applications.

La conjonctive s'est peu à peu décongestionnée, et les bourgeons ont diminué ; après plusieurs séries d'applications, la région avait perdu sa dureté et son épaisseur.

Le D' Abadie crut que la guérison était obtenue, car le cul-de-sac était en bon état, lorsque des troubles oculaires se produisirent et s'accentuèrent lentement, nécessitant après deux mois d'attente l'énucléation de l'œil. M. Abadie constata alors que l'épithélioma s'était infiltré sur la paroi de la cavité orbitaire ; un curettage fut pratiqué sur ces dernières lésions, et, depuis lors, il ne s'est pas produit de récidive.

2° **Épithéliomas des paupières** (fig. 27 et 28). — 1° Une malade présente dans l'épaisseur de la paupière inférieure une agglomération de perles épithéliales. Il s'agit d'éviter que le traitement ne détermine une inflammation de l'œil ; dans ce but, nous adoptons l'appareil n° 7 avec un écran de 1/10 de millimètre de plomb et le faisons basculer de façon à diriger les rayons de haut en bas. La durée d'application est de une heure, six jours de suite.

Après trois séries semblables à six semaines d'intervalle, la guérison est obtenue sans aucune irritation de l'œil.

2° U n *épithélioma ulcéro-croûteux de la paupière supérieure, déve-*

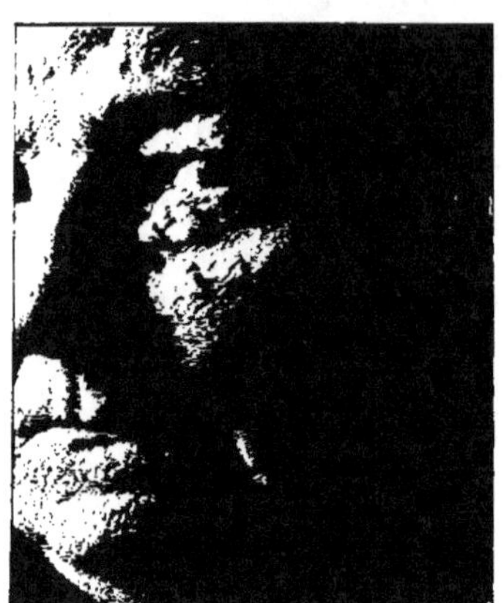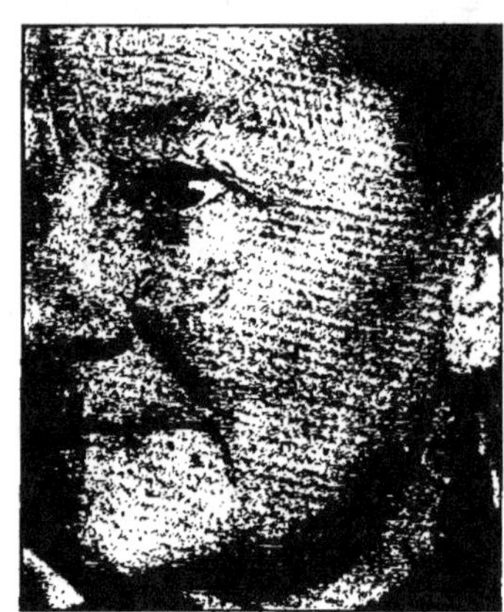

Fig. 27 et 28. — Épithélioma des paupières.

loppé sur une verrue séborrhéique est particulièrement délicat à traiter, en raison du voisinage de l'œil ; il *touche au rebord ciliaire.* L'appareil carré n° 3, enveloppé dans 6/10 de millimètre de plomb, est appliqué pendant dix-huit heures, par heure ou par deux heures, du 1er au 13 mai.

Ces applications sont suivies d'une croûte de moyenne épaisseur qui tombe en moins d'un mois et laisse une surface de guérison lisse, souple, sans la moindre altération de l'œil, sans déformation de la fente palpébrale, ni mutilation de la paupière.

3° Une malade, âgée de quarante-sept ans, nous est adressée en octobre 1907 par M. Balzer pour un *vaste épithélioma de la paupière inférieure dont le rebord ciliaire est d'ailleurs complètement détruit.*

L'épithélioma a débuté dans l'angle interne de l'œil, il y a seize ans, par une petite perle qui a été op érée et n'a pas reparu pendant cinq ou six ans. Il y a une dizaine d'années, à l'endroit même de la cicatrice, s'est produit un bourgeonnement qui s'est accru. Depuis un an, l'extension a été rapide à tel point que, tout le rebord ciliaire de la paupière inférieure est détruit ainsi que la caroncule lacrymale. Des adhérences se sont créées entre le bord libre palpébral et la conjonctive oculaire et limitent un peu les mouvements de l'œil. Sur la peau même, et tout le long du rebord ciliaire, de l'angle externe à l'angle interne où existe un gros bourrelet épithélial, on constate une succession de croûtelles et de petites ulcérations. Il existe de la photophobie et un écoulement abondant de larmes. L'appareil plat n° 13 recouvert de toile caoutchoutée est appliqué sur six places, deux heures par quart d'heure sur chaque place.

Une seconde série d'applications faite un mois après détermina la production d'un suintement séreux ; l'écoulement de larmes fut moins abondant, la photophobie disparut ; depuis dix mois, le rebord de la paupière est cicatrisé ; il n'y a pas eu de récidive.

Ces quelques observations montrent l'emploi qu'on peut faire des appareils à lame plate et sphérique ; elles montrent aussi que la conjonctive est particulièrement résistante et n'est pas facilement sujette à l'irritation ; par contre, les épithéliomas dont elle est le siège semblent céder plus vite à des doses qui seraient insuffisantes pour des épithéliomes cutanés. Le radium est donc un moyen tout à fait favorable au traitement des épithéliomas de la muqueuse, aussi bien à cause de la commodité de l'instrumentation qu'à cause de la valeur même de l'action thérapeutique.

Il semblerait qu'en raison du voisinage de l'œil et du danger des cicatrices rétractiles les procédés capables de produire une réaction inflammatoire dussent être soigneusement évités. Il n'en est rien cependant, et c'est là une des qualités du radium que de permettre, après irritation, la réfection de tissus parfaitement souples.

Malgré cela, ce sont des doses non irritatives que, pour ces régions, nous employons le plus habituellement.

3° **Épithélioma du conduit auriculaire.** — M. X..., âgé de soixante-dix ans, présente un épithélioma ulcéro-croûteux du conduit auriculaire. La lésion s'étend à 1^{cm},5 environ de profondeur ; elle déborde extérieurement sur le creux de la conque. Après avoir fait délimiter les points exacts où s'étend l'épithélioma, nous avons utilisé l'appareil n° 10 enveloppé de 1/100 de millimètre d'aluminium, pendant quinze heures par séances de vingt minutes réparties au cours d'un mois; nous sommes arrivés à la régression complète. La partie extérieure a été traitée avec l'appareil n° 8 appliqué pendant trois heures.

Pour le traitement des épithéliomas du conduit auriculaire, il est difficile de maintenir les appareils cylindriques longtemps en bonne place et bien exactement au niveau des parties ulcérées. Il est donc utile de s'adresser à de très hautes radio-activités afin de pouvoir procéder par application de courtes durées qu'on répète fréquemment.

4° Épithéliomas de la muqueuse nasale. — 1° Un *épithélioma du sillon naso-génien et de la muqueuse nasale correspondante* a débuté il y a vingt ans par un petit bouton ; peu à peu la peau s'est ulcérée et recouverte d'une croûte. En mobilisant la pointe du nez, on voit que sous la croûte existe une fissure qui témoigne d'un début de décollement de la narine gauche, et la pression fait sourdre en ce point une gouttelette purulente qui semble venir de l'intérieur du nez. D'autre part, il existe de la gêne respiratoire. Le D' Caboche, qui a l'amabilité d'examiner l'état de la muqueuse, nous donne les renseignements suivants :

« Le malade présente une lésion ulcérative intranasale de même nature que l'ulcération du sillon. Elle occupe la partie antérieure, le plancher et la paroi externe du vestibule nasal jusqu'à la tête du cornet inférieur, qui est respecté. Il y a intérieurement une rhagade qui tend à désinsérer l'aile du nez, mais je n'ai pu établir de communication entre les ulcérations endo et extranasales. »

Il est intéressant de savoir si, par la seule action sur la surface cutanée de la narine, grâce aux rayons de très grande pénétration, les lésions intranasales pourront être, elles aussi, du même coup, améliorées.

Dans ce but, l'appareil n° 3, engainé de 1 millimètre de plomb, est appliqué en pont, du nez sur la joue, l'air qui existe entre le centre de l'appareil et la lésion jouant le rôle d'écran.

Une application de deux heures est répétée pendant vingt jours consécutifs. Les premiers phénomènes observés sont la cessation de l'écoulement et la dessiccation de la croûte. Vers la cinquième semaine, la croûte tombe et met à découvert une surface nette, lisse et de belle apparence cicatricielle.

La gêne respiratoire qui existait dans la narine gauche a disparu, et l'épithélioma de la muqueuse examiné à nouveau par le D' Caboche montre des signes très certains de régression. Les ulcérations se sont sensiblement modifiées ; elles sont bien moins accusées et n'existent plus que sur la région antérieure du vestibule.

L'appareil cylindrique n° 10 est alors appliqué pendant deux heures dans la narine sur la région où persiste l'épithélioma.

Actuellement les lésions endonasales et extranasales peuvent être considérées comme guéries. L'action des rayons sur l'épithélioma de la muqueuse nasale à travers toute l'épaisseur de la narine est fort remarquable.

2° Un malade (fig. 29 et 30) a vu en quelques mois se développer dans le sillon naso-génien une ulcération qui s'est constamment creusée et dont l'*évolution est aiguë*.

Il existe une *perforation de la narine* jusqu'à la muqueuse. Les bords sont taillés à l'emporte-pièce ; la périphérie ulcérée est rouge et saignante, le fond matelassé d'une escarre jaunâtre de mauvaise apparence et d'odeur fétide.

L'ensemble de ces signes donne à l'épithélioma un caractère de malignité spéciale.

Nous employons l'appareil n° 8. après l'avoir enveloppé de 4/100 d'aluminium. Au cours de onze jours, l'appareil est appliqué au total dix-huit heures par séances de deux heures.

Un mois après le traitement et à la suite d'une réaction croûteuse de courte durée, l'ulcération s'est définitivement cicatrisée. La

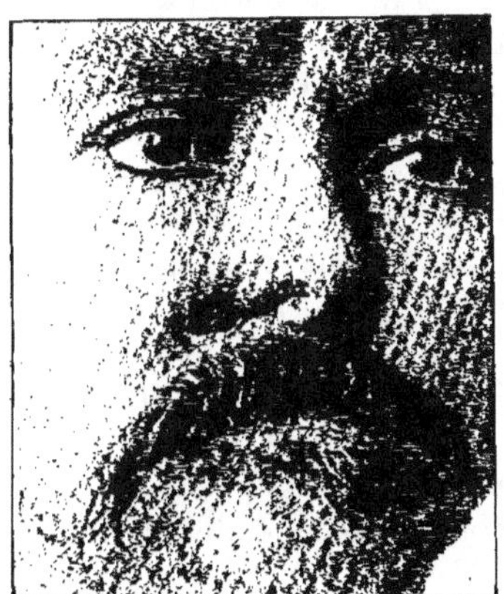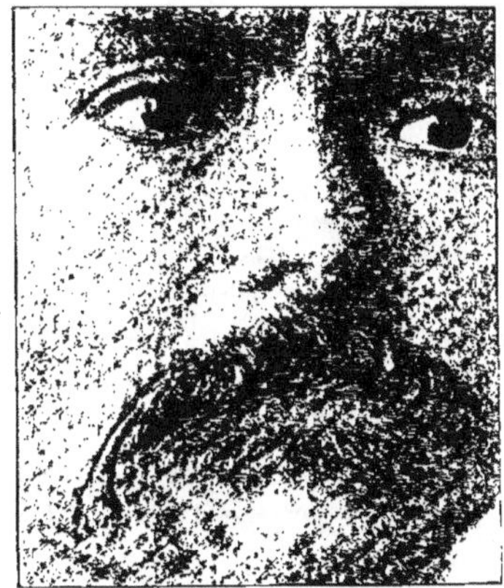

Fig. 29 et 30. — Épithélioma de la muqueuse nasale.

cicatrice, revue deux années plus tard, est demeurée en excellent état.

Ces diverses observations montrent non seulement l'efficacité du radium, mais aussi la commodité et la souplesse de l'instrumentation qui se prête au traitement des régions les plus différentes.

Affections précancéreuses. — Papillomes et verrues séniles. — Ces lésions sont fréquemment le point de départ d'épithéliomas; à vrai dire, il serait inutile de parler de l'action du radium sur des affections aussi insignifiantes et aussi facilement curables par plusieurs autres modes de traitement, si le radium n'avait sur elles une puissance d'action tout particulièrement efficace.

Deux ou trois heures d'applications de l'appareil n° 7, par exemple, guériront très aisément une agglomération de deux ou trois petits papillomes du cuir chevelu, des verrues séborrhéiques et séniles.

C'est simplement à titre de lésions précancéreuses qu'il était utile de mentionner ces lésions dans ce chapitre.

Considérations générales. — Il se dégage de l'analyse de ce premier groupe de faits un certain nombre d'indications dont voici les principales :

1° *Le radium ne s'adresse pas qu'aux seuls petits épithéliomes torpides, bénins, faciles à guérir*, comme on le croyait avant nos premières études.

Dans ce premier groupe, nous avons déjà rencontré des formes de cancers épithéliaux qui, *rebelles aux autres traitements, avaient récidivé dans de mauvaises conditions*, des formes qui présentaient des *caractères de malignité* (évolution rapide, térébrance, bords taillés à pic, périphéries et bases inflammatoires, *grandes dimensions en surface*), et cependant tous ces cas englobés dans notre statistique ne l'ont guère désavantagée.

2° Notre *statistique* ne comprendra, parmi les cancers épithéliaux de ce premier groupe, que ceux dont le traitement était terminé avant le 1ᵉʳ janvier 1908. Les cas les plus récents auront plus d'une année de date ; les plus anciens dateront de près de quatre ans ; la consécration du temps — condition indispensable à la valeur d'une statistique de ce genre — aura donc été suffisamment respectée. Sur 59 cas, nous avons noté 3 insuccès. Ces chiffres, comparés aux statistiques qui relèvent des autres thérapeutiques, semblent relativement favorables.

Il s'est agi pour les insuccès de récidives faites hors de notre surveillance. Lorsqu'il y a des points de récidive, ce qui est rare, ces points combattus dès leur apparition régressent en général avec facilité.

Nous avons eu d'autres insuccès ; mais ceux-ci relèvent de cancers de gravité exceptionnelle et sortent du cadre de notre premier groupe.

3° La *valeur esthétique* des cicatrices est intéressante à considérer. L'absence de rétraction, de dépression, de brides saillantes est de règle, et c'est là un avantage précieux pour le traitement des ulcérations qui avoisinent les orifices, spécialement celles qui siègent aux paupières.

Les cicatrices sont le plus généralement lisses, de surface unie, souples, et ne se distinguent souvent des tissus sains voisins que par une teinte plus claire.

Elles ne sont que rarement le siège de pigmentations ou de télangiectasies ultérieures. Dans plusieurs cas, elles se sont effacées complètement ; l'épithélioma de l'oreille de la planche II en est un bel exemple.

4° La *commodité des applications*, l'absence de toute contrainte, l'indolence habituelle des opérations sont autant d'avantages matériels précieux dans ce traitement des épithéliomas où il s'agit le plus souvent de vieillards.

Le malade peut lui-même tenir son appareil une fois que celui-ci est mis en place. De préférence l'instrument peut être fixé avec une bande ; il peut être laissé longtemps à demeure sans énerver le malade. L'outillage n'a rien d'imposant ni de bruyant : il ne peut que rassurer les gens pusillanimes. Bien plus, on a l'air d'avoir si peu fait de «traitement », d'avoir fait si peu de chose que, pendant les dix ou quinze jours qui suivent les applications et au cours desquels rien d'apparent ne se produit encore, les malades ont parfois quelque méfiance, et il nous faut les rassurer.

5° La *possibilité d'adapter la forme des appareils aux régions à traiter* et d'aller porter la radio-activité dans des dépressions, des cavités, des conduits, est une valeur qui a été reconnue dès le début de la radiumthérapie ; mais nous devons rappeler que cette valeur n'existe, lorsque les régions cachées et peu accessibles sont de petites surfaces, qu'à la condition d'employer des sels de radium de très haute intensité, car les petits appareils nécessaires pour ces lésions émettent une radio-activité inférieure en raison de l'exiguïté de leur surface.

6° *L'action élective des rayonnements* sur certaines cellules cancéreuses est évidente. Nous considérons que cette conclusion domine toutes les autres par l'importance de ses conséquences ; c'est elle qui permet la guérison des épithéliomas sans nécessiter de réaction ulcéreuse ; c'est elle qui règle certains dosages et certaines techniques : c'est elle enfin qui autorise à traiter des cancers de plus grande importance.

L'histologie a montré, d'autre part, que la régression des néoplasies épithéliomateuses avait des caractères absolument spéciaux.

7° Le *dosage* scientifique peut seul assurer les progrès de la radiumthérapie ; aussi avons-nous toujours été préoccupés, dès le début de nos recherches, d'agir avec méthode.

Le dosage doit être considéré sous deux points de vue fort différents : le dosage physique et le dosage thérapeutique.

Le dosage physique peut être suffisamment rigoureux. Nous avons vu, en effet, que par l'analyse électrométrique on connaissait la radio-activité utilisable émise hors des appareils soit à nu, soit recouverts d'écrans.

Le dosage thérapeutique, c'est-à-dire la notion des quantités et qualités de radio-activité qui conviennent à tels ou tels cas, ne peut être indiqué avec la même rigueur. Ce dosage, en effet, ne dépend pas que de l'expérience acquise dans l'emploi des techniques, il relève aussi de la connaissance des caractères cliniques des épithéliomas et des résistances individuelles.

Or ces caractères étant particulièrement variables, il semble bien difficile d'établir de règle générale pour l'ensemble des cas à traiter. C'est par l'étude de nos observations qu'on pourra connaître les pratiques que nous avons adoptées dans chaque cas particulier.

Quoi qu'il en soit, on peut reconnaître, au point de vue thérapeutique, deux principaux groupements qui répondent à deux techniques opposées.

Dans un premier groupe, nous rangerons :

Des épithéliomas cutanés ulcérés ou non ulcérés, torpides, de petites ou de grandes dimensions, superficiels, ne dépassant pas 5 ou 6 millimètres de profondeur, et des épithéliomas bourgeonnants de toutes dimensions.

Dans le second groupe, nous placerons :

Des cancers épithéliaux accompagnés d'inflammation, à caractères térébrants, d'infiltration plus profonde, et des épithéliomes des muqueuses.

Dans le premier cas, les doses massives (rayonnements d'ensemble) conviennent de préférence. Les appareils doivent être appliqués sans écrans ou avec des écrans de faible épaisseur, 1/100 à 4/100 de millimètre d'aluminium, afin de fournir la plus grande somme globale possible de radio-activité. Les séances d'application sont alors de courte durée, *en moyenne de trois heures à six heures réparties de préférence en plusieurs jours, ou distribuées* en une seule fois. Pour un épithélioma superficiel de 4 centimètres carrés de surface par exemple, le rayonnement global d'activité 50 000 émis par l'appareil n° 4 doit être laissé en contact cinq à six heures. S'il agit par son entière surface, l'appareil n° 1 fournira une dose suffisante en quatre heures. Pour un petit appareil comme le n° 8, il faudra huit heures.

Dans le second cas, où il semble y avoir intérêt à ne point brusquer les modifications cellulaires et à agir à peu près également et simultanément sur toute l'épaisseur de la néoplasie, les *activités doivent être débitées plus lentement, à petites doses,* que l'on emploie soit *l'ensemble des rayonnements des appareils sans écran, soit les rayonnements surpénétrants,* soit les *rayonnements intermédiaires.* La première condition est réalisée par la *méthode des applications de très courtes durées et fréquemment répétées,* comme dans le cas 2° (p. 135). La seconde condition est réalisée par la *méthode des app ications de très longues durées,* comme dans le cas 3° (p. 131). On pourra, dans chacun de ces deux cas, calculer les doses de rayonnements qui auront été utilisés en se reportant à nos tableaux et schémas de dosages.

La méthode des longues durées (avec écrans de 5/10 à 2 millimètres de plomb) utilisant des rayonnements surpénétrants dans lesquels les rayons β sont en grand nombre, est préférable dans les formes térébrantes et d'infiltrations profondes.

Entre les groupements principaux que nous avons indiqués, il existe toute une série de cas intermédiaires, pour lesquels conviennent des techniques intermédiaires. Ce sont les cas les plus fréquemment rencontrés, ceux qui demandent le plus de jugement.

Mais il ne s'agit pas là de règle absolue ; nous nous garderons bien d'affirmer que tel dosage et telle technique conviennent seuls à tels ou tels cas ; nous savons par expérience que ce serait là s'attirer de justes critiques.

Des méthodes fort différentes peuvent aboutir à des résultats semblables. Un bourgeon pourra guérir aussi bien par l'action en cent ou cent vingt heures d'un rayonnement surpénétrant d'activité 4000, que par l'action en six heures du rayonnement global du même appareil employé sans écran.

Aussi, dans le choix des techniques, il faut tenir très grand compte des conditions inhérentes aux exigences des malades et à la pratique. Le savoir-faire, l'expérience et le sens juste des choses ne sont pas de moindre importance en radiumthérapie qu'en toute autre thérapeutique.

L'ensemble de ces considérations, d'où il ressort entre autres qu'on peut, commodément, faire varier le dosage d'une énergie radio-active de telle sorte que celle-ci puisse aller chercher dans la profondeur des tissus des cellules épithéliomateuses, sur lesquelles elle a une influence curative spéciale, élective, laisse entrevoir la possibilité d'étendre la radiumthérapie à des cancers d'infiltration profonde à des cancers sous-cutanés et muqueux, à des lésions en définitive de gravité bien plus accentuée.

Quelques-uns des faits qui suivent vont montrer qu'il ne s'agit pas là d'espoirs et d'hypothèses, mais de réalités.

Les récents progrès de l'instrumentation nous ont permis d'arriver à des résultats autrement importants que ceux qui précèdent.

Que l'on remplace dans les grands appareils de 10 à 30 centimètres carrés le sel de radium au quart de sel pur par du radium pur, que l'on sache combiner l'action simultanée de plusieurs de ces appareils, qu'on introduise des tubes radifères, qu'on injecte en même temps dans les néoplasies des solutions radifères de haute activité, et, nous en sommes convaincus, la radiumthérapie verra peu à peu s'élargir les limites de son influence curative. Son avenir est dans la puissance des intensités qui seront mises à sa disposition.

Or ces progrès de l'instrumentation sont précisément réalisés, puisqu'on peut disposer désormais d'intensités radio-actives extrêmement élevées ; en effet, par la méthode du « feu croisé », lorsqu'elle peut s'appliquer, et par d'autres procédés on a trouvé le moyen de multiplier encore ces intensités.

Les faits cliniques qui ouvrent le chapitre suivant viennent appuyer ce que nous venons d'énoncer.

II. — NÉOPLASIES MALIGNES.

Il s'agira, maintenant, des néoplasies graves, par leur siège, leur nature, leur étendue ou leur volume.

Nous en ferons quatre groupes, selon qu'elles siègent : 1° *à la peau et aux tissus sous-cutanés ;* 2° *aux ganglions ;* 3° *au sein ;* 4° *aux muqueuses buccales.*

Les applications du radium *aux cancers de l'utérus* seront envisagées au chapitre réservé à la gynécologie.

Dans chacun de ces groupes, nous avons observé à des degrés divers des régressions fort remarquables ; nulle part l'action élective du radium ne s'est montrée plus évidente et plus utile.

Bien que les faits soient encore peu nombreux, nous pourrons cependant tirer des observations analysées dans ce chapitre quelques conclusions générales.

I. — CANCERS CUTANÉS ET SOUS-CUTANÉS.

Nous choisirons, parmi les malades de cette série, les six cas suivants, parce que, au moment où nous les avons entrepris, ils ne semblaient relever d'aucune autre thérapeutique nettement supérieure, ou avaient, pour quelques-uns d'entre eux, résisté à d'autres traitements.

1° **Épithélioma envahissant et térébrant d'une moitié de la face.** — Une malade âgée de soixante-quatre ans se présente la tête entourée entièrement, yeux inclus, de bandes et de linges qui sont trempés de pus et de sang.

Les linges retirés péniblement mettent à découvert la plus horrible lésion qui se puisse voir.

Il s'agit d'un épithélioma bourgeonnant d'énormes dimensions, formant une grosse tumeur saillante intéressant les trois quarts de la joue gauche. A la lèvre supérieure, est une énorme masse bourgeonnante, débordant en bas la commissure labiale et recouvrant la lèvre inférieure. La face latérale gauche du nez est perdue dans des fongosités bourgeonnantes qui mesurent 1^{cm},5 de saillie et, après avoir couvert toute la crête nasale, tendent à envahir sa face latérale droite, siège d'une infiltration érythémateuse. L'œil est caché sous des masses épithéliomateuses.

Cette tumeur, d'aspect péniblement impressionnant, dégage une odeur fétide, repoussante ; il s'écoule un liquide sanieux et purulent qui entre dans l'œil, dans le nez et dans la bouche. Du centre de cette masse, on pénètre dans la fosse nasale gauche, et l'insertion de la lèvre supérieure, détruite en un point, permet le passage d'un stylet qui ressort par la bouche.

La malade porte une bavette où s'accumulent salive, pus et sang. La malheureuse a un fort mauvais état général, car elle s'alimente mal, et le cancer est le siège d'hémorragies fréquentes et abondantes qui l'épuisent.

Cette néoplasie avait débuté par une petite verrue séborrhéique de la joue et ne datait que de six mois ; son évolution était donc extrêmement rapide, et cependant elle n'avait pas été laissée sans soins. Pendant plusieurs mois, le Dr Vigouroux l'avait soumise aux rayons X. A la longue, voyant que l'évolution progressive ne s'arrêtait pas, notre distingué confrère tenta quelques séances de haute fréquence, mais sans plus de succès ; c'est alors qu'il pensa au radium.

Le Dr de Beurmann voulut bien prendre cette malheureuse femme dans son service, où la radiumthérapie fut entreprise.

Un mois après le début du traitement, une modification radicale s'était opérée aussi bien dans l'état général que dans l'état local.

A l'occasion des deux premières applications d'appareils, il y eut des hémorragies extrêmement abondantes au point qu'on crut la malade incapable de les surmonter. Mais rapidement les hémorragies diminuèrent et cessèrent même complètement.

Au 1er février, toute une portion de la tumeur est absolument nivelée ; l'œil et la lèvre supérieure sont dégagés ; l'odeur n'existe plus, et les tissus ont pris la teinte rosée caractéristique des tissus en bonne voie de réparation.

Voici quels furent la technique et le dosage :

Sur tout le pourtour de la tumeur, nous avons appliqué la toile n° 15 engainée dans 2 millimètres de plomb. La souplesse de cette toile avait permis de confectionner un appareil concave se moulant sur l'énorme bordure périphérique. Laissé à la même place pendant vingt-quatre heures, l'appareil fut chaque fois placé à côté de la région où il était la veille ; dans l'espace de quinze jours, c'est pendant cinquante-deux heures qu'il fut utilisé au total à chaque place. Au centre, pendant trois jours consécutifs, soit soixante-douze heures, nous avons appliqué un appareil contenant 12 centigrammes de sulfate de radium d'activité 1 000 000, engainé dans 2 millimètres de plomb.

Une nouvelle série d'applications est faite du 1er au 15 février. Actuellement, au 1er mars, l'évolution régressive est considérablement accentuée ; la cicatrisation s'est faite sur tout le pourtour. Il n'y a plus d'hémorragies, et ce qui reste ressemble à des tissus

Épithélioma de la région parotidienne.

Fig. 1. — La tumeur épithéliomateuse était un peu moins rouge que sur la planche. Le revêtement cutané, soulevé par la néoplasie, était adhérent, lisse, tendu, enflammé, mais ne présentait pas d'ulcération sur la périphérie de la tumeur. Seule, une place grande comme une pièce de 2 francs au sommet de la saillie était ulcérée.

Fig. 2. — La photographie a été prise de face pour permettre d'établir la comparaison entre la physionomie que présentait le malade avant et après le traitement. Mais la région n'est pas en réalité absolument nette. Elle est le siège de deux petites bosselures, dures, fibreuses, mobiles, qui semblent être un reliquat fibro-scléreux, relevant du processus de transformation de l'épithélioma.

curettés ne demandant qu'à se réparer. La malade a repris un bon état général ; elle mange bien et engraisse.

Il est intéressant, d'autre part, de signaler qu'il y a six ans cette même malade a eu sur la région temporale droite un petit épithélioma pour lequel M. Balzer a fait pratiquer dans un service de chirurgie un grattage, puis, après récidive, une ablation. La lésion ayant de nouveau récidivé, M. Balzer l'envoya à M. Danlos pour être traitée par le radium.

Malgré cette amélioration, comme la fonte des masses végétantes a permis de se rendre un compte plus exact de l'étendue des lésions en profondeur, notamment de l'envahissement du plancher des fosses nasales, il ne faut pas considérer ce cas comme définitivement favorable. Un traitement très énergique devra être repris dans l'espoir d'atteindre la base même du néoplasme.

Dans le cas suivant, le cancer avait détruit les tissus sur une vaste étendue et avait atteint les régions osseuses sous-jacentes, qui apparaissaient noirâtres et nécrosées.

2° Ulcération occupant la moitié gauche du front, la région temporale et intéressant la paroi osseuse (malade du Dr Jeanselme traitée dans le service de M. de Beurmann). — L'ulcération néoplasique a 12 centimètres sur 8 ; elle occupe la moitié gauche du front et toute la région temporale. Son bord supérieur reste distant de 2 centimètres de la racine des cheveux ; en bas, elle empiète sur l'arcade sourcilaire nécrosée. Cette vaste ulcération est en effet si profonde que la table externe du frontal est nécrosée sur une étendue de 3 centimètres sur 6 et tranche par son aspect noir sur le reste de l'ulcération. L'arcade sourcilaire est détruite ; la paupière supérieure envahie et décollée est le siège d'un sillon qui tend à gagner le cul-de-sac conjonctival supérieur. A la partie externe de l'ulcération, existe une grosse masse végétante dont les bords sont nettement découpés. Partout ailleurs, l'ulcération est encerclée par un gros bourrelet et parcourue à sa surface de nombreuses dilatations vasculaires. Le bord interne, particulièrement au-dessus de la racine du nez, présente une épaisseur d'environ 1 centimètre ; en cette région, les douleurs sont violentes. L'œil gauche est atteint d'exophtalmie et de chémosis.

Cette néoplasie a débuté il y a dix-huit mois et a fait de rapides progrès.

Le traitement consiste à appliquer chaque jour sur les bords de la lésion l'appareil n° 15 engainé de 2 millimètres de plomb, de façon que chaque place soit traitée pendant soixante-douze heures. Après les premières applications, la région bourgeonnante s'est affaissée, ainsi que le gros bourrelet périphérique, où l'on constate le point de départ de la cicatrisation. Les douleurs ont totalement disparu. La portion osseuse nécrosée s'est en partie éliminée. La régression et la cicatrisation se font rapidement.

Le cas suivant remonte à une date plus éloignée; il a été présenté en cours de traitement à diverses sociétés savantes et offre un exemple vraiment inattendu des résultats que le radium peut obtenir.

3° **Tumeur de la région parotidienne** (pl. III, fig. 1 et 2). — Un malade âgé de cinquante-cinq ans présente, à la joue gauche, une énorme tumeur saillante. Celle-ci est solidement implantée sur les tissus profonds; on ne peut la mobiliser sans remuer la tête avec laquelle elle fait corps. Sa dureté est celle du plâtre. Elle s'étend horizontalement sur un espace de 9 centimètres, du pavillon de l'oreille au quart interne de la joue, et verticalement sur 12 centimètres de la tempe au voisinage du rebord du maxillaire inférieur. Sa partie la plus saillante mesure à l'équerre près de 5 centimètres de hauteur.

La peau qui la recouvre est partout rouge et enflammée, lisse et tendue, parsemée de gros vaisseaux; il est impossible de la plisser, mais elle est intacte sur la majeure partie de la tumeur; elle ne présente de solution de continuité que sur le sommet, où, sur un espace de la dimension d'une pièce de 2 francs, existe une ulcération séro-purulente saignottante. Cette surface est bosselée, comme s'il s'agissait de plusieurs tumeurs réunies en une seule. On constate un peu d'empâtement ganglionnaire dans la région sous-maxillaire. Le malade n'accuse pas de douleurs.

Le Dr Duprey (de Château-Chinon), qui connaît le malade depuis long-temps, nous écrit qu'il existait dans la région parotidienne préauriculaire, depuis dix ou quinze ans, une grosseur d'apparence bénigne, non évolutive, lorsqu'en mai 1908 un développement rapide se produisit.

L'histologie, faite par le Dr Dominici lorsque, traitée depuis deux semaines, la tumeur avait déjà sensiblement diminué, a donné les indications suivantes :

« Épithélioma lobulé à cellules à noyaux bourgeonnants, à karyokinèses ordinaires et multipolaires nombreuses et production cornée peu abondante. »

Le 6 novembre 1908, onze semaines après le début du traitement, la tumeur présentée à la Société médicale des hôpitaux n'avait plus que 1^{cm},5 de saillie. Elle s'est tout à fait décollée à sa base, et la néoplasie est parfaitement mobile. Le 28 février, il s'en faut de peu pour qu'on puisse la considérer comme entièrement résorbée. La peau a repris sa coloration à peu près normale, et l'ulcération s'est cicatrisée.

Au cours de cette évolution régressive, l'induration sous-maxillaire a diminué dans de telles proportions qu'il ne semble pas y avoir de ce côté menace de complication; il reste toutefois un ganglion vers la partie inférieure et un noyau dur de consistance fibreuse.

Nous insisterons sur la conduite thérapeutique suivie, car elle relève de plusieurs méthodes différentes, qui ont été combinées. Elle devait en somme accumuler la plus grande somme possible de radio-activité dans la profondeur de la masse épithéliomateuse sans léser la surface. Mais il fallait agir vite en raison de l'évolution progressive maligne ; il fallait agir enfin en tous les points à la fois. Ces multiples conditions ont été résolues par la méthode du « feu croisé ».

Nous avons dit qu'une intensité de rayonnement donnée agissait beaucoup plus énergiquement si elle était accumulée en un temps court. Au moyen du « feu croisé », la puissance effective des rayonnements est multipliée par le nombre de rayons qui se croisent et frappent simultanément au même point.

Si donc on fait agir pendant une heure quatre appareils placés en vis-à-vis et deux à deux, aux quatre points cardinaux d'une tumeur, on concentre en cette même heure une intensité non seulement quadruplée, mais de qualité spéciale ; c'est ainsi que nous avons agi. Les appareils n°ˢ 2, 3, 4 et 7 étaient recouverts d'écrans de plomb de 1 ou de 2 millimètres d'épaisseur, de telle sorte que seuls les rayons surpénétrants β durs et γ fussent utilisés. Ces appareils ont été laissés des nuits entières, et, à chaque application nouvelle, ils étaient déplacés de façon que la même région cutanée ne fût pas intéressée deux nuits de suite. En agissant ainsi, nous avons évité l'irritation trop vive de la peau et nous avons, par contre, inondé l'intérieur de la tumeur d'une puissance radio-active considérable.

Mais là ne se borne pas l'accumulation de rayons que nous avons introduits dans la tumeur : l'appareil n° 1 a été placé directement, recouvert simplement de caoutchouc protecteur, sur la surface ulcérée.

De plus, pendant quatre fois vingt-quatre heures, un tube en verre contenant 0,005 de radium pur et engainé dans un tube en or était enfoncé et maintenu à demeure au centre de la tumeur. Les rayons émis par ce tube se croisaient avec ceux venant de la surface. Ainsi furent utilisés la méthode du « feu croisé », le filtrage par écrans épais, l'application d'appareil à nu et l'introduction de tubes.

L'énergie utilisée fut considérable, car tous les appareils étaient de haute puissance. Les filtrages ont été appliqués chaque nuit pendant quinze jours en une première série et quinze jours deux mois après ; et chaque appareil émettait un rayonnement surpénétrant de 2 000 à 6 000.

Le tube a été introduit pendant douze heures. L'appareil n° 1 fut employé à nu sur l'ulcération trois heures à chaque série.

L'évolution régressive s'est marquée par une forte réaction dans l'intérieur de la tumeur. Des lambeaux d'escarre ont été éliminés par la portion ulcérée. En pressant sur les parties latérales de la tumeur, on faisait sourdre en assez grande abondance un liquide blanchâtre, laiteux, spécial. Il se produisit très vite, vers le quinzième jour, une diminution dans la dureté des tissus, notamment au niveau d'une bosselure inférieure. A ce niveau, il sembla qu'il se formait une collection liquide. Comme cette collection n'avait pas d'issue, il fut facile de la mettre en communication avec l'ulcération centrale, et, après l'incision, il sortit une assez grande quantité de ce même liquide blanchâtre laiteux assez fluant.

La peau resta indemne, sauf en plusieurs places, où il se produisit une exulcération, surtout à la périphérie de l'ulcération centrale néoplasique, là où l'appareil à nu avait été appliqué.

Le malade, au plus fort de la réaction, eut un mouvement fébrile et un peu de malaise pendant huit jours ; puis tout rentra dans l'ordre.

Actuellement, le nivellement est presque entièrement obtenu, sauf en deux points où existent les noyaux signalés.

Nous ferons remarquer spécialement le décollement à sa base de cette tumeur qui était, avant le traitement, solidement implantée. C'est là un signe favorable que nous retrouverons au paragraphe des cancers du sein ; il indique l'action des rayons en profondeur.

4° **Cancer de la région temporo-malaire intéressant la paroi orbitaire** (fig. 31 et 32). — Il s'agit maintenant d'une néoplasie de petites

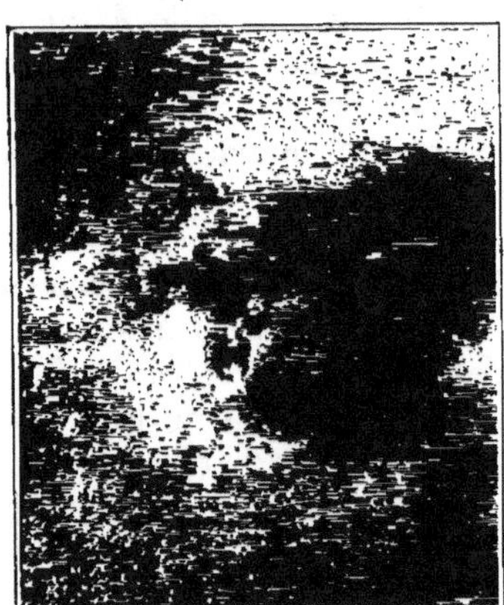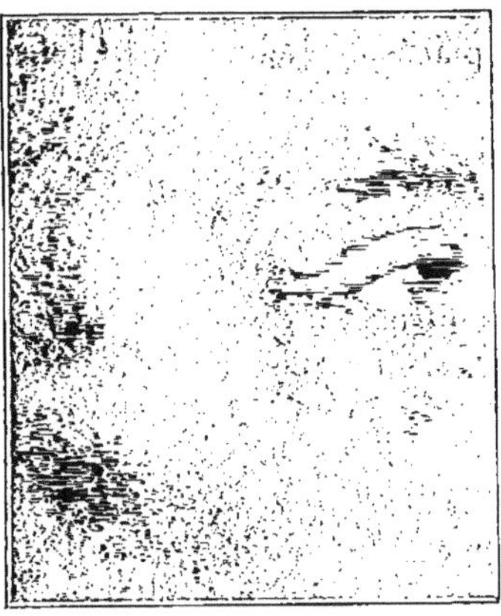

Fig. 31 et 32. — Cancer de la région temporo-malaire intéressant la paroi de l'orbite.

dimensions, mais grave par son siège et ses trajets fistuleux. Elle est située au voisinage de l'œil, qui est légèrement exophtalmié, et intéresse la paroi osseuse.

Le malade, âgé de cinquante-sept ans, nous est adressé en novembre 1908 de Cambrai par le Dr Galand.

Le cancer a débuté il y a quinze ans par une verrue ; depuis quatre ans, malgré divers traitements (électricité, cautérisations, etc.), il s'est développé vers les profondeurs, envahissant les tissus sous-cutanés et la paroi osseuse.

Actuellement, au niveau de l'angle externe de l'œil et l'intéressant même, existe une ulcération recouverte d'une croûte gris verdâtre, épaisse et très adhérente, s'étendant sur une surface de 3 centimètres de diamètre. Le cancer contourne la portion inférieure de l'orbite, et il existe en ce point une fistule profonde. Toute la région périphérique est bombée, dure et douloureuse au palper ; une exophtalmie, jointe à une certaine faiblesse dans la vue de ce côté et à des douleurs lancinantes, font craindre la compression de la paroi orbitaire et l'envahissement de l'orbite. Les tissus de cette région sont d'ailleurs fortement adhérents au plan osseux sous-jacent.

La thérapeutique devait avoir pour but d'agir dans la grande profondeur jusque dans l'orbite, et nous comptions sur le pouvoir électif du radium vis-à-vis des cellules épithéliomateuses pour influencer la néoplasie sans altérer le globe oculaire. D'autre part, la partie de l'œil exophtalmié pouvait être protégée par une cache épaisse.

L'appareil n° 3, recouvert de 1 millimètre de plomb, est appliqué trois fois vingt-deux heures consécutives, une fois par semaine, les 15, 22 et 29 novembre 1908, soit en tout soixante-six heures.

Le 1er février, le malade semble guéri. Toute la région située au voisinage de l'angle externe de l'œil est cicatrisée sans rétraction des paupières. Dans la partie inférieure, l'orifice de la fistule, là où les tissus faisaient corps avec la paroi orbitaire, un petit point a tardé à se cicatriser, comme c'est l'habitude dans les régions où manque le tissu cellulaire de « capiton ».

L'exophtalmie a diminué, et la vue est revenue.

Ce résultat est particulièrement intéressant, car une opération aurait été accompagnée d'un délabrement considérable des tissus et vraisemblablement suivie de la rétraction des paupières ; la fulguration ni les rayons X n'auraient pu facilement agir dans la profondeur, et de toute façon l'intégrité de la surface n'aurait guère pu être obtenue.

5° Épithélioma ayant rongé la presque totalité du nez et détruit la moitié de sa paroi gauche. — Lorsque des épithéliomas siègent sur des tissus osseux ou cartilagineux, dans des régions où la peau n'a pas de « capiton » de tissu cellulaire (os et cartilages du nez, orbite, région frontale), il faut, tant pour les applications d'appareils à nu qu'avec les filtrages, employer des doses au total moins fortes que sur les joues par exemple.

En effet, les réactions inflammatoires se produisent plus facilement et sont beaucoup plus longues à disparaître. Les méthodes qui agissent par doses faibles et par fractionnement doivent donc être en général préférées.

Un malade nous est adressé pour une ulcération qui a détruit presque toute la surface du nez, sauf l'extrémité du lobule ; le cartilage, une partie des os du nez sont mis à nu ; toute la moitié de la paroi gauche est perforée.

Le début date de quatre ans et demi, mais c'est depuis quelques mois seulement que l'ulcération a pris ce caractère de malignité aiguë. L'envahissement est très rapide. Au voisinage de l'angle interne de l'œil gauche, l'induration périphérique en bourrelet qui limite partout le cancer est ici particulièrement accentuée et menaçante.

Le traitement doit être énergique sur toute la périphérie et très atténué sur les portions osseuses et cartilagineuses dénudées. Il y a là une grosse difficulté de technique. De nombreuses séries d'applications ont été faites au cours de cinq mois. En général, le régime adopté a été le suivant :

1° Sur le bourrelet périphérique, application à nu ou avec léger filtrage (8/100 de millimètre d'aluminium) pendant trois à cinq heures par demi-heure en dix jours environ des appareils 5, 6, 7, 8 et 9);

2° Sur les parties dénudées, appareil n° 3 avec 2 millimètres de plomb, pendant quarante heures par trois ou quatres heures consécutives, au cours de vingt jours environ.

Il y eut en tout trois séries avec un mois d'intervalle entre chacune d'elles des deux côtés du nez.

Au cinquième mois, la perforation n'est point comblée, mais ses bords sont en bonne voie de cicatrisation; le bourrelet épithéliomateux a disparu ; les tissus présentent un bon aspect, et les dangers d'extension vers la caroncule lacrymale paraissent écartés.

6° Récidive sous-cutanée à envahissement rapide d'une tumeur épithéliomateuse de la joue extirpée chirurgicalement. Réaction inflammatoire vive de surface et de profondeur obtenue par l'emploi des rayonnements surpénétrants. — Une tumeur de récidive, de la dimension d'une petite noisette, siège dans la région malaire. *De cette tumeur partent des travées indurées et saillantes se dirigeant vers l'œil et vers le milieu de la joue.*

Le tout forme une *masse dure de 20 centimètres carrés* environ, à surface parcourue de brides cicatricielles, reliquats d'une opération antérieure. La peau est tendue, mais n'est point ulcérée; elle se plisse difficilement ; la récidive s'est faite dans le tissu conjonctif. Nous avons recours, pour le traitement de cette lésion, aux rayonnements surpénétrants.

Application de l'appareil n° 1 de neuf heures du soir à huit heures du matin.

La première nuit, 2 millimètres de plomb; la deuxième, $2^{mm},5$; pendant huit nuits consécutives, 3 millimètres. Dès ce moment, on constate une diminution de la saillie. Pendant deux nuits encore, $3^{mm},5$; enfin, les quatre dernières nuits, 4 millimètres.

Soit en tout environ cent soixante-cinq heures par onze heures consécutives en quinze jours sans interruption, avec un rayonnement surpénétrant de 2 000 à 4 000.

Quinze jours après la fin du traitement, la tumeur est effacée, l'empâtement a disparu ; mais la peau est le siège d'une rougeur vive qui présage une réaction forte et profonde. En effet, quinze jours après le malade, retourné chez lui en Provence, nous écrit que toute la région traitée est douloureuse et enflammée. En divers points, des solutions de continuité se sont produites par où un liquide blanchâtre laiteux coule en abondance (liquide que nous avons plusieurs fois rencontré dans le traitement des épithéliomas lorsqu'il y a eu des réactions fortes en profondeur).

Nous pensions bien avoir exagéré les doses ; mais cet excès était voulu ; le malade ne pouvant revenir, il fallait obtenir un résultat définitif.

Ce cas a été pour nous l'occasion de démontrer qu'aucune méthode ne met complètement à l'abri des irritations de surface. Même en n'employant que des rayonnements surpénétrants, si on accumule au total au cours des applications des doses trop élevées, on finit par déterminer de la révulsion superficielle et des réactions inflammatoires profondes.

C'est donc encore une fois les dosages plus que les méthodes qui règlent l'apparition ou non des inflammations consécutives (Voy. le chapitre des *Réactions*).

D'autre part, cette observation montre aussi que les réactions inflammatoires produites par les doses exagérées de rayonnements surpénétrants se réparent en général assez vite ; en effet, après plusieurs semaines de cette réaction, les tissus se sont séchés, tout est rentré dans l'ordre, les masses dures ont disparu, et actuellement, quatre mois après, il ne reste plus rien de la récidive, du moins en apparence ; la peau est souple et mobile, il persiste des sensations de reptation et de fourmillement.

II. — ENVAHISSEMENTS GANGLIONNAIRES.

Les récidives ou envahissements ganglionnaires sont, nous l'avons vu plusieurs fois, justiciables du radium dans une certaine mesure, en raison de la possibilité d'agir dans la profondeur sans ulcérer la surface, et se rangent pour cette même raison à côté des cancers sous-cutanés recouverts de peau qu'il faut ménager. En voici trois exemples qui méritent d'être signalés :

1° Une dame fort âgée a un envahissement ganglionnaire rétro-auriculaire à la suite d'un épithélioma ulcéré du conduit de l'oreille. La tumeur, recouverte de peau normale mince et tendue, s'est formée dans le pli rétro-auriculaire et s'est rapidement développée. Elle est pâteuse et a les dimensions, en tenant compte de la profondeur, d'un œuf de pigeon.

Aucune intervention chirurgicale n'est possible, la tumeur est extrêmement adhérente par sa base, fait corps avec la région osseuse et auriculaire sous-jacente ; le délabrement opératoire serait énorme, et la malade fort âgée ne pourrait supporter l'opération.

Les rayons X ne pourraient que bien difficilement épargner la peau, et le traitement ne serait pas pratique, car la malade ne peut plus se déplacer.

Les rayonnements surpénétrants furent adoptés à faibles doses (1 000 à 2 000 unités). Les applications sont faites par séries de cinq à six nuits consécutives. Chaque série est séparée par deux à quatre semaines de repos. Peu à peu, on observe la régression de la tumeur. Celle-ci diminue lentement et prend une consistance plus dure, comme scléreuse, d'après l'opinion du D' Paillotte, qui s'occupe de la malade.

Après plusieurs mois, la néoplasie est réduite dans la proportion des trois quarts. La peau n'a été à aucun moment le siège d'irritation. C'est fort simplement que ces résultats ont été obtenus ; la technique n'a causé à la malade qu'une gêne et une fatigue à peu près négligeables. C'est là un exemple absolument démonstratif de l'action spécifique du radium et de la commodité de son emploi.

2° Dans le cas suivant, les doses ont été exagérées et ont déterminé une inflammation de surface longue à guérir ; mais il était indispensable d'avoir recours d'urgence à des doses intensives.

On peut se demander si parfois, vu l'urgence, une radiumdermite superficielle qui durera cinq à six semaines (temps pendant lequel après une série opératoire le malade est quand même forcé de se reposer) ne vaudra pas mieux que la privation d'un procédé intensif, qui seul peut avoir des chances d'arrêter un envahissement aigu.

Un malade, à la suite d'un épithélioma du fond de la gorge assez torpide, a vu se développer très rapidement une énorme masse dure, saillante dans toute la région cervicale gauche. Il y a des signes de compression et de gêne ; la tête est immobilisée. La peau est fine, lisse et tendue, simplement soulevée par la tumeur. Elle se plisse difficilement.

Voici le traitement qui fut adopté :

Toutes les deux nuits, du 25 novembre au 11 décembre, soit huit fois, application des appareils n°ˢ 5, 6 et 3. Ce dernier est renforcé par la superposition de deux toiles contenant 4 centigrammes de sel de radium à 500 000. Ces appareils sont engainés de 2 millimètres de plomb.

Les jours intercalaires, applications des appareils n°ˢ 3, 5 et 7 engainés dans 2 millimètres de plomb. La tumeur a donc été traitée, pendant seize jours consécutifs. Le mode d'application des appareils a eu pour but d'opposer les rayons les uns aux autres et d'inonder l'énorme tumeur.

Il s'est produit une radiumdermite malgré l'usage des écrans ; mais aujourd'hui, deux mois après le traitement, la tumeur, qui s'accroissait rapidement de façon fort inquiétante, a diminué notablement de volume ; elle s'est ramollie dans son ensemble. Le malade peut plier la tête à gauche, et les douleurs intolérables qu'il ressentait dans la moitié gauche de la tête ont disparu.

3° Un autre cas en tous points semblable, plus développé même et ayant pour point de départ un cancer probable du larynx qui a nécessité la trachéotomie, vient d'être récemment mis en traitement de façon très énergique en « feu croisé », avec les rayonnements surpénétrants, comme dans le cas précédent.

Assez rapidement il y a eu, et cette fois sans irritation de la peau, ramollissement, légère diminution de volume et surtout atténuation très marquée des violentes douleurs de tête.

4° Une malade du Dr Cazin présente, à la suite d'un cancer du sein, une infiltration ganglionnaire considérable ; des tumeurs existent dans les régions pectorale, axillaire, cervicale. Il y a des signes de compression (douleurs, gêne de la respiration, œdème du bras). Le traitement ne pouvait avoir d'autre prétention dans un tel cas que de soulager la malade. Dans une certaine mesure, le but poursuivi a été obtenu ; il y a eu nettement, pendant deux ou trois mois, rémission des douleurs et de la gêne respiratoire et même diminution pour une part des masses traitées.

C'était l'époque des vacances ; la malade ne voulut pas s'astreindre à rester à Paris pour poursuivre le traitement ; nous apprîmes sa mort deux mois après.

L'ensemble de ces faits montre combien les limites attribuées autrefois à la radiumthérapie du cancer doivent être élargies ; mais nulle part mieux que dans le paragraphe suivant la valeur du radium ne peut être mise en évidence.

III. — NÉOPLASIES DU SEIN.

Le sein est une région tout particulièrement favorable au manuel opératoire et à certaines techniques de la radiumthérapie, notamment à la méthode du « feu croisé », combinée aux filtrages.

Voici les quatre principales conditions auxquelles la technique doit répondre :

I. Dans la mesure du possible et par principe, il faut chercher à éviter la pénétration des rayons dans le poumon.

Dans les cancers du sein, en effet, où le poumon est souvent sensible et irritable, il y a parfois avantage à diminuer la somme des rayons qui atteignent les poumons ; on y parvient par la méthode du « feu croisé », qui permet de diriger latéralement la majeure partie des rayons.

II. Il faut, dans le cancer du sein même superficiel, comme dans la maladie de Paget (1), agir en profondeur, atteindre l'entière épaisseur des tissus mammaires bien au delà des nodosités et infiltrations qui, au palper, révèlent la néoplasie. Il faut en quelque sorte fouiller à l'aveugle le moindre recoin où l'envahissement pourrait exister.

Or théoriquement, le pouvoir d'extrême pénétration des rayonnements ultra-pénétrants, qui traversent, avons-nous dit, plusieurs centimètres de plomb, assure l'influence de la radio-activité en tous les points de la région mammaire, quelle que soit leur profondeur.

III. L'action radio-active doit être intensive. En outre du choix d'appareils de grande surface contenant un sel de radium de très forte activité, il faut adopter quelques-unes des combinaisons opératoires qui aboutissent à l'augmentation des intensités radio-actives. Ce sont :

1° La superposition des appareils ;

2° L'introduction des tubes radifères dans l'intérieur des tissus cancéreux, méthode fort utile lorsque la peau est déjà ulcérée ;

3° La multiplication des appareils et des points d'application. Un sein peut être recouvert de quatre appareils se faisant vis-à-vis et croisant leurs feux. Nous rappelons à ce propos que l'action simultanée de deux rayonnements dirigés l'un vers l'autre est d'un rendement thérapeutique supérieur à l'action de deux mêmes appareils superposés. Le sein se prête admirablement à cette méthode du « feu croisé » et à l'augmentation d'intensité radio-active qui en résulte.

Dans certains cas, ces trois modes opératoires peuvent être combinés, d'où *découle la possibilité d'inonder littéralement toute la région mammaire de rayonnements à la fois extrêmement intenses, nombreux et pénétrants.*

IV. La peau doit être sauvegardée. Tout en introduisant dans le cancer une valeur radio-active considérable, il faut chercher à éviter l'inflammation de surface. Or, même lorsque l'épiderme est déjà intéressé, rouge, en peau d'orange, telle une peau d'abcès qui va percer, on peut obtenir la régression sans amener d'ulcération de surface.

Le filtrage, sans autre considération, parvient à ce résultat si l'écran est suffisamment épais de 2 à 3 millimètres de plomb et si les durées d'application sont assez longues.

La méthode du « feu croisé » avec déplacement des points d'application qui permet d'utiliser des filtres moins épais et par conséquent plus de rayons, répond aux quatre conditions que nous avons énoncées et rend le traitement plus pratique, plus rapide et plus efficace.

Le sein est donc une région singulièrement propre à mettre en lumière l'une des principales originalités de la radiumthérapie ainsi

(1) Wickham, Maladie du mamelon dite de Paget. Contribution à l'étude de la pathogénie du cancer. Thèse de Paris, 1890.

que les progrès qui ont été réalisés par les méthodes du Laboratoire biologique du radium.

La commodité des applications, qui peuvent aisément durer des nuits et des jours entiers, sans changer en rien les habitudes des malades en général âgés et sans les astreindre à la moindre servitude, la souplesse de l'instrumentation qui permet de nombreuses combinaisons opératoires, la possibilité d'inonder avec certitude la totalité de la région mammaire dans la direction voulue avec des rayons nombreux, intenses et extrêmement pénétrants, et cela sans enflammer la surface cutanée, sont là des avantages qui, réunis, appartiennent au radium à l'exclusion de toute autre thérapeutique et auxquels notamment les rayons X ne peuvent prétendre.

Dans la considération théorique des divers traitements appliqués aux cancers du sein, il faut remarquer que, quel que soit le moyen d'obtenir la destruction néoplasique (cautérisations diverses, fulguration), quelle que soit l'étendue de l'exérèse, il y a toujours un au-delà où des germes pourraient être restés hors d'atteinte. Si donc le radium parvient à faire régresser une néoplasie du sein, théoriquement et pratiquement ses moyens d'action devront paraître supérieurs, puisque les rayons auront été chercher les éléments néoplasiques en tous les points de la région mammaire et au delà même des zones habituellement accessibles.

Il est certain que le décollement de la néoplasie à sa base et la mobilité ainsi rendue aux tumeurs au cours du traitement, avant même que la néoplasie soit réduite, comme nous l'avons constaté non seulement dans les cancers du sein mais dans le cas de l'observation n° 3 (p. 148), dans les cancers de l'utérus et dans d'autres tumeurs primitivement fixées et adhérentes, démontrent bien que l'influence curative s'exerce en profondeur.

D'autre part, l'absence de tout processus inflammatoire surajouté, le calme, la torpidité avec lesquels la réaction radiumthérapeutique s'opère sont des conditions évolutives favorables et contraires en principe aux dangers de « coup de fouet », d'envahissement ultérieur ganglionnaire et de résorption générale qui parfois accompagnent certains traumatismes.

Ces diverses considérations, sans compter l'absence de toute mutilation, sont des avantages réels, auxquels il faut ajouter la possibilité de traiter dans les mêmes conditions non seulement les ganglions d'infiltration constatée, mais encore à titre de mesure préventive, ceux des régions ganglionnaires axillaire et pectorale, demeurées en apparence indemnes.

Si l'on rapproche de ces diverses qualités de techniques et d'autre sorte, qu'au chapitre précédent nous avons reconnues, la valeur spécifique du radium vis-à-vis des épithéliomas, la radiumthérapie des néoplasies malignes du sein doit vraisemblablement prendre un intérêt pratique spécial : c'est ce que nos observations vont montrer.

1° Cancer du sein traité à travers une toile de plomb caoutchouté du genre de celles qui servent à protéger des rayons X. — Une malade, âgée de soixante-douze ans, nous est envoyée par le D' Triboulet, le 6 novembre 1907.

Elle présente au sein gauche une tumeur de la grosseur d'une petite mandarine fixée sur le plan costal et ayant envahi toute la surface du revêtement cutané avec lequel elle fait corps. Le mamelon est rétracté, et un peu en dehors existe une ulcération de la grandeur d'une pièce de un franc environ. Le reste de la surface est en peau d'orange, rouge et comme prêt à s'ulcérer. On constate la présence d'un ganglion dans l'aisselle gauche. Dans tout le côté gauche du thorax existent des douleurs très vives avec irradiations.

Le début de cette tumeur remonte à un an ; il s'agit d'un cancer du sein.

Le D' Triboulet, pour diverses raisons et surtout à cause du grand âge de la malade, craint un peu l'opération, surtout le chloroforme, et nous l'adresse, espérant que le radium arrêtera l'envahissement cancéreux.

Voici le procédé opératoire auquel nous avons eu recours.

L'ulcération aurait pu nous conduire à employer les appareils à nu pour agir avec une grande intensité globale radio-active ; mais déjà à cette époque nos essais de filtrage à travers les écrans d'ouate, d'aluminium et de plomb caoutchouté, nos diverses méthodes d'application des appareils à nu, nous avaient montré le moyen d'agir dans les profondeurs, et comme cette action profonde était pour notre malade de toute nécessité, comme il fallait avant tout agir par les rayons très pénétrants, nous avons, dès le premier jour, opéré comme nous l'avions fait déjà, notamment le 23 janvier 1907 pour le traitement d'un glaucome inopérable (Voy. *Affections diverses, glaucome*).

Nous avons interposé entre l'appareil n° 1 et le cancer une lame de plomb caoutchoutée : il s'agissait de ces feuilles de plomb recouvertes de tissu caoutchouté ayant 1^{mm},27 d'épaisseur, construites spécialement pour protéger des rayons X. A travers cette lame de plomb caoutchouté, l'appareil n° 1 décharge l'électroscope et éclaire une feuille de platino-cyanure de baryum.

Cette interposition ne devait laisser passer que les rayons les plus pénétrants et en très faible quantité, et ce sont ceux-là précisément que nous voulions utiliser. Les résultats répondirent à notre attente, bien que les doses fussent très inférieures à celles que nous utilisons maintenant. Nous sommes surpris, en revoyant le passé, de songer qu'avec d'aussi faibles doses des résultats aient pu être obtenus, lents, il est vrai, fort lents, mais réels.

Appareil n° 1, appliqué une heure et demie, onze fois du 6 au 18 novembre.

Le 11 décembre, atténuation très marquée des douleurs. La tumeur est diminuée transversalement ; de 4^{cm},5, elle n'a plus que 3^{cm},8.

La partie la plus rapprochée du sternum paraît en voie de ramollissement.

(Nous avons depuis noté, dans plusieurs autres cas, ce passage au ramollissement, mais sans ulcération consécutive.)

Nouveau traitement sur le même type, mais pendant une heure seulement à chaque séance, dix fois du 11 au 23 décembre.

Le 3 février, l'ulcération est presque cicatrisée ; la tumeur est plus mobile, la rougeur, l'aspect peau d'orange ont diminué.

Du 3 au 12 février, dix séances de une heure après lesquelles la régression curative est absolument évidente ; il n'est plus question de craindre le développement du processus d'envahissement.

Le changement est manifeste dans la consistance de la tumeur, dans son volume, dans sa mobilité, à tel point que les doigts peuvent être insinués entre la face postérieure de la tumeur et la paroi costale. L'ulcération s'est complètement cicatrisée, et la peau n'est plus rouge. Le ganglion sous-axillaire a diminué, et les douleurs n'existent plus.

Un chirurgien qui, avant le traitement, avait hésité à intervenir est consulté à nouveau et pense maintenant que l'intervention peut être facilement faite en ayant simplement recours à la cocaïne comme anesthésique.

Satisfaite du résultat obtenu, la malade préfère continuer les applications de radium. Tous les deux mois, une nouvelle série d'applications selon le même mode opératoire est pratiquée. En septembre 1908, l'appareil n° 1 est appliqué dix heures avec écran de 0^{mm},5 de plomb simple non caoutchouté.

Aujourd'hui, les lésions sont réduites au point qu'il ne reste autour du mamelon qu'un noyau fibreux de la grosseur d'une noix. Cette lésion est parfaitement mobile sur la paroi costale ; la peau est en excellent état et n'a du reste jamais été altérée.

Ce résultat est remarquable, puisque, dix-huit mois après le début du traitement, la lésion, qui, abandonnée à elle-même, aurait certainement continué à évoluer vers l'extension, ne semble présenter actuellement aucun danger et est très favorablement modifiée.

A noter la diminution du ganglion sans que celui-ci ait été soumis directement au radium.

2° **Cancer du sein en cuirasse.** — Le 11 décembre 1908, une malade, âgée de soixante-dix-huit ans, nous est adressée par le Dr Moutard-Martin, pour un cancer du sein gauche dont l'opération semble, pour diverses raisons, impraticable.

Le néoplasme a débuté il y a deux ans environ. Il occupe la partie externe de la glande, du reste fort amaigrie. La base est très adhérente. Sa dureté est caractéristique. Dans sa moitié droite cependant, elle présente une partie plus molle et presque fluctuante; la peau à ce niveau est rouge, en peau d'orange. L'ensemble de cette portion de la tumeur ressemble à un abcès prêt à percer; partout ailleurs la peau de couleur normale adhère cependant à la néoplasie et fait corps avec elle. Un ganglion existe gros comme une noix, légèrement mobile dans la région axillaire. Les douleurs sont lancinantes et causent par fois de l'insomnie.

La méthode adoptée est celle du feu croisé, combinée au filtrage par 2 millimètres de plomb simple.

Les appareils employés sont, à la partie inférieure, le n° 1 et à la partie supérieure, en vis-à-vis, le n° 3. Les applications furent répétées quinze fois au cours d'un mois, chaque séance à un jour d'intervalle. Les appareils étaient fixés le soir vers neuf heures et retirés le matin vers huit heures, soit en tout environ 160 à 180 heures. L'appareil n° 1 était toujours placé au même endroit; l'appareil n° 3, plus petit, était légèrement déplacé une fois sur l'autre.

Ce dosage nous paraît excellent; le jour d'intervalle est d'une bonne pratique. Sur quarante-huit heures, le traitement durait en somme onze heures, et les tissus reposaient trente-six heures. Cette façon d'unir la méthode de fractionnement à la méthode du feu croisé appliqué aux rayons très pénétrants de faible intensité quantitative a, croyons-nous, de grands avantages; elle évite toute brusquerie d'action. La régression s'est faite avec une simplicité et une régularité absolument remarquables. Nous avons assisté, dans les deux mois suivants, à la diminution des divers symptômes que nous avons indiqués.

L'inflammation s'est atténuée; la peau a repris une certaine souplesse; le mamelon s'est dévaginé en partie, et, signe particulièrement important, la base s'est décollée.

Il reste, le 1er février, là où était la tumeur, un cordon dur, allongé, mobile, à caractères torpides.

Depuis, de nouvelles applications semblables ont été faites : dix séances de douze heures chacune à un jour d'intervalle.

A la fin de mars, il ne reste qu'une dureté qui ne semble plus être qu'un tissu scléreux de transformation.

Quant aux douleurs, elles n'existent plus.

Le ganglion a été traité par six applications (six nuits) à un jour d'intervalle de l'appareil n° 7 enveloppé de 1 millimètre de plomb.

Ces divers résultats ont été obtenus sans ulcération provoquée de la surface; il n'y a eu qu'une légère irritation à la peau, qui s'est terminée en quinze jours.

Certes, le cas est trop récent pour permettre toute conclusion définitive, mais il est intéressant d'avoir obtenu à un tel point et si facilement la régression d'une néoplasie dont l'évolution maligne s'accentuait rapidement.

3° **Cancer du sein de grandes dimensions.** — Une malade âgée de quarante-sept ans présente au sein gauche un cancer typique avec rétraction du mamelon, adhérence de la peau sur un petit espace seulement où on ne peut la plisser et adhérence de la base sur la paroi thoracique. La tumeur est très volumineuse ; elle semble occuper toute la glande, qui est normalement très développée. Il existe des ganglions axillaires et sus-claviculaires. Les douleurs sont vives ; elles s'irradient notamment en un point dorsal et viennent compliquer l'état général, qui est mauvais.

La malade est en effet très nerveuse et neurasthénique à un haut degré. Elle a des crises gastriques douloureuses et parfois des signes de spasme du larynx. Elle s'alimente mal et dépérit.

On ne peut songer à l'intervention chirurgicale.

Le traitement est semblable à celui qui a été suivi dans le cas précédent, si ce n'est que les applications sont répétées quatre ou cinq fois par semaine au lieu de trois, et que les écrans sont de 1 millimètre de plomb pendant les cinq premières applications, puis de 2 millimètres. A chaque séance, il est possible, en raison de l'étendue de la surface, de choisir des places en vis-à-vis, différentes de celle de la veille.

Il y eut quinze séances. Deux mois après le début du traitement, on constate que la tumeur a diminué rapidement de volume. Elle s'est dégagée à sa base. La partie adhérente de la peau est plus souple. Sa consistance est plus molle. Les douleurs du dos ont cessé. La malade accuse elle-même un grand changement.

Son état nerveux s'améliore. Une seconde série est commencée, l'amélioration s'accentue et est devenue très nette ; le mamelon s'est dégagé, et la mobilité de la glande est parfaite.

La régression était donc en bonne voie, lorsque la malade prit un rhume qui dégénéra en une bronchopneumonie grave, à laquelle elle succomba.

4° **Adénofibrome péri et intracanaliculaire.** — Une malade âgée de trente-trois ans nous est adressée par le Dr Robinson pour une tumeur du volume d'une orange siégeant dans le sein gauche. La tumeur, mobile dans l'épaisseur du sein, inquiète la malade du fait des irradiations douloureuses dont elle souffre dans le flanc et le bras gauches. Mais il est une autre circonstance qui, à juste titre, est la cause de ses préoccupations. Le sein droit a été le siège d'une tumeur semblable deux années auparavant, et l'ablation en a été faite par le professeur Berger.

L'examen histologique de la tumeur a donné les indications suivantes :

« Le tissu de soutien est, selon les régions considérées, ou dense, grossièrement fibreux, ou de texture fine et légère, ou œdémateux, myxoïde.

« Les éléments glandulaires qui sont prolongés dans ce stroma se présentent sous forme de groupes d'acini dilatés, irrégulièrement élargis et étirés, prenant des formes bizarres, et constituent de petits kystes à contenu liquide transparent ou gélatineux. Une seule assise de cellules cubiques ou cylindriques tapisse leur face interne.

« Dans leurs rapports réciproques, tissu de soutien et tissu glandulaire se comportent inversement. Là où le tissu conjonctif est devenu dense, squirrheux, les formations glandulaires végètent et sont faiblement développées. Là où le tissu conjonctif est souple, les productions adénokystiques prennent un grand développement.

« Enfin, dans quelques endroits où le stroma est très léger et riche en cellules, il pousse des masses cellulaires dans les cavités adénomateuses, qui, comprimées inégalement de différents côtés, prennent des formes étoilées impossibles à décrire.

« Deux petits ganglions axillaires examinés ont été trouvés indemnes de métastases. On n'y voit qu'un certain degré d'irritation qui se traduit par une hypertrophie des endothéliums lymphatiques.

« Diagnostic : adénofibrome péri et intracanaliculaire ».

Devant le parti bien arrêté de la malade de ne pas subir l'ablation de l'autre sein, nous attaquons cette tumeur par le procédé du feu croisé avec deux appareils, l'un de 12 centimètres carrés contenant 12 centigrammes de sulfate de radium à 1 000 000, l'autre de 16 centimètres carrés contenant 16 centigrammes de sulfate de radium à 500 000. Chacun d'eux est enveloppé de 3 millimètres de plomb. Placés l'un en haut, l'autre en bas, puis, le surlendemain, l'un à droite, l'autre à gauche, les appareils sont ainsi à chaque application intervertis. Nous avons fait pendant un mois quinze applications de douze heures. Dès les premières applications, les phénomènes douloureux ont été notablement améliorés, puis peu à peu le volume de la tumeur a diminué. La tumeur qui, avant le traitement, avait le volume d'une orange n'a plus maintenant que celui d'une noix. Il ne peut plus être question d'opération, alors que les chirurgiens consultés auparavant la déclaraient urgente.

Ces faits cliniques, choisis entre plusieurs autres, se ressemblent en plus d'un point, du moins quant à la régularité des régressions : ils sont à notre avis démonstratifs des effets que le radium peut produire et des avantages qu'il offre.

Dans les cas de noyaux récidivés sur une cicatrice d'opération, nous avons obtenu des régressions favorables.

Chez plusieurs malades où les lésions avaient pris de telles proportions qu'il ne pouvait plus être question d'intervenir que dans un but humanitaire, non seulement les douleurs et les sécrétions ont été heureusement diminuées, ce à quoi nous nous attendions, mais il y eut même de l'amélioration passagère dans l'état général, amélioration correspondant à une diminution partielle des tumeurs, et prolongation de vie très probable dans des conditions moins pénibles.

Ces résultats, du reste, ne doivent pas surprendre ; la spécificité du radium nous a paru clairement démontrée dans nos observations, où nous avons constaté que l'action curative se manifestait dans la profondeur sans détruire la surface et s'exerçait dans bien des sièges différents.

Ces qualités du radium, au surplus, peuvent être mises à profit après l'exérèse chirurgicale. Dans le pansement même qui suit l'opération, pendant la période de cicatrisation, des appareils recouverts d'écrans de plomb peuvent être introduits dans la ouate et laissés à demeure le temps nécessaire chaque jour sur une place différente. Ce sera là le meilleur moyen d'aller chercher dans les profondeurs les germes qui auraient pu être laissés et d'éviter les récidives.

Somme toute, les conclusions pratiques que nous avons retirées de cette étude nous paraissent très favorables.

IV. — CANCER DES MUQUEUSES BUCCALES.

Le cancer des muqueuses, sauf pour la conjonctive, n'a été que récemment l'objet d'études sériées et réglées.

On citait, dans la littérature, deux cas de guérison, l'un de sarcome de la gencive inférieure, l'autre de cancer de la langue, tous deux obtenus par le Dr Abbé.

Le Dr Etner, en 1905, annonçait la régression sans récidive après deux ans, d'un cancer inopérable de la muqueuse buccale.

Le Dr Danlos avait eu des résultats favorables dans plusieurs cas de leucoplasie.

Nous avons parlé au précédent chapitre de toute une série d'épithéliomas de la conjonctive qui ont régressé et guéri sous l'influence du radium ; nous avions là des faits assez nombreux et anciens déjà qui permettaient la statistique ; ils corroboraient du reste les nombreux résultats antérieurs obtenus par le Dr A. Darier.

Dans deux cas de cancer de la muqueuse nasale, nous avons eu deux résultats positifs.

Ce paragraphe est consacré aux muqueuses buccales.

A la langue, parmi nos observations, nous devons signaler les deux cas suivants :

1° **Cancers de la langue** (fig. 33 et 34). — M. G..., âgé de cinquante ans, ancien syphilitique, a une leucoplasie de la langue. Sur le bord droit, une induration s'est produite depuis six mois, qui rapidement s'est mise à bourgeonner. La lésion a les dimensions d'une pièce d'un franc.

L'histologie indique qu'il s'agit d'un épithélioma ; cet examen était indispensable, car le malade présentait des syphilides palmaires.

En raison du bourgeonnement, nous employons d'abord les rayonnements d'ensemble. L'appareil n° 4 est appliqué huit heures, par heure, huit jours consécutifs, recouvert simplement de toile caoutchoutée.

Le bourgeon s'affaisse au cours du mois suivant ; au deuxième mois, il est complètement abrasé. La partie dure profonde qui formait le pédicule du gros bourgeon est très diminuée. Celle-ci est traitée à son tour par filtrage ; le malade est en cours de traitement.

L'histoire de ce malade offre une certaine importance, en ce

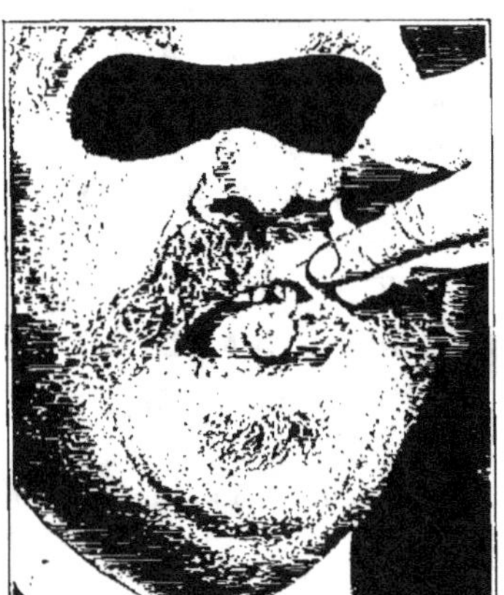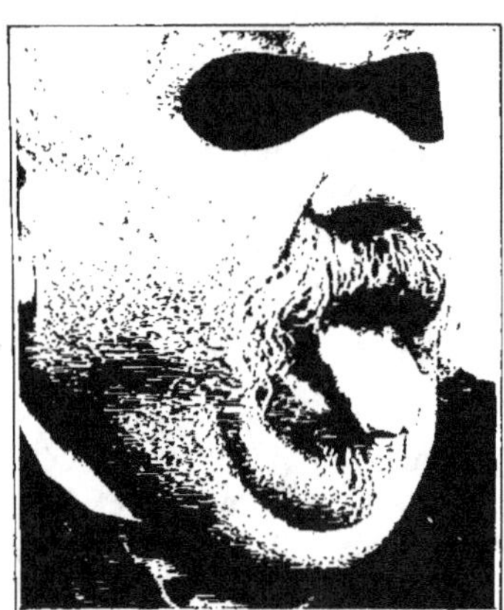

Fig. 33 et 34. — Épithélioma bourgeonnant de la langue.

sens que c'est au rayonnement global que nous avons eu recours ; en général, il convient, comme l'enseigne le professeur Gaucher, d'éviter pour le traitement des cancers de la muqueuse buccale toute irritation ; or les rayonnements globaux mal employés risquent d'en produire. Dans notre cas, à aucun moment il n'y a eu d'inflammation surajoutée. La lésion a fondu sans que le malade ait accusé de gêne sensible. Nous sommes convaincus de l'importance du filtrage dans le traitement des muqueuses (Voy. *Cancers des lèvres*), mais il y aura certainement un départ à faire dans l'avenir entre les formes justiciables des rayonnements globaux et celles pour lesquelles les rayonnements atténués conviendront mieux.

Un autre cas de cancer de la langue est traité le 15 décembre 1908. Le malade qui en est atteint, syphilitique, grand fumeur, a vu peu à peu se former sur le bord latéral droit de la langue une petite fissure qui s'est agrandie, est devenue plus profonde et dont les caractères objectifs étaient inquiétants. Au toucher, ce n'est plus la face antérieure de la langue seule qui paraît atteinte, mais bien toute son épaisseur. Entre les deux faces de la langue est incluse une tumeur de la grosseur d'une noisette. Le malade accuse des douleurs assez vives quand il parle et mange.

Le siège de cette lésion est favorable à l'emploi du « feu croisé ». A cet effet, nous utilisons un appareil angulaire formé de deux valves soudées d'un côté, ouvertes de l'autre, permettant entre elles l'introduction du bord de la langue; chaque valve contient une toile recouverte de $0^{gr},04$ de sulfate de radium et engainée de 1 millimètre de plomb. Cet appareil est appliqué cinquante heures, par fractions de deux heures.

Le premier résultat a été le changement de la fissure; l'aspect gris jaunâtre qu'elle présentait a disparu pour faire place à une teinte rosée. La tumeur a changé de consistance, puis peu à peu elle a diminué d'épaisseur, et cette évolution régressive continue de s'opérer.

2º **Cancers des lèvres.** — La radiumthérapie de ces cancers a été fort bien étudiée par Gaucher et Dominici.

Voici quelques-uns de nos cas personnels :

LÈVRE SUPÉRIEURE. — Une malade vient nous trouver pour une ulcération épithéliomateuse du côté droit de la lèvre supérieure en décembre 1907. Il s'agit d'une récidive post-opératoire qui empiète sur la muqueuse. L'opération a déterminé une grande perte de substance qui intéresse la muqueuse et les tissus environnants.

L'appareil nº 6 est appliqué pendant quatre heures; il en résulte une réaction assez longue à disparaître, comme il arrive parfois sur des tissus modifiés par des cicatrices antérieures.

La cicatrisation se fait peu à peu ; la perte de substance irréparable est cause d'une déformation de la lèvre.

Le cas date d'un an, et il n'y a eu depuis aucune récidive.

LÈVRE INFÉRIEURE. — 1º Un malade vient nous trouver le 10 mai 1907. Il présente une leucoplasie de la moitié de la lèvre au milieu de laquelle est un épithélioma végétant, à base indurée.

Nous opérons par filtrage léger et faibles doses, sachant combien les muqueuses sont sensibles. Une lame d'aluminium de 8/100 de millimètre est interposée. L'appareil nº 7 est appliqué, par demi-heure chaque jour, en tout vingt fois.

Six semaines après et malgré une légère irritation provoquée, *la guérison apparente était obtenue*; tel est le cas dont nous avons parlé au Congrès de Reims, le 7 septembre 1907.

La suite n'a pas répondu à notre attente, car, trois mois après la fin du traitement, une récidive aiguë s'est produite qui a nécessité l'opération et a abouti entre les mains du Dr Ombrédanne à une belle réfection de la lèvre.

Peu après, malheureusement, une récidive se fait par envahis-

PLANCHE IV.

Épithélioma de la lèvre (2°, p. 167).

FIG. 1. — La néoplasie est bourgeonnante et infiltre la partie supérieure de la lèvre.

FIG. 2. — L'ulcération est cicatrisée ; mais au palper on sent encore dans la région une légère induration.

Chéloïde du cou (1°, p. 182).

FIG. 3. — La chéloïde est franchement saillante, dure, et de base assez profonde.

FIG. 4. — La chéloïde est nivelée ; dans la profondeur, il n'existe plus d'induration ; la peau a retrouvé sa souplesse.

sement ganglionnaire sub-lingual suivi d'ulcération et de bourgeonnement qui nécessite une seconde opération. Un an après, il se fit
dans la même région une nouvelle poussée. Un des ganglions
s'abcéda et devint le siège d'une grosse masse inopérable englobant
le plancher de la bouche. Après avoir fait ouvrir l'abcès, nous avons
traité cette région par le radium.

Pendant un mois, l'appareil n° 2 engainé de 2 millimètres de
plomb est appliqué tous les deux jours durant douze heures, chaque
nuit. Dès les premières applications, comme il arrive en pareil cas, la
suppuration se tarit; l'odeur diminue et les lèvres de la plaie
créée par l'incision faite pour vider l'adénopathie suppurée prennent
un bon aspect. Après le traitement, le volume et la dureté de la
tumeur décroissent peu à peu. La gêne s'atténue notablement, à tel
point que les mouvements du cou, limités au début du traitement,
reprennent plus d'ampleur.

2° (Pl. IV, fig. 1 et 2.) Un épithélioma siège dans la partie médiane
de la lèvre, n'empiétant pas sur la portion cutanée, mais sur la face
buccale, à tel point que pour le voir dans son ensemble il est utile
d'éverser la lèvre.

La lésion est le siège d'un écoulement séreux ou sanguinolent;
elle est particulièrement bourgeonnante. Dans toute l'épaisseur de
la moitié supérieure de la lèvre, il existe une infiltration très dure.

A droite est un ganglion sous-maxillaire, qui, sans être volumineux,
est cependant nettement perceptible.

La première série de traitement du 7 au 19 août 1908 consista en
applications quotidiennes de deux heures d'un appareil composé de
deux toiles juxtaposées d'activité 500 000 et engainées alternativement
un jour de 2 millimètres de plomb et le lendemain de 4/10 de millimètre de plomb.

Le but est d'agir assez fortement sur la portion superficielle bourgeonnante et d'une façon atténuée dans les couches profondes.

Après ce premier traitement, toute la portion bourgeonnante s'est
affaissée.

Du 4 au 16 septembre et du 10 au 15 octobre, deuxième et troisième
séries identiques à la première.

En novembre, nous avons, pendant dix-huit heures en dix jours,
pris la tumeur entre deux feux, plaçant un appareil en avant sur la
peau et un autre dans le sillon gingivo-labial, en engainant chacun
de ces deux appareils de 2 millimètres de plomb.

Après le traitement, nous constatons la cicatrisation de la surface
et la diminution progressive de l'infiltration profonde.

3° (Fig. 35 et 36). Un malade, âgé de quarante-deux ans, présente à
la limite cutanéo-muqueuse de la lèvre inférieure, une tumeur épithéliomateuse profondément ulcérée; à la palpation, on a la sensation
d'un plan profond cartilagineux. Il existe des ganglions indurés sous

le menton et sur les sterno-cléido-mastoïdiens, au niveau de l'angle du maxillaire; cette lésion est le siège de douleurs.

Du 14 au 27 mai, nous appliquons pendant douze heures par séances de trois heures consécutives, sur la région cutanée et sur la région cutanéo-muqueuse, une toile d'activité 500 000 contenant $0^{gr},04$ de sulfate de radium engainée de 6/10 de millimètre de plomb.

Les premiers résultats obtenus sont la diminution des ulcérations et la suppression de la douleur.

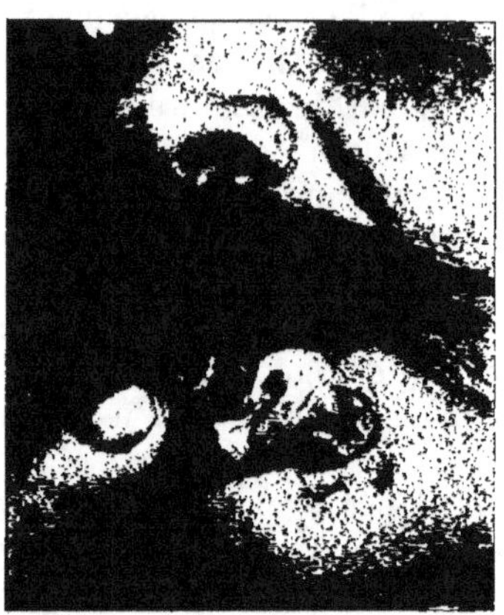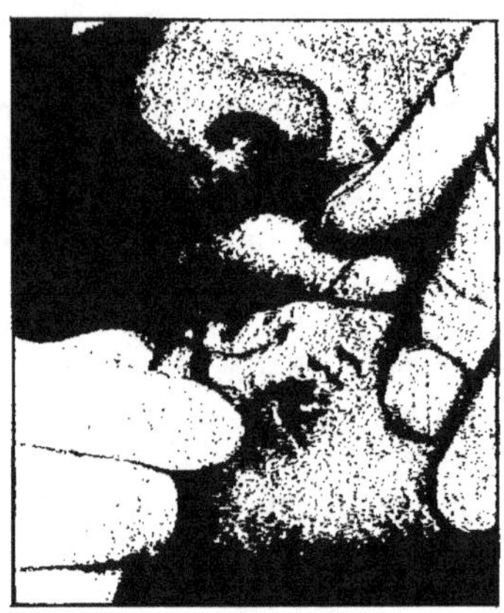

Fig. 35 et 36. — Épithélioma ulcéreux de la lèvre.

Le 6 juillet, la région est assouplie et sèche; mais, comme il reste un peu d'induration, une nouvelle série d'applications est faite identique à la dernière.

Actuellement, six mois après le traitement, la lèvre est en excellent état. Les dépressions qu'on voit sur la photographie de guérison sont des pertes de substance, mais avec tissus parfaitement mous et cicatriciels.

3° **Leucoplasie.** — La leucoplasie mérite, en raison de sa fréquente transformation épithéliomateuse, d'être étudiée dans ce chapitre. Nous en avons traité plusieurs cas, les uns avec succès, d'autres avec résultat moins appréciable.

1° Dans le cas de l'observation n° 1 (p. 165) la leucoplasie de la lèvre s'était bien effacée.

2° Dans la leucoplasie qui accompagnait le cancer de la langue de l'observation page 163, nous avons obtenu une modification très nette. La leucoplasie était épaisse et mamelonnée, irrégulière de surface; après le traitement, qui a consisté en l'application de l'appareil n° 4 pendant deux heures par heure deux jours consécutifs, les places traitées sont devenues plus lisses et plus unies, mais sont restées d'un ton grisaille.

3° Le cas le plus intéressant que nous ayons obtenu est celui qui est reproduit à la planche V. Après applications de l'appareil n° 4 engainé d'une lame d'aluminium de 0^{mm},04 d'épaisseur pendant six heures réparties sur huit jours, il y eut une irritation de la surface qui fut suivie de régression très nette. La figure 2 (pl. V) montre l'état de la langue lorsque le malade nous quitta, deux mois après le début du traitement. Depuis, la muqueuse a repris une teinte grisaille comme dans le cas précédent ; mais les saillies, les bosselures, les crevasses et les douleurs qui existaient ont totalement disparu.

La surface est lisse et souple ; on ne constate aucune induration de profondeur.

4° (Fig. 37 et 38.) Un malade, âgé de quarante-cinq ans, ancien

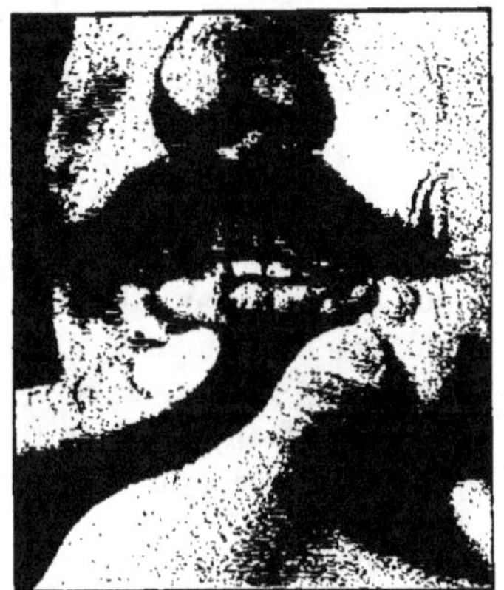 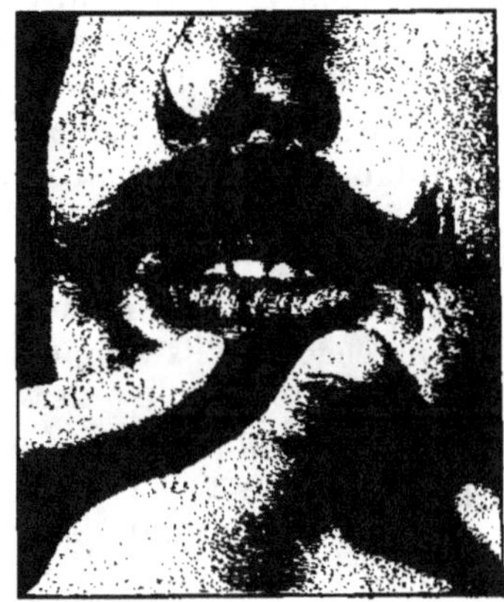

Fig. 37 et 38. — Leucoplasie buccale.

syphilitique, présente à la lèvre inférieure, près de la commissure, une leucoplasie nacrée.

Onze applications de une heure sont faites chaque jour avec l'appareil n° 9, engainé d'abord, pour les trois premières, de 1 millimètre de plomb, puis successivement pour les suivantes de 6/10, 4/10 et 3/10 de millimètre de plomb. La dernière est faite sans écran.

Après une légère réaction, les tissus ont repris l'apparence normale.

Les observations concernant la muqueuse buccale sont peu nombreuses et trop récentes pour permettre quelque appréciation définitive. Mais, en se plaçant sur le terrain de la comparaison avec les autres moyens thérapeutiques, elles nous autorisent à considérer la radiumthérapie de ces cancers, lorsqu'ils sont accessibles, comme appelée à rendre des services qu'on ne saurait méconnaître.

Nous avons en ce moment plusieurs cas en cours de traitement dont il serait prématuré de parler, mais dans lesquels nous avons obtenu jusqu'à présent des régressions favorables.

C'est ainsi que récemment un épithélioma de la muqueuse jugale avec envahissement de l'épaisseur entière de la joue, qui était considéré par l'entourage médical comme hors de toute thérapeutique, a regressé en un mois dans des proportions inattendues par l'emploi intus et extra d'un appareil rectangulaire contenant 12 centigrammes de sel d'activité 1 000 000 qui fut appliqué avec écrans cent vingt heures sur la surface cutanée et cinq heures sur la muqueuse.

V. — RADIUMTHÉRAPIE DES CANCERS EN GÉNÉRAL.

En terminant notre communication du 6 novembre 1908 à la Société médicale des hôpitaux sur la radiumthérapie des cancers, nous appelions l'attention sur la nécessité, en un tel sujet, d'éviter les conclusions définitives basées sur des faits trop peu nombreux et trop récemment traités. La récidive est toujours là qui guette, et aucun traitement n'est malheureusement à l'abri des complications ; ce qu'il faut surtout connaître et aussi apprécier, ce sont les qualités, les propriétés spéciales du radium, ce sont les avantages que de telles qualités peuvent offrir sur les autres moyens de traitement.

En ce sens, les faits que nous venons de rapporter aux deux chapitres précédents s'ils s'appuient et se confirment les uns les autres, — et il faut leur ajouter les résultats obtenus sur les cancers de l'utérus (Voy. *Gynécologie*), — n'ont pu manquer, malgré les réserves inséparables d'un bon esprit scientifique, d'impressionner favorablement ceux qui les ont observés.

Ces faits conduisent à un certain nombre de considérations générales, dont la plupart ont déjà été développées (p. 140) ; nous n'y reviendrons pas.

Ce qui domine dans notre étude, c'est que les résultats ne sont pas limités à de petits épithéliomas, ils sont très supérieurs à ceux qui avaient été obtenus par les premiers observateurs.

Pour les lésions qu'on ne peut plus songer à guérir, il est possible parfois de prolonger l'existence des malades et de leur porter secours même dans certains cas où les interventions chirurgicales, électriques ou rœntgénothérapiques, ne peuvent plus intervenir avec avantage.

En effet, dans les néoplasies ulcérées, on constate tout d'abord, en règle générale, l'arrêt des hémorragies, des écoulements, des douleurs, la disparition des odeurs fétides ; l'analgésie et la décongestion apportent un réel soulagement dans les néoplasies souscutanées, et ce sont là autant de précieux services à rendre à ces malades dont l'état est désespéré.

Pour les cancers de gravité moindre, les améliorations ne s'arrêtent pas là ; elles s'accompagnent d'autres signes de régression ; les tissus se modifient, les tumeurs se décollent de leurs adhérences et diminuent de volume, les bourgeons s'affaissent et disparaissent, les ulcérations se cicatrisent et sont peu à peu remplacées par des tissus de réparation de belle apparence.

Les néoplasies sous-cutanées, par suite de leur transformation fibreuse, laissent souvent après leur traitement des noyaux durs, mobiles et torpides.

Des résultats non moins heureux ont été obtenus sur d'autres tumeurs de nature diverse [adénomes, sarcomes, lymphosarcomes (1), mycosis fongoïdes].

Nous n'avons point parlé spécialement des néoplasies malignes, dont le siège est difficilement accessible ; leur étude est en cours et les faits qui les concernent sont récents ; mais quelques résultats sont d'ores et déjà assez nets et précis pour nous permettre, sans qu'il s'agisse simplement d'une vue de l'esprit ou d'une opinion théorique, de poser en principe l'utilité du radium dans un domaine plus vaste qu'on ne l'avait cru possible jusqu'ici.

Ce principe trouve sa force dans l'action élective spéciale du radium ; et si cette propriété thérapeutique peut être mise à profit dans une aussi large mesure, c'est grâce aux qualités qui confèrent à la radiumthérapie, ses avantages particuliers, à savoir : la grande pénétrabilité des rayons, la souplesse de l'instrumentation, sa commodité et la facilité avec laquelle elle s'adapte aux régions à traiter, le perfectionnement des techniques qui permet l'emploi d'activités intensives et de forts dosages.

La valeur de ces qualités a été amplement démontrée par les observations qui précédent.

Nous citerons à titre d'exemples quelques-unes des régions peu accessibles où le radium a pu exercer son influence. Il sera facile d'imaginer les combinaisons d'appareils qui pourraient être appropriées au traitement de tel ou tel cancer, selon son siège, son étendue, sa gravité.

Dans le cancer de la prostate, on peut agir soit sur la région périnéale, soit sur la prostate par l'application d'un appareil dans le rectum, soit encore par l'introduction d'un tube radifère dans la néoplasie même.

Dans le cancer du rectum, il suffit de repérer avec soin le siège de la tumeur et d'introduire un appareil à la distance voulue.

Pour l'œsophage, une sonde œsophagienne pourra être employée.

Les cancers de l'abdomen pourront être influencés par l'application des appareils sur la paroi.

Enfin les qualités de la radiumthérapie peuvent aussi être utilisées après les exérèses chirurgicales, car, dans tous les cas où les rayons X sont considérés comme utiles dans le but de prévenir des récidives,

(1) H. DOMINICI et BARCAT, Un cas de lymphosarcome traité par le radium (*Presse médicale*).

le radium présente des avantages supérieurs en raison de la plus grande pénétrabilité des rayons et de la facilité avec laquelle les appareils recouverts d'écrans peuvent être fixés dans les pansements, laissés à demeure un temps fort long sans gêner les malades et sans risquer d'enflammer la peau.

Pour le traitement de ces diverses néoplasies très profondes, c'est aux intensités radio-actives considérables qu'on devra toujours avoir recours; les plus intenses seront les plus utiles.

Si les régions ne permettent que des durées d'application très courtes, les appareils ne seront recouverts que d'écrans très légers et les applications seront fréquemment répétées.

Si, au contraire, les régions permettent les longues durées, les appareils seront recouverts d'écrans épais et denses.

Enfin il ne faudra jamais oublier, chaque fois que cela semblera possible et avantageux, de combiner aux applications d'appareils à la surface des tumeurs et aux introductions de tubes dans leur intérieur même l'injection de substances peu absorbables contenant un sel soluble ou insoluble, moyen absolument propre au radium.

II. — CHÉLOÏDES ET CICATRICES VICIEUSES.

Au début de nos essais de radiumthérapie, nous avons eu l'occasion de voir, sous l'influence des rayons disparaître, deux chéloïdes de la région présternale et se niveler des brides fibreuses cicatricielles qui compliquaient des écrouelles. Dès lors il était indiqué d'entreprendre l'étude radiumthérapique régulière de ces lésions, étude qui, semble-t-il, n'avait pas encore été faite à cette époque. On ne trouvait en effet dans la littérature que deux cas de Williams concernant des chéloïdes, et aucune mention n'était faite du traitement par le radium des brides fibreuses cicatricielles.

Après avoir signalé dans divers mémoires les observations que nous avons faites, réuni un nombre suffisant de résultats favorables et établi les principales lignes de la technique, nous avons exposé à l'Académie (1) les conclusions suivantes :

1° La radiumthérapie peut être avantageusement employée pour le nivellement et l'amélioration de certaines cicatrices vicieuses, notamment celles qui se compliquent de chéloïdes et de saillies fibro-scléreuses ;

2° Les chéloïdes proprement dites, dans la plupart de leurs formes, sont tout particulièrement justiciables du radium.

Depuis cette communication, nos observations se sont multipliées sans apporter de restriction à ces conclusions premières; elles les ont au contraire avantageusement confirmées; d'autre part, nos techniques ont bénéficié, elles aussi, d'une plus longue étude, en sorte que les considérations qui suivent pourront être établies sur des bases plus larges.

Tout d'abord, il y a un départ à faire entre les chéloïdes et les brides fibreuses cicatricielles. L'action du radium s'y manifeste différemment, à ce point qu'il conviendrait en réalité d'en séparer entièrement l'étude si, cliniquement, il était toujours possible de les distinguer les unes des autres.

Mais, à côté des formes où le diagnostic différentiel s'impose de lui-même, il y a toute une série de cicatrices vicieuses saillantes pour lesquelles il est difficile cliniquement de savoir si les tissus sont

(1) Traitement par le radium de certaines cicatrices vicieuses : chéloïdes, acnés chéloïdiennes, écrouelles, brides fibreuses saillantes (*Acad. de méd.*, 26 mai 1908).

uniquement chéloïdiens ou scléreux, ou s'il y a combinaison des deux processus, comme cela existe assez souvent.

En un premier chapitre, nous parlerons des tumeurs franchement chéloïdiennes; les brides saillantes cicatricielles feront l'objet d'un second chapitre.

I. — CHÉLOÏDES.

Le radium exerce sur les tissus chéloïdiens une action curative des plus nettes. — Les divers moyens mis jusqu'ici à notre disposition pour le traitement des chéloïdes ne sont guère satisfaisants.

La chirurgie ne peut espérer obtenir de résultats qu'à condition d'être employée très largement, en surface et en profondeur, assez loin hors des limites visibles de la chéloïde. Dès lors, pour une chéloïde ordinaire présternale, comme par exemple celle de la planche V (fig. 3), elle conduit à produire une assez large perte de substance. Or les opérations, même largement pratiquées, n'empêchent pas toujours les récidives de se produire, et celles-ci sont le plus souvent défavorables; leurs dimensions dépassent parfois celle de la lésion première au point de la doubler. L'observation nº 8 (p. 187) offre l'exemple d'une chéloïde opérée trois fois, qui, chaque fois, a récidivé du simple au double pour aboutir à une énorme tumeur.

L'électrolyse, même perfectionnée comme elle l'a été récemment, et les scarifications, donnent des résultats incertains. Pour les chéloïdes d'une certaine dimension, le nombre de séances nécessaires décourage les malades; et, en tout cas, la douleur de chacune de ces opérations les rend pénibles et difficiles à supporter.

Les rayons X ont obtenu de bons résultats isolés, mais il n'existe pas d'étude en série qui autorise la comparaison, et, pour les radiologistes qui ont pu pratiquer les deux méthodes, la radiumthérapie semble présenter des avantages supérieurs.

Récemment, deux nouveaux moyens ont été préconisés : l'un, par de Beurmann, qui consiste à racler d'abord chirurgicalement la chéloïde, puis à soumettre la plaie aux rayons X; l'autre, par Gaucher et Louste, qui font suivre les scarifications de séances de fulguration.

Avec le radium, nous possédons un agent thérapeutique qui exerce sur les tissus chéloïdiens une action curative des plus nettes, sans intervention chirurgicale.

Notre statistique concernant les chéloïdes proprement dites porte sur environ 50 cas, et dans aucun nous n'avons eu de résistance absolue, ni de récidive, du moins jusqu'ici.

Les résultats consistent, à des degrés divers et après un traitement plus ou moins long, dans le nivellement des saillies, la décoloration des chéloïdes érythémateuses, l'analgésie des chéloïdes douloureuses, le retour à la souplesse des tissus de profondeur et à la possibilité du plissement de l'épiderme sur la surface où siégeait la chéloïde.

Ces résultats vont parfois, surtout pour les chéloïdes de petites dimensions et jeunes, jusqu'au retour à l'état normal. Assez souvent, les chéloïdes une fois nivelées laissent une surface qui, bien que de très belle apparence, est cependant plus lisse, plus vernissée et unie, plus sèche que la peau environnante; elle reste dépourvue de duvet avec une coloration tantôt plus rose, tantôt plus blanche que les téguments.

Techniques. — *La chéloïde se prête à de nombreuses combinaisons de technique, et différents procédés aboutissent aux mêmes résultats favorables.*

Cette lésion, habituellement si rebelle aux divers agents thérapeutiques, et qui même répond souvent à leur action par un redoublement de vitalité, est tout au contraire vis-à-vis du radium particulièrement souple et docile.

C'est pourquoi nous conseillons aux débutants en radiumthérapie ou aux possesseurs d'appareils nouveaux non encore éprouvés de choisir la chéloïde comme terrain d'étude et d'expérimentation.

Si les doses se trouvent insuffisantes, le processus chéloïdien n'en sera pas suractivé, il ne recevra pas de coup de fouet, comme on aurait pu s'y attendre; si les doses dépassent la mesure et produisent une forte irritation, les tissus se répareront aisément et ne seront pas le siège de récidives.

Néanmoins, il convient d'établir la ligne de conduite qui nous a paru jusqu'à présent aboutir aux meilleurs résultats esthétiques et pratiques.

Avant tout, ce qui domine la technique, ce que le praticien ne doit jamais perdre de vue, c'est la nécessité d'influencer les chéloïdes *jusqu'au plus profond de leur base et d'agir sur leurs prolongements périphériques*, qui parfois s'étendent loin au delà de leurs limites visibles. Le traitement d'une chéloïde ne doit être terminé que lorsque les tissus offrent au palper une souplesse à peu près normale, même dans la profondeur.

Il y a deux procédés très différents, l'un qui dérive de l'action spécifique du radium, l'autre de son action destructive.

Action spécifique du radium. — La docilité des tissus chéloïdiens vis-à-vis du radium tient à ce que les rayons peuvent exercer sur eux une action spéciale, qui les fait disparaître par fonte simple, par régression progressive, sans qu'ils deviennent le siège de la moindre révulsion, de la moindre inflammation cliniquement visible. Par opposition à l'action inflammatoire, destructive, qu'à de certaines doses le radium possède toujours et qui peut, du reste, tout aussi bien être mise en valeur pour le traitement des chéloïdes, cette action spéciale que nous avons appelée spécifique ne s'exerce nulle part mieux que sur les tissus chéloïdiens. Et ce n'est pas un des moindres intérêts de la radiumthérapie que de nous permettre d'observer ces disparitions faciles de tissus habituellement si rebelles.

Pour démontrer cette action élective spécifique du radium, il suffit d'employer des doses telles qu'aucune révulsion de surface ne puisse se produire.

Ces doses se règlent selon les méthodes que nous avons envisagées au chapitre du cancer, mais elles peuvent être plus élevées pour les chéloïdes, car ces néoplasies sont beaucoup plus résistantes que d'autres à l'irritation provoquée.

En principe, on peut s'adresser soit aux rayonnements globaux de puissante intensité, composés en grande majorité de rayons β, et les employer en applications de courtes durées fréquemment répétées, soit aux rayonnements de faible valeur quantitative, mais surpénétrants, et les laisser à demeure le temps nécessaire, soit aux applications simultanées de plusieurs appareils se faisant vis-à-vis selon le principe du « feu croisé ».

Par ces moyens, qui aboutissent à la résorption des chéloïdes, on peut démontrer le pouvoir électif du radium. Mais ils sont parfois lents, et en pratique, pour gagner du temps, il convient souvent d'agir plus vivement et de ne pas craindre l'appoint d'un certain degré d'inflammation destructive.

Dans l'application de ces divers procédés, il faut tenir compte de deux données importantes, à savoir :

1° La résistance assez grande des tissus chéloïdiens, d'où la possibilité d'employer des doses assez élevées, sans pour cela déterminer d'irritation sensible ;

2° L'inutilité de rechercher l'absence absolue de toute inflammation de surface. Si l'on dépasse un peu la dose « spécifique », une légère croûtelle à base sèche se produira, qui ne gênera en rien la suite du traitement.

Lorsqu'on hésitera entre le choix de deux doses destinées à rechercher la modification simple sans destruction, il n'y aura donc nul inconvénient à se décider pour la plus forte.

Les chéloïdes qui ressortissent plus volontiers à l'emploi des doses spécifiques sont les chéloïdes de récente formation et en voie d'évolution et les chéloïdes des jeunes enfants.

Voici trois faits entre beaucoup d'autres qui démontrent la possibilité de réduire les chéloïdes sans trace d'inflammation.

1° Guérison, sans trace de réaction inflammatoire, datant de près de quatre ans, d'une chéloïde consécutive à une application de thapsia. — Une chéloïde siégeait au niveau du quatrième espace intercostal à 6 centimètres à gauche du bord sternal. Elle avait la grosseur d'un haricot et un peu plus de 1 centimètre de diamètre. Sa base ne semblait pas profonde; on pouvait aisément la prendre et la rouler entre le pouce et l'index.

Sa consistance était très dure; sa surface était lisse, unie et de coloration plus rosée que celle de la peau voisine; elle était apparue à la suite de l'application d'un thapsia. Le révulsif avait agi un peu plus fortement à son extrémité gauche inférieure, et c'est en ce point que la grosseur s'était développée.

Cette chéloïde fut pour l'un de nous, l'occasion d'expérimenter pour la première fois, en avril 1905, les effets du radium sur cette variété de néoplasie.

L'appareil à écran n° 4 (p. 7) à l'aide duquel Soupault avait découvert l'influence du radium sur les arthrites en 1904 fut choisi pour le traitement.

Il épousait assez bien la surface de la chéloïde et présentait, d'autre part, dans sa structure une lame d'aluminium de 1 dixième de millimètre d'épaisseur, formant écran qui diminuait les rayons de faible pénétration dans une proportion suffisante; sa surface active était un disque de 1 centimètre de diamètre.

« Avec cet appareil, nous n'avons jamais produit de réaction inflammatoire sur la peau par des applications inférieures à quinze minutes même répétées plusieurs jours à la même place (1). »

L'appareil fut appliqué sans nouvel écran, pendant quinze minutes consécutives, à six reprises différentes, également réparties au cours de deux semaines.

Quinze jours après le début du traitement, la tumeur avait diminué de volume et paraissait moins dure.

La surface devint légèrement érythémateuse, mais il ne se fit aucune desquamation. La régression s'accentua les semaines suivantes, et, au troisième mois, il ne restait absolument rien de la chéloïde qu'une teinte plus foncée et légèrement pigmentée. Les tissus à ce niveau avaient repris toute leur souplesse, et l'épiderme pouvait se plisser normalement.

Dans la suite, la pigmentation elle-même disparut, et la région reprit son aspect normal.

Tel est le premier cas de chéloïde traité de façon méthodique avec indication de dosages, et c'est de là que date notre conviction de l'action spécifique du radium sur les chéloïdes.

Ce cas offre l'exemple d'une restitution complète de tissus d'apparence normale, sans récidive depuis quatre ans.

2° Chéloïde présternale consécutive à l'application d'un sinapisme. — Guérison sans récidive datant de trois ans et demi. — A peine le traitement qui vient d'être rapporté était-il terminé qu'un second

(1) Wickham, Note sur l'action du radium en thérapeutique (*Annales de dermatologie*, oct. 1906, p. 3).

Leucoplasie (3°, p. 168).

Fig. 1. — La plaque est mamelonnée, épaisse, surélevée, porcelainique.

Fig. 2. — Depuis l'exécution de cette figure, il est revenu une teinte légèrement grisâtre avec quelques trainées blanches, mais la plaque nacrée n'existe plus. Il n'y a plus de saillie.

Chéloïde présternale (3°, p. 179).

Fig. 3. — Chéloïde présternale très colorée, très saillante, à surface irrégulière.

Fig. 4. — Il ne subsiste pas la moindre induration. La peau est souple et se laisse plisser. La régression s'est faite sans irritation inflammatoire surajoutée.

cas en tous points semblable s'offrit à nos soins. La clinique a de
ces curieux hasards.

Chéloïde de même dimension, à peu près de même siège, de même
développement récent, de même aspect, même base de légère infiltration, même dureté. Comme point de départ, sinapisme au lieu de
thapsia.

L'appareil à écran Soupault fut naturellement adopté en raison du
premier succès. Les applications furent de trente minutes au lieu
de quinze, mais seulement au nombre de trois et avec un intervalle
de trois jours entre chacune.

Quelques mois après, la tumeur chéloïdienne avait disparu.

Plus tard, et récemment encore, nous avons pu examiner la malade.
Les tissus sont d'une absolue souplesse et ne montrent plus trace
de l'ancienne chéloïde.

Cette observation concordait absolument avec la première, à tous
points de vue, surtout en ce qui concernait le dosage et la valeur spécifique du radium. Elle apportait tout le poids d'une démonstration con-
firmative. Aussi ces deux premiers faits nous ont-ils engagés à entreprendre de façon suivie l'étude des effets du radium sur les chéloïdes.

Il faut remarquer que, dans la technique suivie pour le traitement
de ces deux cas, ce sont les rayons β qui ont joué le principal rôle. En
effet, en considérant, d'une part, la proportion considérable de
rayons β (87 p. 100) contenue dans le rayonnement qui fut utilisé,
et, d'autre part, la très courte durée des applications, courte durée
qui empêche d'accorder un rôle vraiment effectif aux rayons γ con-
comitants vu leur faible proportion et le temps d'application que
nous savons leur être nécessaire pour agir, il est difficile de méconnaître le rôle des rayons β dans de tels résultats.

Voici maintenant un troisième exemple de guérison de chéloïde
sans irritation surajoutée, par action spécifique, mais cette fois avec
l'emploi des rayonnements surpénétrants comportant une proportion
dominante de rayons γ.

3º **Chéloïde présternale guérie sans réaction inflammatoire**
(pl. V, fig. 3 et 4). — Une malade vient nous trouver pour une chéloïde
présternale dont le début remonte au mois d'avril 1907.

A cette époque apparut sur la poitrine un petit bouton que la
malade perça avec une épingle. Presque immédiatement, survint
une inflammation telle que la malade, qui avait percé ce bouton pour
pouvoir se décolleter le soir et sortir, fut obligée de rester chez elle.
Il se forma un abcès qui fut incisé, et à la suite de cette incision se
développa une petite chéloïde. Celle-ci fut extirpée chirurgicalement,
mais récidiva triplée de longueur et d'épaisseur pour atteindre les
dimensions reproduites sur la planche V.

Cette chéloïde, saillante dans toute sa surface, l'est cependant davantage au centre, *où elle atteint 1 centimètre*, et présente une sorte de crête de laquelle semblent descendre insensiblement les deux moitiés de la chéloïde. Dans le sens transversal, il existe aussi des élevures séparées par de légères dépressions. L'ensemble de la chéloïde est d'une teinte rouge violet et parsemée de nombreuses télangiectasies; elle est bien plus colorée que ne le sont habituellement les chéloïdes. Elle a de 4 à 5 centimètres de long sur $1^{cm},5$ de large. *Elle est très dure au palper, et sa base est épaisse dans une assez grande profondeur. On ne parvient nullement à plisser la peau qui la recouvre.*

L'appareil n° 2, recouvert de 6/10 de millimètre de plomb, est appliqué pendant huit heures, une heure chaque jour. Quinze jours après la dernière application, on pouvait constater une diminution de l'épaisseur et de la rougeur de la chéloïde.

Six semaines après la dernière application, l'appareil n° 2, avec 5/10 de millimètre de plomb, est placé six heures consécutives, en une séance.

Il y eut encore trois autres applications à cinq semaines d'intervalle les unes des autres; la première de douze heures consécutives avec l'appareil n° 2 recouvert de 5/10 de millimètre de plomb; la seconde pendant le même temps avec l'appareil n° 1 et 4/10 de millimètre de plomb; la troisième avec le même appareil et la même durée, mais avec un écran de 3/10 de millimètre de plomb.

Ces diverses applications n'ont été suivies que d'une très légère desquamation. Après chaque traitement, les tendances au nivellement et à l'assouplissement se sont accentuées. Après la dernière application, la peau a pris un aspect presque normal et à peine distinct de la peau saine environnante. En la pinçant entre les doigts, on constate le plissement habituel; il n'y a plus de dureté dans la profondeur.

Plusieurs fois nous avons obtenu la régression de chéloïdes en employant les gros filtrages (2 millimètres de plomb), en laissant les appareils au contact plusieurs nuits consécutives.

Ces diverses observations non seulement prouvent l'action spécifique du radium, mais elles indiquent aussi que cette preuve peut être fournie au moyen de techniques et d'intensités radio-actives très différentes.

Dans le paragraphe suivant, nous montrerons qu'il y a souvent intérêt pratique à agir sur les chéloïdes de façon plus active.

Combinaison des propriétés spécifiques et destructives du radium. — Nous avons dit que pour la pratique il était parfois avantageux de combiner les propriétés destructives et spécifiques du radium.

S'il est possible avec le radium de déterminer une inflammation même assez vive des chéloïdes sans risquer de les voir récidiver, cela tient non seulement au mécanisme spécial suivant lequel se fait la réparation des tissus mortifiés, mais aussi au filtrage qui est effectué par les premières couches des tissus chéloïdiens. En effet, pendant que celles-ci reçoivent des doses globales intenses, massives, les couches plus profondes ne sont influencées que par les rayons plus pénétrants, qui, ayant filtré en petit nombre, exercent une action plus douce, spécifique.

Il se produit alors simultanément une double action : destructive dans la portion superficielle de la chéloïde et spécifique autour de cette région. L'action spécifique produite sur les cellules qui environnent les régions fortement enflammées explique que ces cellules ne subissent pas l'influence excitatrice nocive que semblerait devoir produire l'inflammation vive de leur voisinage.

Ce sont ces notions qui nous ont conduits à employer assez souvent, surtout pour les malades de province dont le séjour à Paris est court, des méthodes qui utilisent et combinent la double action spécifique et destructive du radium. Dans bien des cas, nous avons ainsi évité de grandes pertes de temps.

Ces méthodes peuvent être comprises, entre autres, de trois façons différentes :

1° L'une consiste à agir en deux temps :

a. Emploi de doses massives provenant du plein rayonnement des appareils appliqués à nu, doses destinées à détruire la partie saillante de la chéloïde (appareil n° 1 appliqué trois heures consécutives par exemple) ;

b. Emploi de rayonnements surpénétrants aussitôt après les premières applications, avant que la réaction inflammatoire se soit manifestée, afin d'agir par spécificité dans les parties les plus profondes (appareil n° 1 recouvert de 2 millimètres de plomb appliqué par exemple environ quatre-vingts heures) ;

2° On peut aussi entreprendre d'emblée le traitement avec les rayonnements surpénétrants, en les laissant fort longtemps en contact jusqu'aux doses qui produisent un degré d'inflammation surajoutée. L'appareil n° 1, enveloppé de 1 millimètre de plomb, sera laissé à demeure par exemple deux ou trois jours ;

3° Enfin les filtrages moyens, de 1/10 à 6/10 de millimètre de plomb peuvent être utilisés, et ce sont ceux auxquels nous avons maintenant le plus souvent recours. Avec ces filtrages, quatre ou cinq applications de longue durée au cours de plusieurs nuits à intervalles plus ou moins espacés, faites avec l'appareil n° 1 par exemple, donnent d'excellents résultats.

Il est évident que les doses et les durées d'application doivent varier selon l'épaisseur et l'étendue de la surface traitée.

Nous allons choisir parmi les observations qui relèvent de ces divers dosages des chéloïdes d'origine différente (cautérisations, brûlures, traumatismes, écrouelles, acnés, etc.).

1° **Chéloïdes de la face antérieure du cou consécutives à l'irritation produite par du coton iodé** (pl. IV, fig. 3 et 4). — A la suite de l'application, dans la première enfance, de coton iodé imbibé d'eau chaude s'est produite une phlyctène suivie de la formation d'une croûte, puis peu à peu d'une chéloïde de grande étendue, à la partie antérieure du cou, chez une fillette de douze ans.

Celle-ci principalement épaisse à son centre, où elle forme une masse dure dépassant de 6 à 8 millimètres le niveau de la peau, siège au-devant du cartilage cricoïde et s'étend au-dessus jusqu'au cartilage thyroïde. De la région médiane du cou, partent des prolongements ou traînées chéloïdiennes qui s'étendent sur la région limitée en haut par un plan passant par la partie supérieure du cartilage thyroïde, en bas par le bord supérieur de la poignée du sternum et latéralement par les muscles sterno-cléido-mastoïdiens. L'ensemble forme un placard chéloïdien de grande étendue, comme on peut le voir sur la planche IV.

A la palpation, on constate que l'induration chéloïdienne est assez profonde. La peau ne peut être plissée; elle est le siège d'érythème et d'un prurit assez vif.

Le traitement consiste dans l'application de l'appareil no 3, enveloppé de 6/10 de millimètre de plomb pendant dix heures en trois jours (deux séances de trois heures, une séance de quatre heures).

Vers la sixième semaine, on constate un affaissement de la chéloïde à son extrémité inférieure gauche; ailleurs, peu de changement.

Une seconde série est faite alors : au centre, l'appareil no 3 est appliqué avec 3/10 de millimètre de plomb, pendant vingt heures, à raison de deux heures tous les jours; sur les côtés, l'appareil no 4, engainé dans 1/10 de millimètre de plomb, est placé pendant huit heures à droite et pendant quatre heures à gauche.

Une croûte légère est apparue au centre quinze jours après la dernière application et n'a duré que dix jours.

Six semaines après le début de la deuxième série, on emploie l'appareil n° 2 avec 3/10 de millimètre de plomb, pendant vingt-quatre heures en trois nuits, huit heures par nuit.

Deux autres applications sont faites successivement vingt-quatre heures en deux nuits, à deux mois d'intervalle, l'une avec l'appareil n° 2 recouvert de 1/10 de millimètre de plomb, l'autre avec l'appareil n° 3, recouvert de 2/10 de millimètre de plomb.

Après chaque série, la tumeur s'affaisse et s'assouplit progressivement. Les deux dernières ont eu surtout pour but de faire disparaître les indurations de profondeur, car le nivellement de la surface était déjà obtenu.

Ce qui reste est peu visible, un peu plus blanc que la peau normale. Le point essentiellement intéressant à signaler est la souplesse des tissus ; la peau se laisse parfaitement plisser et, prise entre les doigts, la région traitée ne présente pas d'induration.

2° **Nombreuses chéloïdes de la face, consécutives à des cautérisations destinées à traiter un lupus tuberculeux (fig. 39 et 40).** — Une malade atteinte d'un lupus tuberculeux de la joue gauche avait

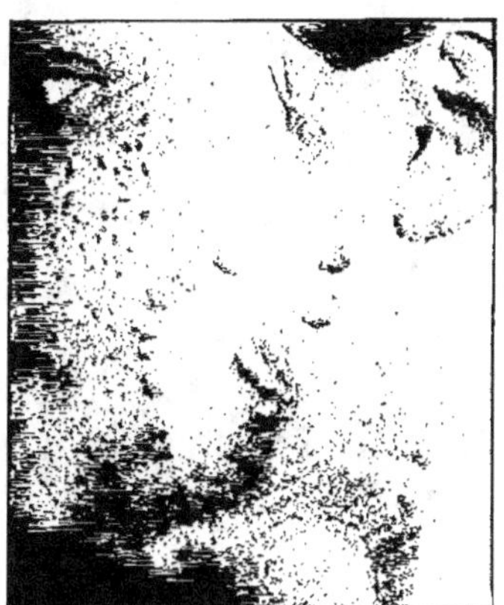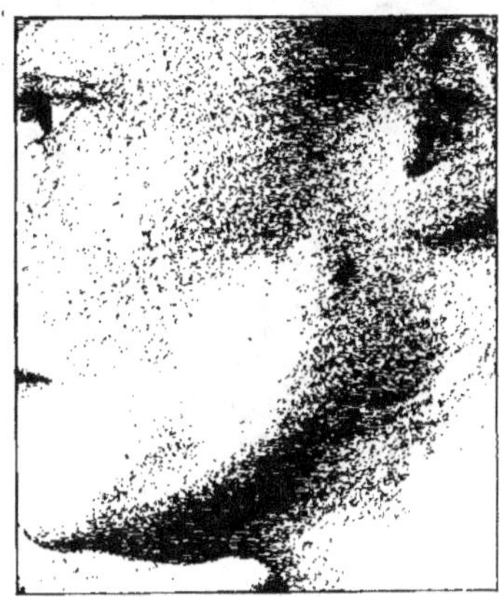

Fig. 39 et 40. — Chéloïdes de la face.

été sans succès traitée par les pointes de feu. Sur plusieurs des places cautérisées, des chéloïdes se produisirent. Plus tard, la photothérapie guérit le lupus, mais non les chéloïdes. Celles-ci forment une série de gros noyaux très durs, séparés les uns des autres et placés à la périphérie de la cicatrice du lupus qu'ils encadrent.

Les appareils n°s 6 et 7 sont appliqués pendant trois heures sur chaque chéloïde. Légère réaction inflammatoire.

Trois mois après, les chéloïdes du bord antérieur de la cicatrice du lupus ont disparu ; les autres ont seulement diminué.

Reprise du traitement avec l'appareil n° 6 successivement appliqué pendant deux heures sur chacune des chéloïdes persistantes.

Dès lors la disparition des chéloïdes est complète. Il ne reste plus qu'une surface lisse, uniforme, peu visible. Depuis dix-huit mois que date cette guérison, il ne s'est produit aucune récidive.

3° **Chéloïde de la région sous-maxillaire consécutive à une brû-**

lure (fig. 41 et 42). — Une enfant, âgée de cinq ans, a été brûlée, il y a un an, par de la graisse chaude. Il en est résulté une chéloïde large de 1 centimètre, saillante de 8 millimètres. Ce gros bourrelet dur, blanchâtre, parsemé de fines arborisations vasculaires, part du sterno-cléido-mastoïdien gauche, s'efface pendant 1 centimètre et reparaît pour traverser la région sous-maxillaire et se continuer jusqu'au sterno-cléido-mastoïdien du côté droit.

Dans une première série de traitement, toute la chéloïde a été traitée place par place par des applications de l'appareil n° 4, six

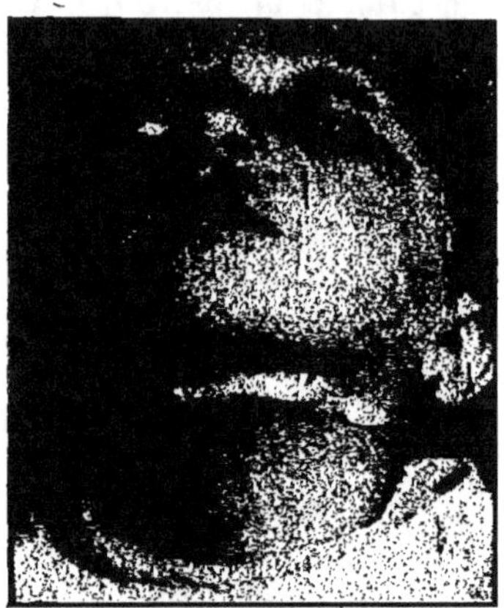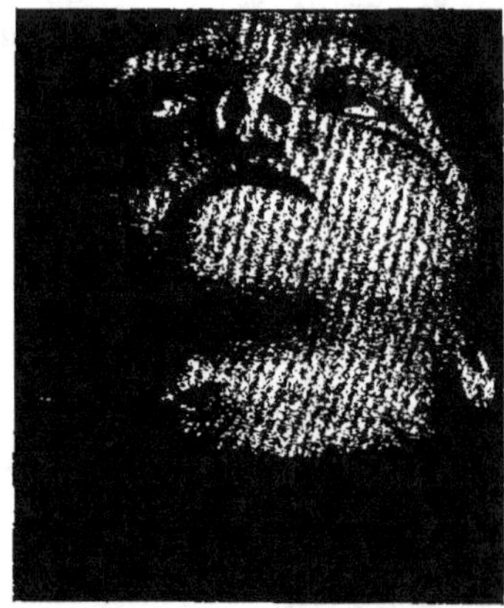

Fig. 41 et 42. — Chéloïdes de la région sous-maxillaire.

heures sur chaque place. Il en est résulté sur toute la chéloïde un certain degré de nivellement.

Dans une seconde série de traitement, la portion gauche seule a été traitée par l'application de l'appareil n° 5 pendant trois heures, et le nivellement absolu a dès lors été obtenu, comme il est facile de le voir par comparaison avec la portion droite, dont le traitement n'a pas été repris.

4° **Vaste placard chéloïdien du dos de la main consécutif à une brûlure.** — À la suite de l'explosion d'une lampe à alcool, il y a huit mois, une malade de trente-quatre ans a été brûlée aux mains et à la face.

Les cicatrices se sont compliquées de chéloïdes.

Au dos de la main droite existe une vaste nappe rouge, très colorée, de tissus chéloïdiens durs, avec prolongements vers les doigts et le poignet.

La saillie chéloïdienne atteint par places 6 millimètres. Les mouvements de la main sont fort gênés, et les doigts ne peuvent se plier.

Une première place de 28 centimètres carrés de superficie est traitée en plein milieu de la nappe chéloïdienne par deux applications de douze heures chacune, à huit jours d'intervalle, de l'appareil n° 1 avec écran de 2/10 de millimètre de plomb.

Réaction inflammatoire légère, mais assez douloureuse. Il ne se produit pas de croûtes.

Dans les deux mois qui suivent, nous assistons à la régression progressive des lésions. Les tissus s'affaissent, se décolorent et s'assouplissent, si bien que la place traitée, actuellement nivelée, tranche nettement au milieu des tissus rouges et chéloïdiens qui l'environnent.

5° **Chéloïde douloureuse consécutive à la cautérisation d'un nævus pigmentaire.** — Dans la région postéro-externe du bras droit, une malade présentait un petit nævus pigmentaire rentrant dans la catégorie des grains de beauté habituels, lorsque, il y a quatre ans, des pointes de feu destinées à le détruire le transformèrent en chéloïde.

Celle-ci augmenta peu à peu de volume.

Quand la malade nous fut confiée, la chéloïde avait 5 à 7 millimètres de saillie et occupait une surface de 2 centimètres carrés.

Elle était particulièrement douloureuse. Depuis deux ans, en effet, cette chéloïde était le siège de douleurs extrêmement vives avec exacerbations diurnes ou nocturnes. Des douleurs de voisinage existaient aussi, s'étendant jusqu'à l'épaule et descendant jusqu'au coude. Aucun soulagement n'avait pu être apporté jusqu'ici à la malade, dont le sommeil était constamment troublé.

C'est du reste la guérison de ces douleurs, bien plus que la petite tumeur elle-même, qui nous est demandée.

L'appareil n° 7, enveloppé de caoutchouc, est appliqué huit heures par jour tous les deux jours.

Après ce premier traitement, il se produit un aplatissement partiel de la chéloïde et une diminution des douleurs.

Deux mois après, seconde série des mêmes applications qui aboutit au nivellement complet.

Mais comme, six semaines après, les phénomènes douloureux n'ont pas tout à fait disparu et qu'il reste au-dessous du niveau de la peau une partie dure encore, nous employons en une troisième série les rayons surpénétrants isolés.

L'appareil n° 6 avec 1 millimètre de plomb est laissé à demeure trente-six heures.

L'accalmie est à peu près obtenue, mais, phénomène insolite que nous n'avons constaté que rarement, une réaction très tardive est apparue soixante-dix jours après l'application, réveillant quelques poussées de douleurs.

Quatre mois après, nous pratiquons trois applications de l'appareil n° 7 avec 2 millimètres de plomb, pendant douze heures.

Depuis, un mieux sensible est obtenu dans les phénomènes douloureux, qui ne reviennent plus que de loin en loin. Le traitement n'est point encore terminé ; nous nous proposons, si les douleurs réapparaissent, de continuer l'emploi des rayons surpénétrants.

6° **Chéloïde présternale suite de brûlure**. — Un enfant de trois ans nous est adressé par le Dr Hontang pour une chéloïde de la poitrine.

C'est six mois avant l'époque à laquelle l'enfant nous a été amené qu'a commencé la formation de la chéloïde, consécutive à l'application d'un cataplasme sinapisé qui avait occasionné une brûlure de 10 à 12 centimètres carrés, un peu à gauche du bord du sternum. La chéloïde ne s'est développée qu'au centre ; autour, on remarque le tissu cicatriciel consécutif à la brûlure, mais qui n'offre pas de caractère chéloïdien. Dans le dos existe une petite chéloïde de même cause.

Le traitement consiste dans l'application de l'appareil n° 1, recouvert de 1/100 de millimètre d'aluminium laissé en place deux heures en tout, par demi-heure tous les deux jours.

Quinze jours après, apparition d'une réaction croûteuse qui a duré trois semaines à un mois.

Au cours des quatre mois qui ont suivi, l'influence du radium s'est fait sentir, car les parents ont constaté une amélioration constante et croissante pendant toute cette longue période où, retenus à la campagne, ils n'avaient pu amener leur enfant.

Cinq mois après la première série de traitement, nous constatons une diminution très nette de la chéloïde en étendue et en saillie.

L'orifice pratiqué dans la cache protectrice ayant servi au premier traitement est maintenant trop grand en tous les points de son contour.

Une nouvelle série d'applications est pratiquée de la même manière, et quelques semaines après la peau a repris sa souplesse, s'est nivelée et ne garde plus qu'un léger aspect cicatriciel.

7° **Chéloïde consécutive à des applications de sangsues**. — Une enfant âgée de dix ans présentait, à la suite d'applications de sangsues dans les régions lombaires droite et gauche, trois cicatrices chéloïdiennes de chaque côté. Ces chéloïdes ont à droite les dimensions d'un gros pois ; à gauche, elles ont un aspect étoilé, reproduisant la forme des morsures de sangsues.

Ces tumeurs sont le siège de démangeaisons extrêmement vives, qui troublent le sommeil de l'enfant et nuisent à sa santé.

Sur la région lombaire gauche, nous appliquons les appareils n°s 6, 7 et 8 enveloppés dans 4/10 de plomb, douze heures consécutives.

Dans la région lombaire droite, les trois chéloïdes étant rapprochées les unes des autres, nous pouvons pratiquer des lumières de dimensions égales aux chéloïdes, dans une seule cache protectrice, et appliquer l'appareil n° 1, enveloppé de 4/10 de plomb pendant douze heures consécutives.

Ces applications ont nivelé les lésions et fait disparaître les démangeaisons. Il reste deux points, l'un à droite et l'autre à gauche, où l'affaissement n'a été que de moitié et où les démangeaisons reviennent encore de temps en temps.

L'appareil n° 8, dans 2/10 de plomb, est placé six heures et demie sur chacune de ces places.

Le nivellement complet et la disparition définitive des démangeaisons sont alors obtenus.

Les chéloïdes suite d'écrouelles sont fréquentes, mais il est rare qu'elles soient purement chéloïdiennes, comme dans le cas suivant. Le plus souvent elles se confondent avec des irrégularités cicatricielles, des brides fibreuses et rentrent dans notre deuxième paragraphe.

8° Énorme chéloïde du cou consécutive à des cicatrices d'écrouelles, récidivée trois fois après trois exérèses chirurgicales. — On sait que la race noire a la peau sujette au processus chéloïdien. La jeune négresse dont voici l'histoire en offre un exemple remarquable :

En 1893, à l'âge de vingt ans, un abcès froid évolua du côté droit du cou, s'ouvrit, et la cicatrice consécutive fut le siège d'une chéloïde.

La tumeur disgracieuse et gênante fut extirpée chirurgicalement.

Cette première ablation fut suivie d'une récidive qui créa une chéloïde double de la première. Celle-ci, encore opérée largement, récidiva de nouveau ; enfin une troisième opération fut pratiquée, suivie elle aussi d'un processus chéloïdien extrêmement rapide développé sur la cicatrice et sur tous les points de suture. Si bien que ces accroissements successifs ont déterminé la formation d'une énorme chéloïde de 20 centimètres de long, s'étendant depuis le sterno-cléido-mastoïdien droit jusqu'à la moitié latérale gauche du cou, sur laquelle elle empiète un peu après avoir croisé le cartilage thyroïde.

Dans sa partie postérieure, elle mesure 4 centimètres de large et diminue peu à peu pour ne plus mesurer que 1 centimètre à l'autre extrémité.

Son épaisseur est considérable ; la saillie au-dessus de la peau, dans la portion la plus large en arrière, atteint 2ᶜᵐ,5 ; elle s'atténue en avant pour ne plus avoir que 0ᶜᵐ,5 vers la ligne médiane du cou. A la partie moyenne de la chéloïde, au-dessus et au-dessous, existent trois autres chéloïdes grosses comme un haricot, développées au niveau des points de suture.

Au palper, la tumeur chéloïdienne est extrêmement dure et paraît s'étendre très profondément dans les tissus sous-cutanés. Il

Acné chéloïdienne (9°, p. 189).

F*ig*. 1. — Les tumeurs sont assez volumineuses et gênantes pour obliger le malade qui est ouvrier à suspendre son travail afin de se soigner.

F*ig*. 2. — Le nivellement est absolu; les pustules d'acné n'ont pas reparu. L'induration de profondeur s'est fortement assouplie.

s'agit là d'une chéloïde énorme de dimensions telles qu'il est bien rare d'en rencontrer de semblable.

Le traitement se compose de deux phases.

La première est destinée à niveler la lésion en agissant à doses fortement destructives. Nous savons par expérience que ces inflammations ne sont suivies d'aucune récidive.

Dans la seconde, ce sont les rayonnements surpénétrants employés en feu croisé, auxquels nous avons eu surtout recours, en agissant sur les tissus même en état d'inflammation réactionnelle.

Première phase : sur chaque place, appareil n⁰ 1, enveloppé de caoutchouc, six heures, par heure, six jours consécutifs. Réaction inflammatoire très vive et douloureuse.

Deuxième phase : commencée six semaines après la première sur les tissus exulcérés. La région postérieure de la chéloïde, quoique bien diminuée déjà, après ce premier traitement, est encore assez épaisse pour que nous ayons pu utiliser notre procédé du « feu croisé », en plaçant pendant vingt heures au-dessus l'appareil n° 7 avec 3/10 de millimètre de plomb, et au-dessous l'appareil n° 6, avec 3/10 de millimètre de plomb.

Un mois après ce dernier traitement, nouvelle série reprise encore une fois après un mois de repos.

A ce moment, la malade a été appelée en Amérique, et nous n'avons pu voir la régression habituelle qui se fait progressivement au cours des trois mois qui suivent les applications et se manifeste encore bien des mois après.

Quoi qu'il en soit, quand la malade nous a quittés, quatre mois après le début du traitement, les lésions avaient *diminué progressivement de plus des deux tiers, et, au fur et à mesure de la diminution de la saillie, la souplesse des tissus réapparaissait en surface et en profondeur.*

Depuis, nous avons reçu une lettre de la malade qui nous dit être très satisfaite, ses chéloïdes ayant encore beaucoup diminué.

Les observations qui vont suivre montrent l'efficacité du radium dans une catégorie d'affections particulièrement rebelles, les acnés chéloïdiennes.

9° **Acné chéloïdienne volumineuse de la nuque** (pl. VI). — Un ouvrier de quarante-trois ans présente de chaque côté de la nuque une grosse tumeur d'acné chéloïdienne ayant débuté il y a trois ans. Le frottement des vêtements contre les éléments acnéiques et les dimensions des tumeurs le gênent dans son métier.

De nombreuses séances de scarifications ont été faites sans être suivies de modifications durables. Le radium est alors proposé. Pendant quatre heures, on applique l'appareil n° 14 à gauche et, à droite, l'appareil n° 2.

Un mois après, les chéloïdes ont diminué de moitié; elles sont devenues bien moins douloureuses et moins gênantes. Les éléments acnéiques ont disparu pour la plupart.

Le traitement est alors repris avec les mêmes appareils appliqués un total de cinq heures réparties en cinq jours.

Deux fois encore, à un mois d'intervalle, les mêmes applications sont faites.

Six semaines après la dernière série d'applications, les lésions chéloïdiennes ont totalement disparu. Une année après la fin du traitement, les tumeurs n'ont point reparu; les tissus dans la pro-

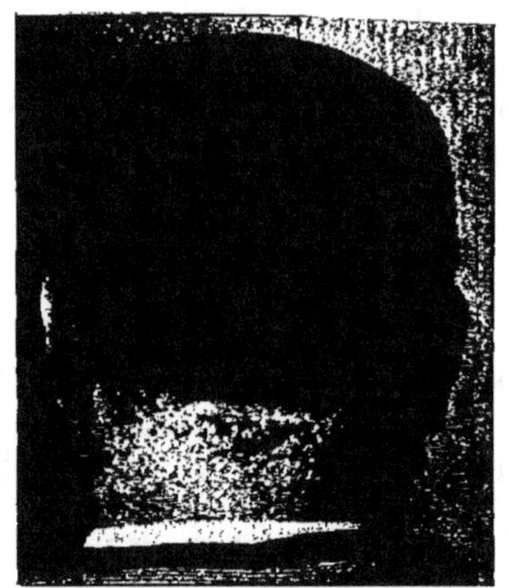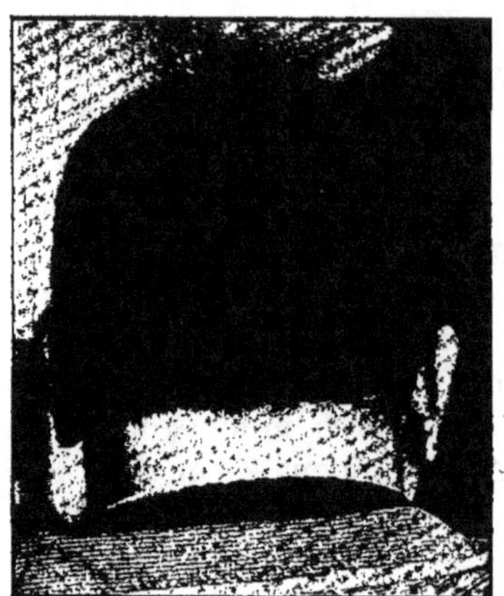

Fig. 43 et 44. — Acné chéloïdienne.

fondeur sont souples; les surfaces traitées sont plus claires, plus lisses, unies et nacrées que la peau normale.

Cette observation est intéressante à divers titres :

1° *La guérison aussi facile d'une acné chéloïdienne mérite d'arrêter l'attention. Une des raisons du caractère particulièrement rebelle et de récidives de ces lésions est l'apparition constante et habituelle de nouveaux éléments acnéiques. Or ces éléments n'ont point reparu;*

2° *Cette observation montre que les tissus chéloïdiens supportent parfois des doses de radio-activité globale très intenses, sans être le siège d'inflammation assez vive. Ces inflammations se réparent vite et n'exercent aucune action excitante de nature à déterminer des récidives.*

10° **Acné chéloïdienne de la nuque** (fig. 43 et 44). — Un ouvrier de trente-sept ans vient consulter pour une acné chéloïdienne de la nuque. C'est d'abord une poussée de folliculites qui est apparue juste à l'endroit du frottement du faux col. Peu à peu ces éléments ont été le siège de chéloïdes; celles-ci occupent toute la région postérieure du cou. Le début du développement chéloïdien remonte à huit ans, pendant lesquels différents traitements ont été essayés sans résultat. Les chéloïdes sont constamment le siège de nouvelles poussées de folliculites. Les démangeaisons sont vives.

Le traitement consiste en quatre séries d'applications, à six semaines d'intervalle, de l'appareil n° 3, laissé trois heures sur chaque place.

Six mois après la fin du traitement, la région présente un aspect excellent. On ne sent plus rien de la chéloïde, et les éléments d'acné ne sont pas revenus.

Cette observation confirme la précédente. Nous avons traité

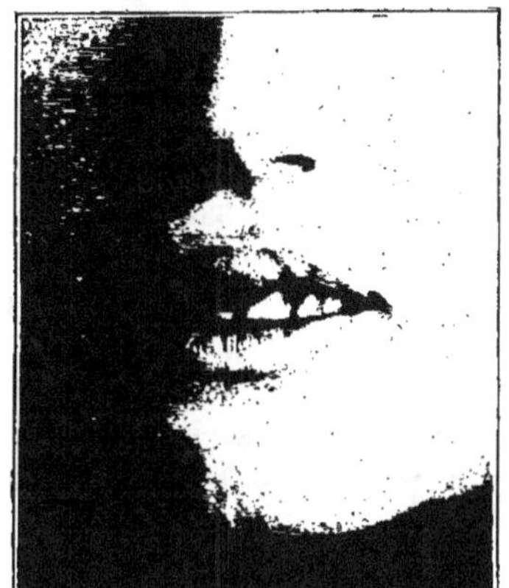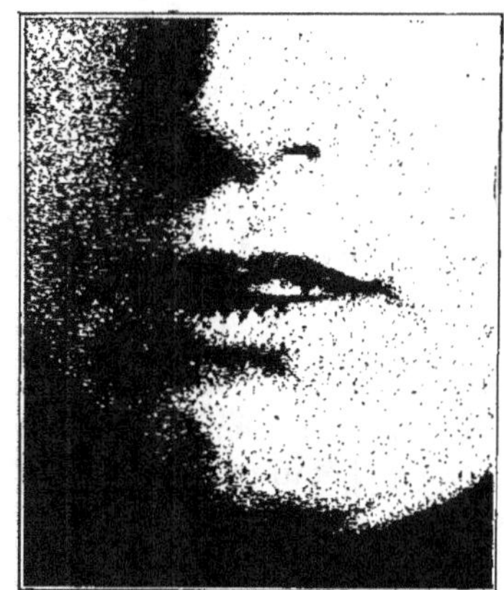

Fig. 45 et 46. — Chéloïde de la muqueuse labiale.

d'autres cas d'acné chéloïdienne avec des résultats à peu près analogues. Aussi pensons-nous que la radiumthérapie leur est très nettement indiquée. Mais ces faits, en nous montrant par surcroît la régression des éléments inflammatoires folliculaires et acnéiques, permettent d'espérer une action thérapeutique, intéressante, nouvelle, pour le sycosis et l'acné rosacée.

Avant de terminer ce chapitre des chéloïdes proprement dites, dont les conclusions seront reportées à la fin du chapitre suivant, nous signalerons un cas de chéloïdes unique dans notre série, intéressant à la fois par ses caractères cliniques mêmes et par le résultat thérapeutique obtenu.

11° **Chéloïde de la muqueuse labiale** (fig. 45 et 46). — Il est fort rare d'observer des chéloïdes sur les muqueuses. Les deux seuls cas publiés à notre connaissance sont l'un de de Beurmann et Gougerot (1) et l'autre de Jourdanet et Barré (2).

(1) De Beurmann et Gougerot, *Société dermatologique*, février 1906.
(2) Jourdanet et Barré, Polyclinique du Dr Jacquet à l'hôpital Saint-Antoine.

Le 1ᵉʳ février, nous avons été consultés pour une tumeur de la lèvre supérieure survenue à la suite d'un furoncle. Cette tumeur est dure, chéloïdienne ; la muqueuse à son niveau est légèrement décolorée.

Nous appliquons l'appareil nº 5 pendant deux heures, et trois semaines après cette tumeur avait régressé dans des proportions considérables. Elle s'est d'abord ramollie, puis peu après s'est rétractée, si bien qu'il n'en reste plus traces.

II. — BRIDES SCLÉRO-FIBREUSES CICATRICIELLES.

Il est difficile, nous l'avons vu, dans bien des cas, de distinguer les chéloïdes proprement dites des brides fibreuses saillantes et cicatricielles ; cependant, la technique est différente en ce sens que, si les tissus nettement chéloïdiens sont un terrain d'élection vis-à-vis du radium, il n'en est pas de même pour les brides fibro-scléreuses, qui ne peuvent être nivelées qu'après destruction ; le bénéfice du traitement ne réside alors que dans la commodité avec laquelle la destruction s'obtient et la qualité remarquable des tissus de réparation.

Lorsqu'on hésitera sur la nature même des saillies cicatricielles, les doses spécifiques pourront être essayées d'abord et, en cas d'insuccès, on en viendra aux doses destructives.

Mais voici un point sur lequel nous ne saurions trop insister. Notre communication de 1908 à l'Académie a fait croire à tort à quelques confrères que toutes les cicatrices vicieuses pouvaient être soumises au radium.

Les cicatrices « en creux », les brides de très petite largeur et de faible saillie, les brides molles, les bourrelets et déformations de la peau normale, les cicatrices trop étendues, etc., ne rentrent nullement dans le groupe des cicatrices vicieuses justiciables du radium.

La seule prétention du radium est de niveler plus ou moins les brides scléro-fibreuses dures, *saillantes*, assez étendues sans l'être trop, et d'agir parfois sur la coloration et les douleurs de certaines cicatrices ; encore faut-il que ces brides offrent une certaine surface, car nous savons à quel point se réduit la valeur radio-active d'un appareil lorsqu'on n'en utilise qu'une très petite portion.

L'action du radium sur ces brides fibreuses rend parfois des services inespérés.

Les résultats obtenus chez la jeune fille dont nous traçons l'histoire page 196 en sont un remarquable exemple. Dans certains cas, non seulement les brides sont nivelées, mais elles s'assouplissent de façon inattendue dans des proportions telles qu'une déformation, une rétraction ont pu être corrigées. Il est probable que, dans ces cas très favorables, le processus chéloïdien existe dans la bride rétractile pour une grande part.

Il nous est arrivé plusieurs fois, après avoir refusé de traiter telle cicatrice, de céder aux instances du malade et d'obtenir, à notre surprise, un résultat très supérieur à ce qui pouvait être prévu. Aussi nous conseillons, dans les cas où existent des déformations disgracieuses, de faire l'essai du radium, après avoir averti le malade, bien entendu, de la valeur aléatoire du traitement.

En général, bien qu'il soit nécessaire d'avoir recours aux doses destructives, il faut se garder de les exagérer, car les ulcérations produites sur des brides fibro-scléreuses sont longues à se cicatriser.

Voici quelques exemples de cas où le radium a pu niveler des brides fibro-scléreuses.

1° **Cicatrices à brides fibreuses suite d'écrouelles** (pl. VII). — Un lupus érythémateux de la face, chez une femme de vingt-cinq ans, est soigné par le traitement de Finsen dans le service de M. le Dr de Beurmann. Elle présente en même temps, sur la face latérale gauche du cou, un peu au-dessous de l'angle du maxillaire inférieur, une cicatrice vicieuse de 4 centimètres sur deux, consécutive à une adénopathie suppurée, guérie depuis plusieurs années. Cette surface froncée, très apparente et disgracieuse, est couverte de brides plus ou moins dures; l'une d'elles au centre semble chéloïdienne.

Le traitement a été fort simple; une seule application de l'appareil n° 14 sans écran pendant deux heures consécutives a suffi pour obtenir le résultat que montre la figure 2.

Il s'est produit une légère réaction inflammatoire de quinze jours de durée environ; puis nous avons assisté à la réparation des tissus, à l'affaissement des brides, au nivellement progressif de toute la surface, si bien qu'aucune autre application n'a paru nécessaire.

Le traitement remonte à plus d'une année, et la région est très avantageusement améliorée; la surface est lisse, unie, un peu plus claire que la peau normale voisine; mais elle n'offre plus l'aspect caractéristique des cicatrices d'écrouelles. Elle n'est le siège d'aucune télangiectasie.

2° **Cicatrices à brides fibreuses. suites d'écrouelles** (fig. 47 et 48). — Dans la région massétérine et le long des sterno-cléido-mastoïdiens droit et gauche, une malade âgée de trente-deux ans présente de nombreuses cicatrices vicieuses consécutives à des adénopathies ayant suppuré pendant sept ans.

A droite. les lésions offrent plus particulièrement le caractère chéloïdien; elles consistent en renflements durs et blanchâtres.

PLANCHE VII.

Nivellement de brides fibreuses cicatricielles consécutives à des écrouelles (1°, p. 193).

FIG. 1. — Le sujet présentait en même temps du lupus des conjonctives et de la face. La cicatrice était formée de dépressions et de brides saillantes.

FIG. 2. — Le nivellement a été obtenu de telle sorte que la cicatrice lisse, unie, qui persiste, n'a plus au même point l'aspect scrofuleux qui affligeait la malade.

Le long du sterno-cléido-mastoïdien gauche, c'est une longue bande formée de tissus scléreux, boursouflés, avec des dépressions et des saillies des brides dures et épaisses, de surface fort

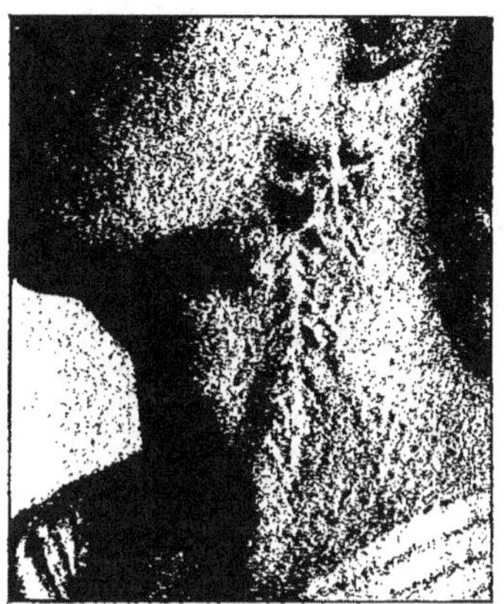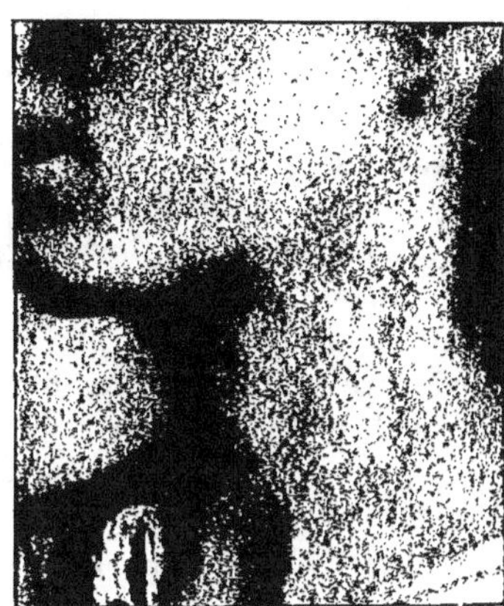

Fig. 47 et 48. — Cicatrices à brides fibreuses, suites d'écrouelles.

irrégulière, et laissant nettement apparaître le caractère des lésions strumeuses qui en ont été la cause.

Autour de ces cicatrices sont apparus de petits nodules lupiques, qui ont été guéris par la photothérapie.

Toutes ces lésions à droite et à gauche sont traitées avec l'appareil n° 4, enveloppé de caoutchouc, laissé en place quatre heures.

La malade revient nous voir plusieurs mois après. L'aspect de la région s'est totalement modifié ; les chéloïdes ont fondu et disparu ; les brides fibreuses n'existent plus. L'ensemble des lésions n'offre plus l'aspect de cicatrices d'écrouelles, mais les tissus sont lisses, unis et plus blanchâtres que la peau normale. Quelques petits points persistent encore où de nouvelles applications sont faites pendant deux heures avec l'appareil n° 4. L'état actuel date de quatorze mois ; il se maintient très satisfaisant.

3° Cicatrice à brides fibreuses consécutive à la guérison d'une gomme syphilitique. — Sur le côté gauche de la poitrine, un malade présente une cicatrice irrégulière, rougeâtre, parcourue de brides saillantes ; c'est le reliquat d'une gomme syphilitique ulcérée, guérie par le traitement spécifique.

Cette cicatrice impressionne beaucoup le sujet, qui désire absolument s'en débarrasser.

L'appareil n° 1, enveloppé simplement de toile caoutchoutée, est appliqué une heure vingt minutes en deux séances, deux jours consécutifs.

Après une réaction inflammatoire de quinze jours de durée, la surface se répare, devient de plus en plus lisse, et deux mois après les tissus sont décolorés, unis et beaucoup plus souples.

Ils sont encore cicatriciels, bien entendu, mais de bien moins vilaine apparence.

4° Brides fibreuses et chéloïdes consécutives à une brûlure. — Des cicatrices vicieuses et chéloïdiennes de la face dorsale de la main sont, chez une jeune fille de seize ans, consécutives à une brûlure dont elle a été victime à quatorze mois. La surface de la peau est cicatricielle, plissée et présente en certains points des brides saillantes, tranchant par leur coloration rougeâtre sur le fond légèrement rosé. Quelques-unes de ces brides ont la consistance chéloïdienne.

Le traitement est fait sur une bride allant de l'apophyse styloïde du cubitus au troisième métacarpien.

L'appareil n° 1, recouvert de 1/10 de millimètre de plomb, est appliqué quatre heures, par heure, tous les deux jours.

La réaction inflammatoire est assez douloureuse et dure quinze jours. Cinq semaines après, la bride est aplatie.

Reprise du traitement trois mois après sur une autre bride avec l'appareil n° 1, recouvert de 5/10 de millimètre de plomb, et appliqué quatre heures, par heure, tous les deux jours.

A la suite de ce traitement, la lésion est nivelée, la décoloration obtenue, et les tissus ont retrouvé une grande partie de leur souplesse.

5° Brides cicatricielles, suites de brûlures, ayant déterminé la déviation et la déformation des commissures labiales. — Les joues et le menton d'une jeune fille actuellement âgée de quinze ans ont été brûlés à l'âge de trois ans; ces régions présentent une surface cicatricielle, irrégulière, parsemée de rougeurs diffuses et de télangiectasies. Le menton est le siège de chéloïdes.

Les commissures labiales sont encerclées de chaque côté par deux brides fibro-scléreuses cicatricielles, qui s'accentuent quand l'enfant ouvre la bouche au point de gêner les mouvements et d'enlaidir étrangement le visage.

A titre d'essai, le traitement est d'abord limité à la bride commissurale du côté gauche et à plusieurs placards de télangiectasies en plein milieu des tissus cicatriciels.

L'appareil n° 8 est appliqué pendant trois heures, une heure chaque jour, trois jours consécutifs, sur les divers points de la bride scléreuse.

Deux mois après, on constate un assouplissement manifeste des tissus; les télangiectasies ont disparu; la région traitée est lisse et blanchâtre. La période de réaction inflammatoire a été relativement courte et peu accentuée.

Ces premiers résultats ayant paru au père de la jeune fille suffisamment encourageants, le traitement est entrepris sur la joue droite, dans les mêmes conditions.

Ainsi et suivant le même mode opératoire, les diverses places sont traitées et, deux mois après, le visage de l'enfant a repris un bon aspect général. A la parole, les commissures sont moins tirées et déformées ; les tissus sont plus souples.

Six mois après la fin du traitement, les cicatrices sont en excellent état ; elles ne présentent plus de déformations, de saillies, de rougeur ; les tissus sont simplement plus lisses et plus brillants que la peau normale voisine.

6° **Cicatrices vicieuses suites de brûlures**. — Une jeune fille âgée de dix-huit ans nous est adressée par le professeur Gaucher pour des cicatrices vicieuses consécutives à une brûlure (eau bouillante mélangée de graisse), qui datent de quatorze ans.

Les cicatrices sont multiples et de grande étendue. Sur une vaste région de l'omoplate droite, existent des brides fibreuses et des télangiectasies qui rendent la cicatrice fort disgracieuse. Sur la face antérieure de l'avant-bras, il y a une surface cicatricielle de 3 centimètres carrés environ, avec éléments chéloïdiens.

Cette dernière place est d'abord traitée ainsi qu'une autre choisie au centre de la nappe cicatricielle de la région de l'omoplate par six heures d'application de l'appareil n° 1 avec écran de 8 centièmes de millimètre d'aluminium.

Huit mois après, cette jeune fille, satisfaite des résultats obtenus, est venue demander que les autres régions soient traitées à leur tour.

Les places qui ont subi l'action du radium sont en effet incomparablement moins disgracieuses que celles qui les avoisinent. Elles sont nivelées, aplaties, affaissées, souples, lisses et régulières ; les télangiectasies qui les parcouraient ont disparu.

Mais il faut noter que la régression s'est faite tout différemment à l'épaule et au bras. A l'omoplate, les brides fibreuses ont passé par une phase de destruction. La réaction inflammatoire y a été très vive et la cicatrisation fort lente à se produire. Au bras, au contraire, où il y avait des chéloïdes, l'irritation a été légère, et les tissus ont littéralement fondu. Cette observation montre, par comparaison, d'une part la résistance des chéloïdes à l'irritation et, d'autre part, l'action spécifique que le radium exerce sur elles.

7° **Brides cicatricielles, suites de blessure par accident d'automobile**. — Des cicatrices vicieuses (chéloïdes et brides) se sont développées sur les régions temporale, malaire et nasale, à la suite de blessure par chute d'automobile chez un sujet de dix-sept ans.

La cicatrice temporale assez étendue, siège de chéloïdes et de brides de petites dimensions, forme des traînées et est parcourue de nombreux vaisseaux télangiectasiques qui lui donnent un aspect érythémateux véritablement turgescent.

La cicatrice nasale est située sur la crête même du nez et se prolonge sur la face latérale gauche. La région malaire est parcourue, elle aussi, de brides fibreuses.

Ces diverses cicatrices sont traitées par l'application pendant trois heures, à trois reprises différentes, chacune à six semaines d'intervalle, des appareils n° 1 pour les régions temporale et malaire, et n° 8 pour la crête nasale.

Il faut considérer dans l'appréciation de ces dosages que ce n'est, pour l'appareil n° 1, qu'une portion de sa surface qui a été utilisée.

Le fait de pouvoir, grâce au radium, assouplir des brides fibreuses rétractiles et déformantes, est particulièrement intéressant. Voilà une jeune fille dont le masque prenait un aspect grimaçant vraiment impressionnant chaque fois qu'elle voulait parler, et le rire lui était impossible. Or le radium est arrivé à modifier la rétraction des commissures au point de rendre à cette malheureuse jeune fille l'existence moins pénible.

Ce fait n'est pas isolé. Récemment M. le professeur Gaucher a observé, avec nous, une amélioration, par le radium, d'une déformation de la lèvre supérieure qui laissait voir les dents en un rictus fort laid ; cette déformation chéloïdienne était consécutive à la cicatrisation d'un chancre syphilitique.

Nous avons appliqué sur la bride rétractile l'appareil n° 7 recouvert de 2/10 de millimètre de plomb pendant six heures, et peu après la souplesse est revenue, la lèvre a repris en partie sa forme normale.

Nous possédons d'autres cas analogues, notamment celui d'un bébé qui avait la lèvre inférieure tirée et rétractée par une bride chéloïdienne.

Douze heures d'application de l'appareil n° 5 recouvert de 1 millimètre de plomb, renouvelées quinze jours après, ont assoupli la tumeur et permis à la lèvre de se replacer à peu près normalement. A la suite de ces applications, le nivellement a été obtenu.

Conclusions. — Nos recherches nous ont permis d'établir que le radium a une action élective spéciale, une action spécifique sur la néoplasie chéloïdienne. Il en résulte que les chéloïdes de toutes variétés, qu'elles existent isolément ou qu'elles soient accompagnées de tissus fibro-scléreux comme dans certaines brides fibreuses saillantes cicatricielles, peuvent se résorber et disparaître par simple modification cellulaire, sans qu'il soit besoin de les soumettre à une réaction inflammatoire destructive.

La chéloïde, cette néoplasie si rebelle aux autres agents thérapeutiques et si déconcertante en raison de sa résistance habituelle et de la facilité de ses récidives, peut disparaître, fondre en quelque sorte par un processus curatif, qui ne se révèle extérieurement par rien autre que par cette disparition même.

Ce principe une fois posé, il faut reconnaître que fort souvent, dans un but pratique, il y a avantage à pousser les doses jusqu'à déterminer un certain degré d'inflammation destructive. Nous avons indiqué, au cours de nos observations, les diverses techniques qu'il convient d'adopter ; nous n'y reviendrons pas.

Que la régression se soit produite avec ou sans phase irritative, le résultat qui domine est non seulement la disparition de la saillie néoplasique, mais l'assouplissement de sa base même, et le fait de pouvoir, une fois le traitement terminé, plisser l'épiderme là où siégeait la chéloïde, est caractéristique.

Ce retour à la souplesse en quelque sorte normale peut être très heureusement utilisé dans le cas de rétractions déformantes; et c'est là un des meilleurs effets du radium que de rendre en partie à une lèvre déformée, rétractée, sa forme primitive.

La disparition des phénomènes congestifs qui fréquemment accompagnent les chéloïdes et la disparition des douleurs dont elles sont le siège sont des résultats fort appréciables.

Quant aux brides fibro-scléreuses cicatricielles, la destruction est indispensable *lorsque l'élément chéloïdien en est absent.*

Aussi les résultats qui les concernent sont-ils moins intéressants et plus aléatoires. On parvient, il est vrai, à niveler ces brides, à assouplir les tissus, mais seulement en partie. Du reste, comme nous l'avons indiqué, il est bien certain que le radium ne peut s'adresser qu'à des variétés spéciales de ces brides et que toute cicatrice vicieuse ne ressort pas nécessairement du domaine de la radiumthérapie.

Cependant la raison pour laquelle toute bride fibreuse saillante cicatricielle doit être soumise, au moins à titre de tentative, au traitement par le radium est que, souvent, il est impossible d'être assuré que du tissu chéloïdien ne s'est pas combiné au processus scléreux, auquel cas le résultat est certainement favorable.

Plusieurs fois, avons-nous dit, une cicatrice que nous traitions sans grand espoir s'est améliorée dans des proportions considérables. Somme toute, grâce au radium, les chéloïdes et un certain nombre de cicatrices vicieuses à brides saillantes peuvent aujourd'hui être très heureusement traitées, alors que vis-à-vis d'elle nous étions autrefois le plus souvent en grande partie désarmés.

III. — ANGIOMES.

NÆVI VASCULAIRES. — TUMEURS VASCULAIRES.

Lorsque nous avons entrepris l'étude suivie de la radiumthérapie des angiomes, il n'existait dans la littérature que quelques essais isolés, notamment ceux de Danlos, Hartigan, Follard, Ekstein. Strasmann, Zimmern, Rehns.

Ces essais concernaient les nævi plans, et, en raison de l'exiguïté des appareils qu'on utilisait alors, il n'apparaissait pas que la radiumthérapie des nævi vasculaires pût entrer dans la pratique courante.

C'est grâce au progrès de l'instrumentation que nous sommes parvenus à traiter en série et à décolorer un grand nombre de ces variétés d'angiomes en formulant certaines règles de technique.

Mais, là où nous avons trouvé le radium d'une efficacité véritablement surprenante, là où son utilité est tout à fait spéciale, c'est dans le traitement des formes saillantes, des tumeurs angiomateuses érectiles, et il ne semble pas que des tentatives aient été faites à ce sujet avant que nous ayons démontré l'action curative spécifique du radium sur ces tumeurs, action qui, d'après l'ensemble de nos recherches, est un des points culminants de la radiumthérapie actuelle.

Notre attention avait été attirée tout d'abord par certains phénomènes de décongestion qui dénotaient de la part de la radio-activité une influence élective sur les vaisseaux capillaires sanguins ; c'est ce qui nous a décidés, dès que nos techniques nous l'ont permis et après quelques essais favorables, à étudier d'une façon régulière l'action thérapeutique du radium sur les nævi vasculaires.

Depuis le travail que nous avons lu sur ce sujet à l'Académie de médecine, le 8 octobre 1907, nos méthodes se sont mieux précisées ; le nombre de nos observations s'est élevé à deux cents environ, les plus anciennes remontant à plusieurs années.

Les nævi vasculaires, considérés au point de vue de leur traitement par le radium, peuvent être provisoirement divisés en quatre groupes :

I. *Les angiomes plans, de niveau avec la peau et superficiels* ;

II. *Les angiomes plans, de niveau avec la peau et infiltrant profondément* les tissus cutanés, sous-cutanés et muqueux ;

III. *Les angiomes plus ou moins surélevés, à surface lisse ou mamelonnée* ;

IV. *Les angiomes mous en nappe fluctuante, pulsatiles, et les tumeurs angiomateuses érectiles* de siège muqueux ou sous-cutané.

Cette division ne peut être que schématique, car non seulement il y a de nombreux intermédiaires entre ces divers groupes, mais aussi et assez souvent il existe simultanément chez le même sujet des formes de nævi très différentes. Notre division repose bien plus sur la valeur des résultats cliniques obtenus que sur les techniques et les dosages qui conviennent à chaque groupe.

I. — PREMIER GROUPE : ANGIOMES PLANS SUPERFICIELS DE NIVEAU AVEC LA PEAU.

Dans ce premier groupe, où l'on rencontre fréquemment des nævi assez pâles et faciles à dissimuler, la préoccupation dominante doit porter principalement sur l'esthétique définitive qu'offrent les tissus de nouvelle formation.

Or, comme ces tissus subissent encore certaines modifications même après plusieurs mois d'une stabilité d'apparence parfaite, on ne doit juger des résultats obtenus qu'après un temps d'observation suffisamment long.

En effet, à côté de cas où la décoloration n'a plus varié, nous avons parfois vu apparaître à la longue des pigmentations et des télangiectasies et, par exception, de légères dépressions.

Ces inconvénients intéressent spécialement les nævi pâles, car, lorsque la coloration est fort accentuée et constitue une infirmité disgracieuse impossible à dissimuler, le résultat viendrait-il même à perdre une part de ses qualités premières, qu'il serait encore heureux pour le malade ; la décoloration dont il bénéficie le délivre de l'infirmité dont il souffrait auparavant. Par des artifices simples de toilette, il pourrait, le cas échéant, aisément dissimuler les irrégularités qui se seraient produites.

Tel est le cas de la jeune fille dont il est question à la page 209 (1º), pour empiéter sur le groupe suivant auquel du reste s'appliquent également certaines des considérations précédentes. Depuis l'époque où la photographie a été prise, cette jeune fille a eu des poussées de dermatite et des productions de télangiectasies ; le résultat n'est donc pas aussi complet que l'indique la planche XI ; mais, en prenant les faits tels qu'ils sont, il n'en reste pas moins certain que la physionomie de cette jeune fille est du tout au tout modifiée à son avantage.

On ne doit donc pas refuser à ces formes très colorées un traitement qui, dans une proportion élevée, leur assure *pour le moins* une amélioration fort appréciable.

Quant aux techniques, elles varient selon les cas; par principe, nous cherchons à éviter les réactions inflammatoires.

Dès le début de nos essais, pour les formes pâles, faciles à dissimuler, nous avons adopté, d'accord avec les malades, la règle suivante :

Une seule place était traitée d'abord à titre d'essai, et après un laps de temps suffisamment long, le résultat obtenu indiquait la ligne de conduite à tenir ultérieurement. C'est là un procédé dicté par la plus élémentaire sagesse, auquel il faut avoir souvent recours.

Mais nous avons rencontré des idiosyncrasies et des inégalités de résistance individuelles. Chez certains malades, les résultats peuvent différer d'une place à l'autre. Telles doses suffisantes pour un sujet ne produisent presque rien chez un autre. Nous avons appris à reconnaître certaines raisons qui expliquent ces inégalités : une peau sèche ou grasse, une certaine mollesse pâteuse des nævi, la teinte spéciale, la facilité avec laquelle la peau normale rougit au frottement, le degré de décoloration obtenu par la pression du doigt, le teint de la peau, clair ou brun, sa finesse, sont autant de signes qui nous dirigent et nulle part l'expérience et la sagacité du radium-thérapeute ne sont plus nécessaires que pour le traitement des nævi de nos deux premiers groupes.

Le but des efforts doit être d'éviter la réaction inflammatoire, dans la mesure du possible.

Divers moyens parviennent à ce résultat ; si, dans certains cas, les rayons de grande pénétration nous ont été utiles, ce sont cependant ceux de moyenne pénétration auxquels nous avons eu le plus souvent recours.

Les rayons α et quelques β mous doivent être supprimés, et un rayonnement composé en majeure partie de β moyens convient parfaitement. De plus, il importe d'utiliser des rayonnements globaux suffisamment puissants ; la brièveté des applications limitera la réaction inflammatoire tout en constituant un sérieux avantage pratique. Les toiles radifères que nous expérimentons à cet effet depuis une année nous donnent les meilleurs résultats ; ce sont des toiles souples, d'assez grandes dimensions, contenant du radium d'activité 50 000 par exemple. Des lames d'aluminium de 1/100 à 8/100 jusqu'à 1/10 de millimètre d'épaisseur avec addition de feuilles de papier, ou des lames de mica très fines sont interposées pour arrêter les rayons α et β mous. Il suffit de laisser ces toiles un temps inférieur à celui qui produirait de l'irritation et de renouveler à plusieurs reprises les applications à intervalles plus ou moins éloignés. La réaction inflammatoire pourra être ainsi limitée à une simple production furfuracée. Avec les appareils à vernis, on peut aboutir à des résultats analogues et éviter des irritations inutiles en procédant de la même manière.

Ce qui précède montre qu'il faut savoir discerner avec soin les nævi plans superficiels qui sont justiciables du traitement, évaluer la mesure dans laquelle ils pourront bénéficier du traitement et choisir les méthodes opératoires qui leur sont le mieux appropriées.

Lorsque, sur une place déjà traitée et récemment traitée, on juge nécessaire, pour achever la décoloration, de pratiquer une nouvelle série d'applications, il est une précaution à prendre des plus importantes, sur laquelle nous ne saurions trop insister.

Elle consiste, sauf exception, *à ne jamais employer pour ces secondes séries des dosages aussi intenses que pour les premières.* Il faut, dans la plupart de ces cas, se tenir en dessous; c'est là une règle qu'il faut bien observer, surtout si les premières applications ne datent que de trois ou quatre semaines.

En effet, les rayons primitivement introduits dans les tissus exercent leur action bien des mois encore après la fin des applications. Telle réaction semble terminée depuis deux ou trois mois, et cependant les tissus se modifient encore à la longue. Toute nouvelle application faite peu de temps après les premières produit donc de *l'accumulation; les tissus se trouvent au moment des nouvelles applications, plus sensibles et plus irritables.* Négliger cette notion importante, c'est courir le risque de réactions inflammatoires ultérieures trop vives.

Le *siège des lésions,* en ce qui concerne ce groupe et le suivant, influe beaucoup sur la valeur des résultats. Les angiomes du tronc et des membres semblent parfois opposer au traitement une résistance assez grande et être moins dociles au radium que les angiomes du visage.

Quand les nævi siègent aux muqueuses, des doses légères et fréquemment répétées obtiennent de faciles décolorations ; mais il est rare que l'on soit spécialement consulté pour des nævi plans et superficiels des muqueuses. Les personnes qui en sont atteintes s'en préoccupent fort peu ; ce n'est que par occasion qu'on peut en traiter. Le plus souvent aux muqueuses les nævi sont un peu boursouflés, ou bien ils sont l'expression de l'infiltration profonde d'un nævus qui occupe toute l'épaisseur d'une joue par exemple ; aussi nous occuperons-nous plus spécialement de ces nævi des muqueuses aux groupes suivants, surtout à celui des tumeurs vasculaires.

Nous n'avons eu en vue jusqu'ici que les nævi vierges de toute autre tentative thérapeutique ; mais nombreux sont les cas où l'électrolyse et les cautérisations ont été antérieurement pratiquées. Or, les cicatrices que laissent fréquemment ces opérations gênent la *radiumthérapie.*

En effet, la surface des appareils doit forcément recouvrir l'ensemble des nævi, aussi bien les cicatrices que les régions non décolorées.

Nævus vasculaire, plan superficiel (p. 205).

Fig. 1. — Ce nævus est de variété télangiectasique. Quelques éléments sous le maxillaire sont surélevés; ailleurs le nævus est tout à fait plan.

Fig. 2. — Les petites veinules qu'on observe sous le maxillaire sont le reliquat du nævus et ne sont point des télangiectasies d'apparition ultérieure.

Le groupe de télangiectasies situé à la partie inférieure du cou n'a pas été soumis au Radium; les éléments se sont néanmoins modifiés, probablement par action de voisinage.

Il est apparu depuis quelques télangiectasies de nouvelle formation, mais en petit nombre.

Théoriquement, il ne faudrait agir que sur ces dernières, ce qui est impossible. Dès lors les tissus de nouvelle formation sont moins unis ; toutefois, nous avons fréquemment observé, après le traitement par le radium, un certain nivellement, une diminution des irrégularités de surface, une amélioration notable des cicatrices elles-mêmes, dues en grande partie à l'action du radium sur les tissus de sclérose (Voy. *Chéloïdes*).

Voici quelques-uns des résultats satisfaisants que nous avons obtenus ; ils se rapportent surtout à la première période de nos recherches : il était important de connaître l'œuvre du temps.

1° **Nævus vasculaire plan de niveau avec la peau, superficiel, de grandes dimensions, siégeant au cou, chez un adulte** (pl. VIII). — Un malade présente au cou un nævus plan superficiel de 60 centimètres carrés environ. La moitié supérieure est d'un violet bien accusé ; et, à l'angle du maxillaire inférieur, il existe quelques points saillants, eux aussi, très colorés.

Peu à peu la teinte va se dégradant vers le rose mauve aux parties inférieures.

Plus bas encore se voit, formant suite au nævus, de fines télangiectasies. Du reste, sur tout le fond de la surface uniformément teintée, on distingue, s'en détachant par une coloration légèrement plus rouge, un réseau vasculaire ; c'est ce réseau qui s'étend en bas jusqu'à la clavicule au delà de la couche uniformément teintée.

La partie télangiectasique inférieure, celle-ci n'a pas été touchée, selon le désir du malade.

Deux mois après le traitement, toute la surface du nævus, qui était uniformément teintée, est décolorée et de façon absolument remarquable ; les tissus décolorés sont tout à fait lisses, unis et à peine plus clairs que la peau voisine. Il s'agit là presque d'un retour à l'aspect normal ; il n'y a pas eu de réaction bien sensible. La fin du traitement date de plus d'un an, et les tissus se sont maintenus en bon état.

Voici les dosages utilisés :

Appareil n° 1, une heure trois jours de suite pour les régions les plus colorées, et deux jours seulement pour les parties plus claires, excepté pour une place où l'appareil toile n° 14 fut utilisé une heure, deux jours consécutifs.

Il n'a fallu que six à sept semaines pour obtenir la décoloration de chacune des places traitées. Les réactions ont été légères ; elles ont commencé dix jours après pour l'appareil toile n° 14, et quinze jours après pour l'appareil n° 1.

2° **Nævus vasculaire plan superficiel siégeant à la joue.** — Un nævus vasculaire plan superficiel de 12 centimètres carrés environ de superficie siégeant sur la joue d'une jeune fille de vingt ans présente une coloration assez accentuée vers le violet-lie de vin. On distingue, se détachant sur la teinte de fond, un pointillé rouge sombre.

L'appareil n° 7 est appliqué sans interposition, pendant une heure seulement. Vers le dixième jour, une légère irritation de surface se produit, n'occasionnant qu'un peu de démangeaison suivie d'une réaction croûteuse de courte durée. Au trente-cinquième jour du traitement, il ne reste plus trace de l'irritation, et la décoloration est obtenue. Les tissus de réparation continuent à se modifier favorablement au cours des trois mois suivants, après lesquels on constate la persistance du granité spécial de la peau, ce qui indique un retour assez voisin de l'état normal.

Les autres portions du nævus sont alors traitées de la même façon avec résultat semblable. La décoloration date d'un an et les tissus actuels où siégeait le nævus ont à peu près l'apparence de peau saine. Il faut être prévenu pour distinguer un état légèrement plus lisse et plus clair. Des faits aussi complètement satisfaisants sont rares.

3° **Nævus d'apparence superficielle siégeant à la joue droite.** — L'observation suivante peut être opposée au cas précédent en raison de la résistance que le nævus a présenté à l'action du radium.

Chez un sujet âgé de vingt-sept ans, on constate, sous l'apophyse malaire droite, un nævus plan de la dimension de notre appareil n° 1. Ce dernier est choisi pour le traitement et, à cause de l'épaisseur de la peau, du peu de décoloration à la pression, de la hâte du sujet pressé de quitter Paris, nous laissons à demeure l'appareil, sans interposition, pendant deux heures consécutives, en une seule et même séance.

Il s'agissait là d'une dose forte. Cinq semaines après, le malade revient nous voir. La décoloration n'est obtenue que pour moitié, et, contre notre attente, la réaction inflammatoire a été fort légère.

Nous refaisons avec le même appareil une seconde séance d'application, mais de une heure seulement, afin d'éviter d'accumuler trop de rayonnement.

Actuellement, huit mois après le traitement, la surface décolorée est en excellent état.

4° **Nævi traités au préalable par l'électrolyse, sans résultat.** — Dans deux cas des nævi avaient été déjà traités par l'électrolyse sans autre résultat qu'un piqueté de cicatrices marbrant de dépressions blanches les surfaces lie de vin.

a. Dans un premier cas, le nævus assez foncé occupait la région temporale et la moitié supérieure de la joue droite ; il était couvert de petites cicatrices arrondies, déprimées, dues à l'électrolyse.

Une première application de radium à titre d'essai est pratiquée sur une place située à la partie inférieure avec l'appareil n° 15 laissé une heure deux jours consécutifs. Six semaines après une réaction inflammatoire assez forte, la surface est décolorée, lisse, unie; les traces d'électrolyse ont beaucoup diminué.

Dès lors les autres places ont été traitées de la même façon avec un résultat à peu près analogue.

b. Dans un deuxième cas à la joue, au cou, sur la région claviculaire et une partie du bras, existait une énorme tache rouge violacée, criblée de petites cicatrices rondes déprimées. Toute la partie cervicale avait en effet été traitée autrefois par l'électrolyse. Malgré l'énervement de séances longues et fréquentes, la jeune fille, douée d'une énergie peu commune, avait voulu que le traitement électrolytique fût poussé jusqu'au bout. Malheureusement on ne parvint qu'à produire une surface fort disgracieuse par l'alternance de points blancs et violacés.

Telle qu'elle se présentait à la radiumthérapie, cette lésion était défavorable, et cependant le résultat obtenu à la joue et à la région cervicale, seules parties traitées, fut jugé favorable par le professeur Le Dentu et par la malade elle-même. Il y eut en partie, comme au cas précédent, nivellement et effacement partiels des cicatrices, en même temps que décoloration du nævus.

5° **Nævi de grandes dimensions**. — Nous rapporterons enfin le cas d'une jeune fille de vingt et un ans, qui présentait un vaste nævus très coloré, de la moitié antérieure de la joue droite et des régions temporale et frontale correspondantes.

A la pression du doigt, la décoloration se produisait aisément, ce qui semblait indiquer le caractère superficiel de l'angiome.

Une toile radifère de 18 centimètres carrés, tapissée d'un sel d'activité 50 000 et recouverte d'une lame d'aluminium de $0^{mm},01$ d'épaisseur, appliquée en trois places, recouvre toute la surface du nævus.

La souplesse de cette toile facilite le traitement sur la paupière inférieure et sur l'apophyse malaire.

La durée de l'application sur chaque place est de dix heures. Du dixième au quinzième jour apparaît un érythème léger suivi d'une desquamation furfuracée.

Vers la quatrième semaine, la décoloration est notablement diminuée. Deux autres applications sont faites dans les mêmes conditions, chacune à un mois d'intervalle.

Au troisième mois, ce nævus, malgré sa coloration accentuée et ses grandes dimensions, a presque disparu, sans qu'à aucun moment il y ait eu d'autre réaction qu'un érythème léger après la première application.

II. — DEUXIÈME GROUPE : ANGIOMES PLANS, DE NIVEAU AVEC LA PEAU ET PROFONDÉMENT INFILTRÉS.

D'une façon générale, la plupart des considérations énoncées au paragraphe précédent à propos de la valeur des résultats obtenus et des progrès réalisés dans les techniques s'appliquent en tous points à notre deuxième groupe d'angiomes.

Nous n'y reviendrons pas; toutefois, comme dans ce groupe les angiomes sont pour la plupart fort disgracieux, très colorés et impossibles à dissimuler, les doses plus fortes, les radio-activités plus énergiques peuvent être employées sans crainte, au cas de résistance des tissus. Un résultat définitif viendrait-il à être à la longue moins brillant qu'on ne l'avait cru tout d'abord, il serait encore favorable.

Parfois, à travers les tissus cutanés et sous-cutanés, on obtient une action sur les muqueuses. Ainsi, chez plusieurs malades dont les gencives angiomateuses saignaient facilement, les rayons, après avoir traversé l'épaisseur de la joue, ont décongestionné les muqueuses, diminué leur coloration et arrêté les hémorragies.

De même une muqueuse nasale infiltrée par l'angiome et fréquemment saignante s'est améliorée de même façon, à distance du foyer radio-actif, au point de ne plus être le siège d'hémorragies.

Les techniques sont très variées ; on peut avoir recours :

1° Aux doses massives globales comme celles qui sont fournies par deux ou trois heures d'application à nu de l'appareil n° 1, et qui déterminent de l'inflammation surajoutée ;

2° A ces mêmes doses, mais débitées par fractionnement et par espacement, de telle sorte qu'aucune irritation de surface ne se produise ;

3° Aux rayonnements globaux issus de toiles radifères contenant un sel de radium d'activité faible, 50000 par exemple, et employés de façon à ne déterminer aucune irritation de surface;

4° Aux rayonnements surpénétrants utilisés pendant plusieurs nuits consécutives ou espacées, en interposant entre un appareil puissant et le nævus des écrans de 2 à 3 millimètres d'épaisseur.

Nous avons aussi obtenu avec avantage des régressions et décolorations en attaquant les tissus des deux côtés à la fois, verso et recto. Une lèvre, une joue, permettent l'application d'appareils se faisant vis-à-vis selon notre méthode du « feu croisé ». Par ce moyen on peut utiliser des rayonnements d'intensité globale plus grande et laisser les appareils à demeure moins longtemps. Cette méthode qui augmente la valeur des intensités radio-actives, rend les traitements plus pratiques et plus rapides. C'est la méthode de choix pour une lèvre ou une joue complètement infiltrées : elle peut se combiner aux divers filtrages. Du côté des muqueuses, la durée des applications doit être inférieure à celle qui est adoptée pour le côté cutané ; de plus, les écrans moyens sont là préférables, par exemple les lames épaisses d'aluminium ou les lames de 1/10 de millimètre à 1 millimètre de plomb. Les épaisseurs d'écrans plus grandes obligeraient à des durées d'applications trop longues et impossibles à pratiquer dans la bouche.

Voici un exemple de notre procédé.

Extérieurement, sur la surface cutanée, nous appliquons, pendant une nuit ou deux nuits consécutives, l'appareil n° 1 ou n° 2, enveloppé d'écrans de plomb de 1 millimètre. Sur la muqueuse, au verso, l'appareil carré n° 3, enveloppé de 5/10 de millimètre, est appliqué chaque fois et simultanément pendant une heure.

Les exemples suivants montrent quelques-uns des résultats que nous avons pu obtenir.

1° **Nævus vasculaire très coloré, plan, de niveau avec la peau,** *infiltrant entièrement la joue et recouvrant la moitié de la face. Décoloration d'une forme de nævus, nettement hors de la portée des moyens habituels et généralement reconnue comme incurable* (pl. IX et X).

Une jeune ouvrière vient nous trouver de la part du Dr Brocq, en février 1907, pour un nævus de dimensions et de profondeur telles qu'aucun résultat favorable et sérieux ne semblait possible.

Il s'agissait d'un nævus de la moitié gauche de la face, très fortement violacé, de dimensions énormes, qui infiltrait profondément toute l'épaisseur de la joue jusqu'à colorer la muqueuse buccale correspondante.

Au palper, les tissus offraient une certaine mollesse pâteuse, et toute cette moitié de la face apparaissait un peu gonflée ou épaissie.

Le nævus intéressait aussi la moitié interne de la paupière supérieure et toute la paupière inférieure, le milieu du front et une petite partie de la tempe.

Ces lésions étaient de celles que la thérapeutique récusait jusqu'à ce jour. Elles étaient nettement hors du domaine de la chirurgie et de l'électrolyse.

Actuellement, grâce au radium, ce nævus est très favorablement amélioré.

Voici le procédé qui a été adopté :

La surface étant très étendue, c'est par régions et par séries successives que nous avions décidé de traiter le nævus.

Tout d'abord, une première place sur la joue subit l'application de cinq heures de l'appareil n° 1, une heure par séance, avec un jour d'intervalle. Cette application fut pour nous l'occasion d'une expérience intéressante.

Nævus vasculaire plan, d'infiltration profonde.

Pl. IX. — La coloration violacée telle qu'elle est représentée n'a point été exagérée.

L'ensemble du nævus par l'empâtement et le gonflement des tissus rendait le visage asymétrique.

L'infiltration intéressait l'épaisseur entière de la joue, et la muqueuse au verso était fortement colorée.

Pl. X. — Depuis une année que cette photographie aquarellée a été faite, il est apparu un certain nombre de télangiectasies, que la malade parvient à dissimuler aisément d'ailleurs. Il reste un peu de gonflement de la lèvre : la muqueuse est décolorée.

Au front et à la limite du nez, la réalité est supérieure à ce qu'indique la chromo-lithographie.

Les parties roses et violacées qu'on voit à droite du nez et des lèvres sont une erreur d'interprétation.

Continuant nos études sur le rôle des filtrages, nous avons façonné un écran d'ouate hydrophile tassée, enveloppée de deux feuilles de notre toile caoutchoutée, comme ceux que l'un de nous avait employés antérieurement, mais, dans le cas actuel, de telle sorte que l'épaisseur de cet écran allât en augmentant d'une extrémité à l'autre, de l'épaisseur de quelques millimètres à l'épaisseur de 1^{cm},5.

Nous avons pu ainsi observer les différences de réactions déterminées selon les épaisseurs correspondantes.

Au total, une réaction inflammatoire très forte se produisit qui dura plusieurs mois, et nous avons alors craint d'avoir dépassé la mesure, mais tout rentra peu à peu dans l'ordre.

La place traitée occupait une surface de 30 centimètres carrés ; elle n'a jamais été retouchée depuis. La fin de la réaction inflammatoire date maintenant de vingt mois ; la planche X montre l'état actuel.

Après quatre mois de cicatrisation, il se produisit, vers le centre, comme un retour spontané d'inflammation qui dura trois semaines. Quelques petites traînées de télangiectasies apparurent vers le septième et le huitième mois, produisant une marbrure, une certaine inégalité de teinte de la région.

Les autres places furent successivement traitées par des applications de trois heures en trois jours de l'appareil n° 1, et c'est avec une régularité parfaite que chaque région subit sa décoloration.

Pour la lèvre supérieure, le nez et les régions frontales et temporales, c'est l'appareil carré n° 3 qui fut appliqué pendant trois heures ; aux paupières, l'appareil n° 7 fut employé un temps plus court, mais plus fréquemment. Ces dernières régions se sont décolorées avec facilité et offrent maintenant un aspect satisfaisant. Récemment, la peau, sensible au froid, a été le siège en deux places d'une irritation eczématiforme.

La face muqueuse de la joue était elle aussi, avant le traitement fortement colorée, et les applications faites sur la peau ont amené la décoloration de la muqueuse, au verso, sans que celle-ci subît la moindre irritation. Ce fait s'est d'ailleurs trouvé confirmé dans d'autres cas ; il indique clairement l'action élective du radium.

Il ne reste plus aujourd'hui, à la place du nævus, qu'une surface décolorée, encore légèrement rosée. Cette surface, par comparaison avec la peau du côté droit, n'est point normale, bien entendu ; elle est plus lisse, plus claire par places et plus rosée en d'autres, ce qui constitue une certaine inégalité de teinte. Il persiste aussi quelques télangiectasies. Sur le front, les paupières, le nez et la lèvre supérieure, les bords se confondent presque sans transition avec la peau normale ; ces régions du reste se sont décolorées, dans ce cas particulier, avec une extrême facilité à la suite d'une réaction moyenne.

Au point de vue esthétique, ces résultats sont par place incomplets, mais ils ont donné toute satisfaction à la malade. Cette jeune ouvrière se considère comme délivrée de l'infirmité affreuse et humiliante qui la faisait renvoyer des ateliers et lui enlevait ses moyens d'existence.

2° **Nævus plan profond.** — Une malade, âgée de quinze ans, présente sur la joue gauche, sur la moitié gauche de la lèvre supérieure et sur le sourcil gauche, un vaste nævus infiltré.

Toutes ces régions ne montrent que le reliquat d'un angiome beaucoup plus étendu et plus fortement coloré qui a été traité par l'électrolyse et par les pointes de feu. Ces traitements ont produit des cicatrices profondes de la joue et de la lèvre, avec rétraction de la lèvre. Il existe aussi une déformation de la paupière supérieure.

Sur chaque place, on applique l'appareil n° 4, quatre heures, quatre jours consécutifs.

L'action des rayons a été dans ce cas doublement intéressante ; elle a porté à la fois sur la décoloration de ce qui restait de la tache lie de vin et sur le nivellement des cicatrices.

Les brides cicatricielles se sont assouplies, si bien que les régions soumises au radium offrent maintenant un aspect uni, plus voisin de l'état normal.

Les inégalités qui existaient du fait des déformations cicatricielles entremêlées de plaques lie de vin se sont atténuées dans de très grandes proportions.

Ce sont des faits de cet ordre qui nous ont, entre autres, conduits à entreprendre de façon suivie le traitement des cicatrices viciées par des brides fibreuses saillantes.

3° **Vaste nævus profond des deux tiers de la face.** — Un nævus recouvre les deux tiers du visage d'une malade âgée de dix-huit ans. Celui-ci de teinte foncée intéresse toute la joue, la région temporale droite, le front excepté sa partie médiane, la région temporale gauche, la moitié droite de la lèvre supérieure, la moitié droite du menton. La muqueuse buccale est, elle aussi, colorée.

Sur la joue, la région temporale et le front, l'appareil n° 1 est appliqué trois heures consécutives.

Puis successivement, les autres places sont traitées avec les appareils n°s 3, 5, et 6 laissés au contact trois heures de suite.

La malade est revue huit mois après ; l'ensemble du nævus est nettement décoloré.

Ce cas est de ceux que jusqu'ici on considérait comme incurables. Avec le radium, la décoloration s'est faite assez facilement à la suite de réactions inflammatoires moyennes.

Certes, il subsiste une inégalité de teinte qui nuit à la perfection des résultats, mais tels que ceux-ci ont été obtenus, ils ont donné satisfaction à la malade.

Des télangiectasies se sont produites, mais en petit nombre, et, depuis plus d'une année que le traitement est terminé, elles n'ont point augmenté.

Signalons enfin que la muqueuse buccale correspondant aux places traitées s'est décolorée sans être le siège d'inflammation.

4° Angiome très coloré et profondément infiltré, hémorragies gingivales et nasales. — Un énorme angiome très coloré, profondément infiltré, siège sur la moitié gauche du visage d'une malade âgée de trente ans. Les tissus sont dans leur ensemble pâteux et boursouflés, surtout à la lèvre. Les muqueuses au verso sont fortement colorées, les gencives saignantes; la muqueuse nasale infiltrée par l'angiome est aussi le siège de fréquentes hémorragies. Une place de 16 centimètres carrés environ est traitée d'abord par la méthode des filtrages épais. L'appareil n° 1 est recouvert d'un écran de $1^{mm},5$ de plomb.

Cet appareil est laissé à demeure trois nuits consécutives, soit trente heures environ. Dans les deux mois qui suivent, il se produit une très légère desquamation accompagnée d'un peu de prurit.

Les tissus s'affaissent, deviennent plus unis et prennent une teinte plus pâle.

Deuxième série faite avec le même appareil, mais pendant six nuits. En même temps la muqueuse est traitée pendant dix jours, une heure, avec l'appareil n° 3 recouvert de 1 millimètre de plomb. Cette fois, les réactions ont été plus vives, le prurit assez accentué. Il y a eu une desquamation un peu plus prononcée ; aucune inflammation ne s'est produite du côté de la muqueuse.

Après trois mois d'attente, la région traitée est décolorée à moitié.

La muqueuse gingivale est, elle aussi, décolorée et ne saigne plus.

Les autres places sont successivement traitées avec des résultats favorables et sans irritation sensible, au moyen d'une toile contenant un sel de radium d'activité 50000 et laissée huit heures à demeure avec écran de $0^{mm},01$ d'aluminium. A la suite des applications faites sur le nez, les épistaxis ont cessé. Le traitement n'est point encore terminé, mais l'ensemble du nævus est très favorablement modifié.

5° Grand nævus fortement coloré. — Chez un enfant, un grand nævus très coloré occupe une surface de 15 centimètres sur 20; la pression du doigt le décolore à peine. Nous choisissons deux grandes toiles : l'une d'activité 5000 et l'autre d'activité 10000. Leur souplesse permet de les plier en deux et de les superposer.

Ces toiles sont enveloppées d'une lame de $0^{mm},01$ d'aluminium. La radio-activité globale utilisée est environ de 20000 unités; la durée d'application est de vingt heures consécutives. Une légère irritation se produit qui ne détermine rien autre qu'une fine desquamation.

Cinq semaines après, on constate une certaine amélioration. Dès lors les mêmes applications sont renouvelées six fois, une fois par mois, sur chacune des places de l'angiome, et peu à peu sans réaction inflammatoire, la décoloration s'accentue de façon très appréciable

6° **Infiltration profonde d'un nævus de grande étendue**. — Une malade, âgée de seize ans, présente un nævus d'infiltration profonde, violet très foncé, siégeant sur la région temporale gauche, et sur la totalité de la joue gauche, qui paraît un peu plus volumineuse que la droite ; la moitié gauche de la gencive du maxillaire supérieur et la muqueuse de la joue sont aussi gonflées et colorées.

L'appareil n° 1 est appliqué trois jours consécutifs une heure par jour sur les régions inférieures du nævus ; toutes les autres places situées au-dessus et autour de la précédente sont traitées avec l'appareil n° 3, laissé trois heures à demeure.

Trois mois après le début du traitement, les résultats acquis déjà, bien que fort appréciables, ne sont pas encore suffisants ; aussi la malade nous presse-t-elle de reprendre les applications ; mais nous préférons surseoir, et par suite de diverses circonstances, nous ne la revoyons qu'une année après. La décoloration de son nævus est alors très satisfaisante et s'est d'elle-même peu à peu accentuée avec le temps, de telle sorte qu'une seconde intervention est jugée tout à fait inutile. La muqueuse même, au verso, s'est décolorée.

Cet exemple montre que, dans certains cas, avant de recourir à une nouvelle série d'applications, il faut savoir attendre et patienter. Une intervention prématurée risque d'être inutile, parfois même préjudiciable.

Action du radium sur les nævi compliqués de cicatrices post-électrolytiques. — Dans notre premier groupe, nous avons déjà signalé la fréquence des cicatrices vicieuses qui succèdent aux interventions opératoires (électrolyse, cautérisations, etc.), et la gêne que ces cicatrices créent à la radiumthérapie. Dans les nævi profondément infiltrés, nous avons fréquemment rencontré des cicatrices de même ordre, et celles-ci sont plus disgracieuses encore ; aussi le rôle réparateur qu'exerce le radium s'y affirme d'autant plus.

Les rayons ne peuvent certes prétendre à rendre les tissus parfaitement nets et lisses, mais ils parviennent à niveler en partie les cicatrices et à supprimer, par la décoloration des portions de nævus demeurées violacées après l'électrolyse, l'aspect de marbrure qui résulte de l'imbrication des points cicatriciels et næviques.

Nous en avons déjà cité un exemple (2°, p. 212), en voici d'autres : 1° Une malade, âgée de trente ans, présente à droite, aux régions temporale et malaire et à la lèvre supérieure, un large nævus très foncé en couleur. La surface violacée est parsemée de dépressions profondes et assez décolorées, produites par l'électrolyse.

L'appareil n° 1 est appliqué trois heures consécutives sur la région temporale. Deux mois après, l'appareil n° 3 est appliqué deux heures et demie sur la lèvre supérieure. Enfin, à l'occasion d'un troisième voyage, — la malade habitant Bruxelles, ne pouvait séjourner à Paris qu'un jour et à intervalles éloignés, — l'appareil no 3 est appliqué deux heures et demie sur la région malaire.

Successivement les places traitées se sont décolorées et nivelées ; mais, dans les mois suivants, il est apparu quelques pigmentations et télangiectasies. Les traces d'électrolyse ont en grande partie disparu.

2º Une malade, âgée de vingt-quatre ans, a subi pendant trois années de nombreuses séances d'électrolyse ; son nævus très vaste et coloré s'étendait sur la moitié interne et supérieure de la joue droite. Les opérations d'électrolyse ne l'ont pas décoloré ; par contre, elles l'ont semé de nombreuses dépressions cicatricielles.

L'appareil n° 2 est appliqué deux heures. Les cicatrices d'électrolyse ont été modifiées de façon telle que la peau a repris un aspect lisse et uni.

3º Une malade, âgée de cinquante ans, présentait dans la région cervicale gauche, siège d'un nævus violet foncé, des brides cicatricielles résultant d'applications d'acide nitrique faites dans un but thérapeutique ; aucune décoloration d'ailleurs ne s'était produite. L'appareil n° 1 est appliqué trois heures consécutives ; l'épaisseur des brides cicatricielles saillantes a empêché que l'application soit égale en tous points, si bien que certaines places sont décolorées, alors que d'autres sont encore un peu roses. Quant aux brides cicatricielles, elles ont diminué d'épaisseur et se sont assouplies.

Ces résultats favorables sur les tissus scléro-fibreux cicatriciels qui compliquent les nævi confirment, du reste, en tous points ce que nous avons dit au chapitre des chéloïdes et des cicatrices vicieuses.

III. — TROISIÈME GROUPE : ANGIOMES PLUS OU MOINS SURÉLEVÉS A SURFACE PLANE OU MAMELONNÉE.

Il ne semble pas tout d'abord que ce groupe ait sa raison d'être ; en effet, les cas qui le composent pourraient être simplement considérés comme formant le premier degré des angiomes érectiles tubéreux. Cependant, en radiumthérapie, ces cas ne doivent être traités ni comme les angiomes superficiels et plans, ni comme les tumeurs érectiles.

Ces angiomes, bien que développés extérieurement, sont souvent durs, parfois même scléreux, et ne présentent guère de points fluctuants ; aussi la désorganisation de leur portion saillante n'entraîne aucun risque ; on n'a pas à craindre d'hémorragie.

Chez les enfants, ces lésions sont peu surélevées ; c'est chez les adultes, où on les rencontre assez souvent, qu'elles présentent . certains caractères de sclérose.

On ne peut les réduire par la pression, et les efforts n'augmentent pas leur volume. Il n'est donc pas indispensable, comme pour les tumeurs érectiles, de recourir aux méthodes qui agissent dans la profondeur sans enflammer la surface, les traitements en sont facilités. Ce sont là des cas que l'électrolyse guérit aussi aisément lorsque, par leurs petites dimensions, ils en sont justiciables.

La supériorité du radium sur l'électrolyse se marque et est réelle lorsque ces formes angiomateuses occupent une assez grande surface ; mais, même pour les petits nævi, le caractère indolore du traitement radiumthérapique est un grand avantage.

Une des raisons qui expliquent la facilité de guérison de la plupart des cas de cette catégorie est que leur base d'implantation est en général superficielle.

La possibilité que l'on a d'agir assez énergiquement et de laisser les appareils à demeure plus longtemps donne aux rayons surpénétrants le temps d'influencer la base pendant que les autres modifient la surface.

On ne peut définir de limite précise à cette troisième catégorie d'angiomes. Entre les cas à peine surélevés et ceux où le mamelonnement est assez prononcé, existe toute une série d'intermédiaires qui forment transition entre nos deux premiers groupes et le quatrième.

Les uns, bien que surélevés, auront une surface plane ; d'autres auront une surface mamelonnée, frambœsoïde, et ces inégalités pourront varier du volume d'un grain de millet à celui d'un pois ou d'une cerise.

Les durées d'application et les doses devront être mesurées selon l'épaisseur, la dureté et la surélévation des angiomes.

En général, ces lésions sont dociles au radium ; mais on rencontre dans ce groupe, à côté de guérisons faciles, des cas qui traînent et résistent malgré plusieurs séries d'applications.

Les dosages sont en général plus élevés que ceux qui ont été indiqués pour le groupe précédent. L'appareil n° 1 peut être laissé à demeure quatre heures, même s'il agit par la totalité de sa surface. Les appareils n°s 2 et 3 seront laissés cinq heures. Pour ces angiomes, sauf exception, il n'est besoin ni de filtrages, ni d'applications fréquemment répétées ; les radio-activités d'action nette, franche et intensive, seront préférables. Mais nous avons observé aussi de bons effets avec les rayons de grande pénétration employés seuls.

Les résultats obtenus sont l'effacement des saillies et la décoloration. Dans les cas légèrement surélevés, si les doses n'ont pas été trop accentuées, la réparation est assez voisine de l'état normal. Dans

les formes à mamelonnements épais, durs, scléreux, de couleur très
foncée, il reste parfois après le nivellement des bordures un peu
roses et des centres légèrement violacés. Mais la lésion était si disgracieuse avant le traitement que ces irrégularités, quand elles se
produisent, sont de moindre importance.

L'étude des angiomes des muqueuses ne rentre point dans ce groupe.
En effet, dans aucun cas, les angiomes des muqueuses ne doivent
être traités par l'irritation de surface ; nous reporterons donc au
chapitre des tumeurs érectiles l'étude thérapeutique des angiomes
surélevés des muqueuses.

Voici quatre cas parmi beaucoup d'autres qui offrent chacun un
intérêt différent.

1° **Nævus très coloré surélevé de 3 millimètres à surface plane
chez un bébé de six mois.** — Ce cas est le premier où nous ayons
obtenu, en utilisant des doses fixées à l'avance, un résultat favorable
facile et rapide.

Il s'agissait d'un bébé âgé de six mois. La lésion avait débuté dès
la naissance par un petit point rouge au centre de la joue droite, et
peu à peu ce point s'était étendu et surélevé. A six mois, le nævus
était encore en voie d'extension ; de teinte violet foncé, il avait,
lorsque nous l'avons vu, les dimensions d'une pièce de cinquante
centimes ; ses bords en saillie dépassaient le niveau de la peau de
3 millimètres environ ; à sa périphérie existait un fin réseau veineux :
sa consistance était un peu molle.

Cet enfant habitait en Normandie. Nous ne l'avions vu qu'une fois.
lorsque nous décidâmes d'aller le traiter.

M. Degrais emporta l'appareil n° 7, dont nous avions convenu l'application quotidienne de trente minutes de durée pendant sept jours
consécutifs. Il fit lui-même les trois premières applications ; mais,
comme celles-ci s'effectuaient fort simplement, il revint, laissant à
la mère le soin des quatre applications suivantes. Une lame de plomb
caoutchoutée, fenêtrée, circonscrivait le nævus. L'appareil était
appliqué par-dessus et ne touchait pas aux petites télangiectasies
périphériques.

Tout se passa comme nous l'avions présumé.

La réaction fut légère ; elle commença dix à quinze jours environ
après la dernière application. Une rougeur inflammatoire se produisit, puis une croûte ; celle-ci tomba environ quinze jours après et,
depuis, la rougeur alla en diminuant chaque jour. Cette évolution
racontée par les parents ne peut être tenue pour rigoureusement
exacte. Le récit, du reste, manque de précision. Quoi qu'il en soit,
lorsque nous avons revu l'enfant, un mois et demi après, le nævus
avait disparu, la surface était nivelée *et même les fines télangiectasies périphériques non influencées directement ne se voyaient plus.*

PLANCHE XI (p. 219).

Nævus vasculaire surélevé.

FIG. 1. — Les deux traînées blanches qui traversent le nævus sont le résultat d'une opération d'électrolyse. Le malade ne voulut pas, en raison de la douleur, poursuivre ce traitement.

FIG. 2. — La surface rose qu'indique la chromolithographie a notablement diminué depuis un an. Ce qui reste actuellement est fondu dans le teint général du visage qui est assez coloré.

Les tissus étaient lisses et unis, seulement un peu plus clairs que la peau voisine. Il restait au centre un point encore légèrement violacé, qui disparut spontanément au cours du mois suivant.

Nous avons présenté ce bébé guéri, le 5 décembre 1906, à la Société française de dermatologie.

Certes, ce nævus aurait pu certainement guérir par l'électrolyse : mais il a été pour nous l'occasion de montrer à la Société que nous étions parvenus alors à établir, pour ces formes, un dosage à peu près exact, et que l'action des rayons pouvait se manifester sur une petite zone à la périphérie des points d'applications.

Pour le traitement, on endormait l'enfant en le mettant au sein, et c'est pendant son sommeil que se faisait l'opération. Il faut remarquer l'absence de toute douleur et la simplicité opératoire, qui constituent un très sérieux avantage à l'actif du radium, même dans un cas comme celui-ci aussi parfaitement justiciable de l'électrolyse.

Nous venons de revoir l'enfant récemment ; l'état est resté tout à fait satisfaisant ; il ne s'est produit aucune télangiectasie ultérieure ; la place est seulement un peu plus claire que la peau environnante.

2° Nævus plan surélevé de 3 à 6 millimètres à surface mamelonnée chez un adulte (pl. XI). — En raison de l'ancienneté de leur évolution, les nævi des adultes pouvaient être considérés comme plus rebelles. Or l'observation suivante offre l'exemple d'un résultat facilement obtenu chez un ouvrier typographe âgé de trente-cinq ans, qui nous fut adressé par M. Brocq en février 1907.

Le malade avait été soumis à l'électrolyse avant que M. Brocq ait eu à s'occuper de lui, et les lignes blanches cicatricielles qui traversent le nævus sont le résultat d'une première et unique tentative. Le malade, ayant beaucoup souffert de cette opération, avait énergiquement refusé de poursuivre le traitement.

Son nævus, mamelonné, frambœsoïde, était de coloration violet foncé et surélevé selon les places de 3 à 6 millimètres.

Limités par le temps (le malade ayant hérité d'un hôtel à Vichy avait hâte d'être libéré), nous avons dû utiliser d'emblée des doses fortes, calculées de façon à produire une modification suffisante une fois pour toutes.

L'appareil n° 1 fut appliqué quatre fois une demi-heure et trois fois une heure (soit au total cinq heures), espacées au cours de dix-neuf jours.

Cette dose était très énergique en totalité, mais très atténuée par son espacement en dix-neuf jours. La même dose en cinq jours eût été beaucoup trop forte. Nous avons tenu compte de la saillie, de la dureté et du mamelonnement du nævus, qui nous autorisaient à une action plus intense.

La réaction fut assez vive, mais fort peu douloureuse. Le malade n'eut à se plaindre que de démangeaisons plutôt que de douleurs.

Nævus avec cicatrices consécutives à l'électrolyse.

Fig. 1. — Les dépressions et les saillies jaunâtres qu'on distingue sur le fond violacé du nævus ont été produites par des opérations d'électrolyse infructueuses

Fig. 2. — Les résultats se sont très bien maintenus; il ne s'est produit, depuis quinze mois, aucune modification appréciable.

Une érosion recouverte d'une croûte se produisit.

Lorsque le malade nous quitta, trois semaines après la fin des applications, la croûte était sèche, solidement adhérente aux tissus sous-jacents. Peu après, il nous écrivit que la croûte était tombée et que la tache n'existait plus. Elle était, disait-il, remplacée par une surface normale.

Le Dr Durand-Fardel (de Vichy) eut l'obligeance, à notre requête, d'examiner l'état de l'opéré. Il nous informa qu'il n'observait rien autre qu'une nappe d'apparence érythémateuse avec un point un peu plus rouge près de l'œil. Le tout fort peu visible et de niveau avec la peau normale.

Actuellement, deux ans après, les tissus n'offrent nulle part l'aspect de cicatrice ; une légère teinte rosée persiste seule qui se perd en quelque sorte dans la coloration générale du visage assez accentuée chez ce malade.

3° **Nævus avec cicatrices consécutives à l'électrolyse** (pl. XII). — Au cours de notre communication à l'Académie de médecine sur le traitement des angiomes par le radium, nous avions présenté ce cas avant son traitement comme un type facile à guérir et très favorable. La suite n'a prouvé qu'en partie la justesse de nos prévisions, car la résistance au traitement a été grande et inattendue.

Une malade, âgée de dix-huit ans, présentait sur la moitié droite de la lèvre supérieure, avec extension vers le sillon naso-génien et vers la joue, un nævus surélevé à surface très irrégulière. Les contours du côté de la joue étaient très découpés, assez difficiles à bien circonscrire. La superficie dépassait celle d'une pièce de 5 francs. La coloration était rouge sombre, lie de vin, et la saillie variait selon les places de 4 à 6 millimètres.

L'inégalité de la surface était accentuée par la présence de stries jaunâtres, dures, légèrement saillantes, comme s'il s'agissait de brides fibro-scléreuses et vers la bordure jugale par la présence de cicatrices blanches déprimées. Ces brides et cicatrices étaient le reliquat d'opérations d'électrolyse.

Contrairement à ce qu'on eût été en droit de présumer, l'électrolyse, dans ce cas, n'avait nullement réussi, et, après plusieurs séances, il avait fallu renoncer à ce mode de traitement, fort douloureux du reste, et dont la jeune fille avait gardé un désagréable souvenir.

Nous n'avions pas encore, en octobre 1907, reconnu l'inconvénient, la gêne, qui résultent pour la radiumthérapie des modifications scléreuses consécutives aux interventions électrolytiques. Aujourd'hui, mieux avertis, nous aurions employé d'emblée des radio-activités énergiques. Comptant sur une régression facile, nous avons au contraire commencé le traitement avec des doses relativement faibles.

Les appareils n°s 4 et 7 furent appliqués par heure, trois heures en cinq jours, réparties sur les différents points du nævus.

Contre notre attente, ce premier traitement fut suivi de peu d'effet.

Une seconde série d'applications fut alors décidée avec l'appareil n° 2 appliqué quatre heures en quatre jours. Après une réaction assez vive et une amélioration très sensible, la réparation laissa cependant encore des tissus colorés.

Il fallut recommencer une troisième fois. L'appareil n° 1 fut appliqué trois heures en trois jours.

Dès lors, après une réaction inflammatoire qui dura un mois, les résultats souhaités furent obtenus. La guérison date de quinze mois, et la surface de réparation est une des plus belles que nous ayons obtenue. Elle est lisse et unie et n'est le siège d'aucune télangiectasie consécutive. Quant aux cicatrices d'électrolyse, très diminuées mais encore visibles, seules elles déparent la netteté des tissus de réparation.

4° **Nævus vasculaire frambœsoïde.** — Une enfant âgée de douze ans nous est adressée par le professeur Gaucher pour un nævus vasculaire frambœsoïde de la paroi antérieure de l'aisselle.

Cette tumeur de teinte violet foncé est en voie de développement fort accusé ; depuis quelques mois, elle subit de temps en temps des poussées congestives à la suite desquelles elle restait chaque fois un peu plus volumineuse.

Les frottements à l'emmanchure des robes sont cause de ces poussées inflammatoires. Dans diverses circonstances, nous avons eu l'occasion d'observer l'influence des traumatismes répétés sur le développement des angiomes, notamment dans un cas d'angiome plan de la joue qui devint exubérant sous l'influence du rasage.

L'appareil n° 6 fut appliqué un quart d'heure six fois à un jour d'intervalle ; les mêmes applications furent recommencées à trois reprises différentes chacune à huit jours d'intervalle. Après une réaction légère, la tumeur s'effaça progressivement.

IV. — QUATRIÈME GROUPE : ANGIOMES MOUS EN NAPPE FLUCTUANTE ET TUMEURS ANGIOMATEUSES ÉRECTILES.

Ce groupe est de beaucoup celui où le radium rend les plus grands services.

Les cas qui le composent se rencontrent le plus souvent chez les bébés et les jeunes enfants, mais ils ne sont point rares chez les adultes.

Il existe une grande variété de formes intermédiaires entre les deux termes extrêmes de notre énoncé.

Nous reconnaîtrons :

1º *Des nappes fluctuantes érectiles*, pulsatiles, mais ne constituant pas de véritables tumeurs saillantes :

2º *Des tumeurs saillantes*;

3º *Des tumeurs particulièrement* intéressantes par leur *siège*, principalement celles qui avoisinent l'œil ;

4º Les *angiomes des muqueuses*;

5º Enfin de *véritables monstruosités* où la plupart des formes précédentes se trouvent réunies.

Ces diverses variétés d'angiomes ont un lien qui leur est commun et qui explique leur groupement en un même chapitre, c'est la nécessité où l'on est d'éviter à leur surface des ulcérations trop accusées qui risqueraient de provoquer des hémorragies ; celles-ci cependant ne sont pas à redouter outre mesure en raison de l'action hémostatique du radium. Comme, dans la majorité des cas, la peau qui recouvre ces tumeurs est intéressée et fortement colorée, il convient, tout en agissant surtout dans la profondeur, d'utiliser pour une part les rayons de moyenne pénétration qui intéressent plus spécialement la surface et de combiner les divers moyens propres à influencer toute l'épaisseur des tissus avec des doses appropriées, fortes dans la profondeur, faibles à la surface.

Dans un certain nombre d'autres cas, il s'agit de tumeurs souscutanées. La peau qui les recouvre est normale ou partiellement colorée ; il faut alors, en agissant en profondeur, respecter la surface, ou n'intéresser que les portions colorées de la surface.

Diverses méthodes peuvent être utilisées et souvent combinées pour satisfaire à ces différentes nécessités :

1º Applications des appareils sans écran, soit fréquemment répétées, soit suffisamment espacées ;

2º Procédés de filtrage ;

3º Emploi du « feu croisé ».

Le procédé du « feu croisé » trouve dans ces angiomes ses indications les plus précises et les plus utiles. En le combinant aux faibles ou moyens filtrages, il multiplie considérablement l'intensité des rayons surpénétrants, tout en permettant une certaine action des rayons de moyenne pénétration. Ainsi une tumeur érectile est imprégnée assez rapidement à tous ses étages, surface et profondeur, de doses de radio-activité suffisantes pour sa décoloration et son nivellement.

I. — *NAPPES FLUCTUANTES ÉRECTILES.*

Nous donnerons de cette première forme de tumeur angiomateuse deux exemples typiques, l'un siégeant à la face, l'autre sur le bras.

1º **Angiome sous-auriculaire**, intéressant le lobule de l'oreille, très coloré, boursouflé au centre, de consistance molle, fluctuant, animé de battements, chez un bébé de six mois (pl. XIII). — Ce cas est un des

PLANCHE XIII (1°, p. 223).

Nappe vasculaire fluctuante.

FIG. 1. — Aux cris et aux efforts, l'angiome se gonflait et était animé de battements visibles à distance.

Le lobule de l'oreille était doublé de volume. A la pression, la tumeur était en partie réductible.

FIG. 2. — Il n'y a plus le moindre battement. Le lobule a repris son aspect normal. Les tissus de réparation conservent depuis plus de deux ans une très belle apparence.

premiers que nous ayons entrepris de traiter; aussi ne pouvons-nous ici indiquer de dosage bien précis. Nous étions au début de nos études, contraints de tâtonner. Cependant nous avons cherché à suivre d'un bout à l'autre ce principe de ne jamais dépasser les doses capables de déterminer de trop vives réactions. Aujourd'hui, notre expérience nous aurait conduits à traiter ce cas par des doses encore plus faibles.

Il s'agissait d'un bébé de six mois adressé par le Dr Boulay.

Lorsque l'enfant était calme, la mollesse de l'angiome était extrême. On avait au palper la sensation d'une nappe fluctuante ; mais aux mouvements, aux moindres efforts, la tumeur se gonflait, se durcissait, se remplissait d'une plus grande quantité de sang; elle était alors animée de battements visibles même à distance. La coloration variait du rouge violacé au violet foncé, et le lobule de l'oreille, envahi par l'angiome, pendait, gonflé aussi, doublé de volume.

Les bords de cette tumeur se continuaient insensiblement avec la peau ; mais la masse augmentait de la périphérie vers le centre, pour atteindre sous le lobule de l'oreille un gonflement qui dépassait de 1 centimètre le niveau de la peau.

L'ensemble de ce nævus était fort impressionnant. Aucun des traitements habituels ne semblait lui être applicable. Voici la technique qui fut adoptée :

Nous avons procédé par séries de sept à douze applications de trois quarts d'heure de durée, de deux en deux jours, avec divers appareils, les n°s 4, 7, 8 et 9, appliqués sur des points différents de l'angiome. Les appareils étaient enveloppés d'une couche d'ouate protectrice.

Cet écart d'un jour entre chaque application permettait une pénétration de rayons en plus grande quantité, sans courir le risque d'une réaction trop vive des tissus épidermiques. L'enfant devait être laissé deux mois environ au repos après chaque série d'applications.

Lorsque nous avons revu l'enfant, deux mois après la première série, les places déjà traitées étaient en partie décolorées, la boursouflure du lobule de l'oreille et les battements diminués de moitié.

Le traitement fut poursuivi avec des résultats toujours très nets observés de un à deux mois après chaque série ; il y en eut trois en tout.

Actuellement, le lobule de l'oreille est presque de couleur et de forme normales ; la peau y est légèrement parcheminée, mais non cicatricielle.

Au cou, les battements ont totalement disparu. La surface du nævus est nivelée et ne se boursoufle plus aux cris de l'enfant. Elle est blanche, lisse, unie et présente un caractère à peine cicatriciel.

On n'observe actuellement sur les tissus de nouvelle formation que

Planche XIV.

Tumeur vasculaire érectile (p. 228).

Fig. 1. — La tumeur était molle et fluctuante au repos ; dure, tendue, augmentée de volume aux cris et aux efforts.

On ne pouvait, par la pression, la diminuer suffisamment pour se rendre compte de l'état de la région frontale sous-jacente.

Fig. 2. — La surface est maintenant absolument plane, nivelée ; elle n'est pas aussi blanche que l'indique la photographie aquarellée.

quelques points de pigmentation, surtout à la périphérie et quelques stries télangiectasiques.

Ce résultat de la première heure a vraiment dépassé tout ce que nous pouvions prévoir. Il nous a permis d'espérer beaucoup en des cas considérés jusqu'ici comme pratiquement incurables.

Le traitement date de près de trois ans, et la surface a conservé sa belle apparence.

Elle a été, il y a huit mois. le siège d'une lésion inflammatoire passagère intéressante à signaler. Au commencement d'octobre 1908, à l'époque des premiers froids, toute la lésion traitée devint rouge, prurigineuse et enflammée. L'aspect était celui d'une dermite eczématiforme. En quinze jours, après l'application d'abord d'ouataplasmes de Langlebert pendant trois jours, puis de pommade à l'oxyde de zinc, enfin de poudres inertes, tout rentra dans l'ordre.

2° **Nappe angiomateuse boursouflée** (fig. 49 et 50). — Un nævus

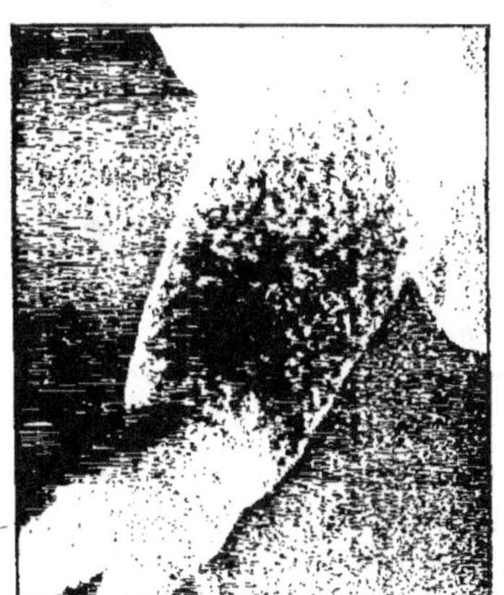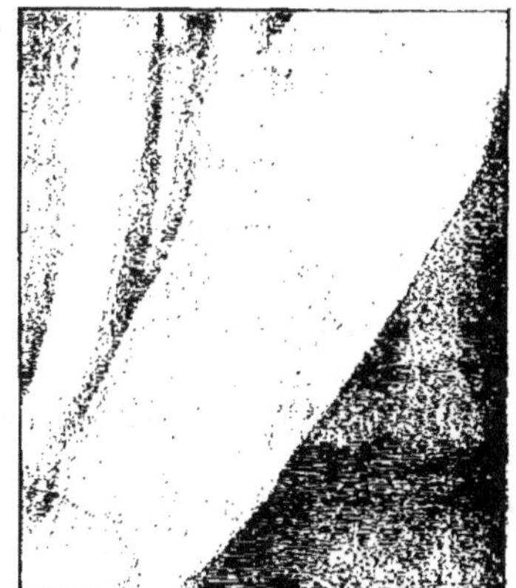

Fig. 49 et 50. — Nappe angiomateuse boursouflée.

vasculaire occupe la moitié inférieure de l'avant-bras d'un bébé de cinq mois. Ce nævus forme une nappe boursouflée qui intéresse les deux tiers du pourtour de l'avant-bras et s'arrête au poignet par un gros bourrelet; sur un fond lie de vin foncé se détache un piqueté d'une multitude de petits points rouges. La consistance est molle, un peu pâteuse. En prenant dans la main les deux poignets, on se rend très nettement compte de l'augmentation de volume produit par l'angiome, et on a la sensation d'une nappe fluctuante. Lorsque l'enfant s'agite et crie, la masse devient dure et augmente de volume; elle est alors pulsatile.

Le traitement est urgent, car la tumeur est en pleine voie de développement; et c'est précisément ce qui a inquiété la mère et l'a conduite à consulter le Dr Cottu, qui à son tour nous a confié le traitement.

La surface étant arrondie et assez étendue, nos toiles radifères de grandes dimensions sont tout indiquées; leur souplesse permettra l'enveloppement du nævus.

Deux toiles sont superposées : l'une d'activité globale 20000, l'autre d'activité 10000 ; la durée d'application est de onze heures réparties à peu près également en cinq jours.

Une lame d'aluminium de $0^{mm},01$ est interposée.

Un mois après, on constate l'arrêt de l'extension de la tumeur, la diminution de son volume et la décoloration de sa surface.

Une seconde série d'applications semblables est suivie, elle aussi, d'une amélioration très accentuée. Trois mois après, les tissus avaient une excellente apparence ; ces diverses modifications ont eu lieu sans inflammation de la surface.

Cette observation montre l'usage qu'en certains cas on peut faire des toiles radifères souples et l'utilité qu'elles offrent même lorsqu'elles sont de faible radio-activité; elle met en lumière les avantages de la radiumthérapie dans ce cas de grande étendue, qui par aucun autre traitement n'aurait pu aussi facilement, sans inflammation et sans douleur, regresser d'une telle façon.

II. — *TUMEURS VASCULAIRES SAILLANTES.*

C'est pour le traitement de ces tumeurs que notre méthode du « feu croisé » trouve son emploi le plus fréquent.

L'observation suivante a été la base de notre communication à l'Académie (8 octobre 1907) ; les faits qu'elle nous a donné l'occasion de constater ont eu pour nous la valeur d'une véritable révélation. C'est alors que nous avons décidément réalisé et compris l'*action spécifique élective du radium* que nos résultats antérieurs nous avaient fait pressentir.

Depuis, beaucoup d'autres cas du même ordre ont été traités, et toujours, d'une façon mathématique en quelque sorte, la régression et la fonte des tumeurs se sont produites venant apporter chaque fois la confirmation de l'action vraiment extraordinaire du radium.

Nous choisirons d'abord quelques observations de tumeurs à surface lie de vin siégeant au visage ; puis nous donnerons quelques cas de tumeurs vasculaires *sous-cutanées*, siégeant soit au visage, soit sur le tronc.

1° **Tumeur angiomateuse très colorée de 2 centimètres de saillie sur 2 centimètres de base, en voie d'extension, siégeant au front, chez un bébé de sept mois** (pl. XIV). — *Guérison par simple fonte progressive et régulière sans réaction sensible. Première application de la méthode du « feu croisé ».*

Le 15 mars 1907, le Dr Gastou nous amenait un bébé de sept mois de la clientèle du Dr Artin.

L'enfant présentait, au milieu du front, une tumeur rouge violacée, molle, pleine de sang, se laissant vider d'un cinquième de son volume par la pression.

L'enfant criait pendant l'examen comme si les pressions étaient douloureuses. Aux cris, la tumeur gonflait, durcissait et prenait une teinte plus sombre.

On ne parvenait pas à s'assurer du degré d'intégrité du tissu osseux sous-jacent.

Il y avait intérêt à agir sans trop attendre, car cette tumeur était en voie d'extension.

Le traitement devait éviter toute ulcération par crainte d'hémorragie ; il devait éviter une action trop énergique d'avant en arrière par crainte d'impressionner le cerveau peut-être à nu sous la tumeur.

C'est pour répondre à ces nécessités que nous avons imaginé la méthode du « feu croisé ».

La forme cylindrique de la saillie permettait d'appliquer des appareils sur sa surface périphérique et par conséquent de diriger les rayons parallèlement à la face antérieure du cerveau.

Pour éviter toute réaction suivie d'ulcération, il suffisait d'adopter un appareil à radiation extérieure assez faible pour que, dans le temps compatible avec la patience de l'enfant, on pût, par des applications quotidiennes de quinze minutes, se tenir au-dessous du dosage qui aurait pu altérer l'épiderme.

Mais cette action risquait d'être trop faible. Nous avons pensé alors à combiner l'activité radiante de plusieurs appareils d'égale valeur placés en même temps sur des points opposés de cette surface latérale.

Ainsi les difficultés étaient résolues ; nous évitions le cerveau ; la peau n'était pas trop influencée, tandis que, dans la profondeur de la tumeur, les rayons convergents surpénétrants multipliaient leur action. Les tissus au centre de la tumeur subissaient par ce « feu croisé » une action quatre à cinq fois plus forte, sans que pour cela la surface courût le risque de s'enflammer.

Le traitement fut commencé le 22 mars avec les appareils n°s 8 et 9 appliqués en même temps sur deux points opposés pendant quinze minutes simultanément ; puis le même temps sur deux autres points opposés. Une cinquième place libre subit simultanément l'application d'un appareil.

Par ce procédé, il y avait donc au cours de la même séance action dans la profondeur de cinq fois quinze minutes, soit de une heure un quart, et seulement de quinze minutes sur chaque point de la surface.

Applications analogues les 22, 25, 27, 28 et 30 mars et les 3, 5, 8, 10, 12, 13 et 15 avril.

Le 15 avril, on constate la formation d'une légère croûtelle à la périphérie de la tumeur, indice de réaction inflammatoire naissante ; le traitement, du moins sur la face latérale de l'angiome, est interrompu.

Comme la résistance des tissus s'est montrée supérieure à nos prévisions, nous ne craignons pas d'appliquer l'appareil n° 7, qui est plus puissant, deux fois une demi-heure, sur le sommet non traité encore.

Puis l'enfant est laissé au repos.

Le 3 mai, après dix-sept jours d'interruption et au quarante-troisième jour du traitement, nous constatons que l'angiome a diminué au moins de moitié : sa coloration n'est plus que lilas pâle ; il est recouvert d'une squame qui se laisse facilement détacher, et nulle part il n'y a trace d'exulcération.

La réduction de la tumeur permet d'explorer sa base même et de constater l'intégrité de la paroi osseuse, ce qui nous autorise à reprendre le traitement en faisant des applications à la fois sur le sommet de la tumeur et sur la surface.

Dès lors, ce qui reste va en quelque sorte fondre sous nos yeux.

Du 6 au 30 mai, neuf applications des appareils n°s 8 et 9 sont faites quinze minutes sur deux places.

Les 5, 7 et 17 juin, l'appareil n° 7 est appliqué quinze minutes sur la saillie qui correspond à ses dimensions.

Le 24 juillet, le petit appareil n° 8 à lui seul couvre entièrement ce qui subsiste encore ; il est appliqué trente minutes les 24, 25, 26 et 27 juillet, puis tous les trois jours seulement, pendant le cours du mois d'août, pour éviter toute réaction.

Le 15 septembre, nous revoyons l'enfant. La guérison complète est obtenue depuis deux ou trois semaines.

Il ne reste rien de la tumeur, elle a disparu, et la main passée sur le front ne sent rien ; à sa place, la peau est plus claire que les tissus sains, plus blanche et, au centre même de cette surface décolorée, il y a une zone légèrement rosée. Aucun changement ne se produit lorsque l'enfant crie. Les tissus n'ont absolument aucun caractère cicatriciel ; c'est de la peau un peu plus blanche, plus lisse, moins granitée que la peau normale.

Ces faits nouveaux ne sont rien moins que saisissants et de haute portée. Ils démontrent l'action élective du radium. Nous venions d'assister là à la disparition très simple, par fonte, sans réaction sensible et sans douleur, d'une tumeur en voie d'extension qu'il fallait traiter de suite et qu'il eût été pratiquement bien mal commode de soumettre à l'électrolyse, à la chirurgie, ou aux rayons X.

La technique de cette observation historique ne doit pas être prise pour modèle ; au lieu d'appliquer les appareils à nu, il eût mieux valu adjoindre à cette méthode du « feu croisé » l'emploi des écrans d'aluminium qui eussent permis des applications plus longues chaque séance. La fonte aurait été beaucoup plus rapide.

2° **Tumeur angiomateuse du front** (malade du Dr Lenglet). — Un bébé de onze mois présente sur le côté gauche du front une tumeur angiomateuse ayant 2 centimètres de base et 1 centimètre environ de hauteur.

Toute la surface est violacée et parcourue d'un réseau vasculaire. Elle rougit un peu et se gonfle pendant les cris de l'enfant. L'analogie avec le cas précédent est complète. Nous en avons profité pour reproduire le même mode opératoire et contrôler les résultats. Ceux-ci ont été en tous points semblables.

Une première série d'applications des mêmes appareils en « feu croisé » a été faite du 17 au 31 janvier par séances de quinze minutes répétées tous les deux jours, et, dès le premier mois, il y eut diminution notable de la tumeur.

Deuxième série en mars et troisième en mai.

Dès la deuxième série, la tumeur, sur laquelle il fallait au début quatre applications de l'appareil n° 6 pour la circonscrire, ne pouvait plus en recevoir que trois.

Enfin, au mois de mai, c'est tout à fait à plat que les applications sont faites.

Cinq mois ont suffi pour la disparition de cette tumeur.

Celle-ci revue dernièrement, neuf mois après, présente une surface nivelée, légèrement blanchâtre, lisse, unie, avec un centre un peu plus rosé.

3° **Tumeur angiomateuse.** — Chez un bébé de neuf mois existait au milieu du front une tumeur de 2 centimètres de largeur sur 1 centimètre de hauteur.

On constatait en outre la présence de cicatrices consécutives à des traitements antérieurs qui ont modifié la souplesse de la surface.

La tumeur a débuté à la naissance par une petite plaque rouge qui, huit jours après, s'est mise à augmenter peu à peu de volume.

Alors que l'enfant avait quatre mois, on a fait sur la tumeur une vaccination qui n'a produit aucun résultat, mais a laissé une cicatrice indélébile. Après l'échec de ce premier traitement, l'enfant fut conduit à un chirurgien qui fit une cautérisation ignée. Cinq jours après, il y eut une hémorragie assez abondante. Ce second traitement s'il produisit un changement dans la coloration qui, de rouge franc devint violacée, ne diminua pas la tumeur et laissa à la surface des traces cicatricielles.

La méthode radiumthérapique employée est celle du « feu croisé » : six applications, de deux en deux jours, des appareils n°s 7 et 8 sont faites en quatre places opposées, un quart d'heure par place.

Cinq semaines après, la tumeur ne mesure plus que 4 millimètres de hauteur. Elle est trop petite pour continuer le « feu croisé »; nous utilisons les rayons de moyenne pénétration et surpénétrants, en appliquant pendant cinq heures (une heure par jour) l'appareil n° 7 engainé dans 1/10 de millimètre de plomb.

Une série semblable est répétée pendant chacun des deux mois suivants.

Cinq mois après le début du traitement, la tumeur n'existe plus; la décoloration est complète, et les cicatrices consécutives aux interventions chirurgicales antérieures ont notablement diminué.

Jusqu'ici nous avons parlé des tumeurs de coloration accentuée, au niveau desquelles, par conséquent, la peau était intéressée; *nous allons passer en revue quelques cas siégeant au visage et au tronc, où le revêtement cutané était intact, complètement ou en partie.*

4° **Tumeur angiomateuse sous-cutanée de la région parotidienne droite**. — Il s'agit d'un bébé d'un an. C'est à l'âge de deux mois qu'est apparue au-devant du tragus une tumeur qui tout d'abord est restée stationnaire, puis, vers le sixième mois, s'est accrue progressivement.

Cette tumeur occupe la région parotidienne; elle est sous-cutanée; toutefois, la peau qui la recouvre n'est pas absolument intacte, car elle présente au sommet de la tumeur une agglomération de petites taches très fortement colorées.

Le traitement a d'abord pour but de les décolorer; il suffit pour cela de deux heures de l'appareil n° 5. Puis, pour agir dans la profondeur, l'appareil n° 17 est appliqué six heures, avec interposition d'une lame de 1/10 de millimètre de plomb.

Deux mois après la fin de ce traitement, la tumeur a fondu en grande partie, et les points rouges de la surface ont disparu.

Une nouvelle série d'applications est faite alors avec l'appareil n° 17, mais engainé seulement de 4/100 d'aluminium, pendant cinq heures réparties en trois jours, puis un mois après pendant quatre heures réparties en trois jours.

Six mois après, la mère nous écrivait que la tumeur avait totalement disparu.

5° **Tumeur vasculaire sous-cutanée de la joue droite**. — Dans un cas d'asymétrie faciale consistant en un développement volumineux de la joue droite, chez une jeune fille de quinze ans, la joue est augmentée dans toute sa surface depuis l'apophyse zygomatique jusqu'au bord inférieur de la branche horizontale du maxillaire inférieur.

Sous diverses influences, chaud ou froid, agitation, le volume de la tumeur est sujet à des variations d'ordre congestif.

La peau n'est pas absolument normale, elle présente une coloration un peu plus rouge brunâtre que du côté opposé. La teinte s'accentue lorsque la joue se congestionne, et quelques arborisations bleuâtres se dessinent sous l'épiderme.

Près de la commissure labiale droite existe une zone bleutée parcourue par une grosse veine. La face muqueuse de la joue est normale. Au palper, on a la sensation d'une tumeur mollasse qui en partie se vide sous la pression. Cette lésion, qui a débuté chez cette jeune fille dès sa plus tendre enfance, s'est accrue peu à peu et est maintenant encore en voie de développement. Il s'agit d'un vaste angiome développé dans l'épaisseur même de la joue.

Le médecin traitant, considérant qu'il n'existe aucun traitement qui puisse être proposé avec avantage, nous adresse sa jeune malade dans l'espoir que le radium pourra être utilisé.

Cette tumeur diffère de celles que nous avons traitées jusqu'ici, mais, comme nous sommes parvenus déjà dans plusieurs cas à faire disparaître des tumeurs vasculaires sous-cutanées, et comme la région se prête admirablement au « feu croisé », nous acceptons de tenter les effets du radium, certains en tout cas de ne produire aucun mal, en employant les rayonnements surpénétrants à l'extérieur et à l'intérieur de la joue.

Le traitement s'est fait en plusieurs séries.

Du 11 au 26 mai, à l'extérieur, une demi-heure chaque jour de l'appareil n° 1, engainé de 5/10 de millimètre de plomb ; à l'intérieur pendant le même temps, appareil n° 6 engainé dans 1 millimètre de plomb.

Du 22 au 29 juillet, extérieurement appareil n° 1 engainé dans 3 millimètres de plomb, appliqué au cours de chaque nuit, pendant douze heures consécutives. A l'intérieur, appareil n° 4 avec 1 millimètre de plomb pendant une heure chaque jour.

A la suite de ce traitement, il s'est produit une réaction inflammatoire qui a duré environ vingt jours. Puis, au cours d'octobre et de novembre, on constate non seulement l'arrêt de l'accroissement, mais aussi la diminution du volume de la tumeur ainsi qu'une atténuation très marquée des phénomènes congestifs. Au toucher, la sensation de masse pâteuse fait place à une sensation de plus grande souplesse.

Une nouvelle série est faite du 16 novembre au 7 décembre. L'appareil n° 1, engainé de 3 millimètres de plomb, est appliqué à l'extérieur pendant douze nuits avec une nuit d'intervalle, et de plus chaque jour, dans l'intérieur de la bouche, pendant une heure, nous appliquons contre la muqueuse l'appareil n° 4 engainé dans 1 millimètre de plomb.

Actuellement, l'évolution progressive est définitivement arrêtée, l'asymétrie est nettement moins marquée, les poussées congestives sont moins accentuées ; bref, le radium a apporté dans ce cas absolument incurable un secours très certain, bien qu'encore incomplet.

6° Tumeur vasculaire sous-cutanée avec arborisations cutanées.
– Un bébé de seize mois présente une grosse tumeur vasculaire située dans l'angle formé par l'articulation scapulo-humérale droite et la clavicule. Il nous est adressé par le Dr Ménard.

L'apparition de cette tumeur remonte à la naissance; c'est en effet dix jours après qu'est apparu un petit point rouge qui peu à peu s'est étendu jusqu'à atteindre les dimensions d'une pièce de 1 franc.

Une vaccination fut alors pratiquée sur cette lésion; mais, contrairement à ce qu'on en attendait, à partir de ce moment la tumeur commença à se développer et à devenir saillante.

Quand l'enfant nous est amené, la tumeur a les dimensions d'une mandarine, avec 3 centimètres de hauteur, 5 centimètres de droite à gauche et 6 centimètres de haut en bas. La surface présente des travées rougeâtres encadrant des espaces de peau blanchâtre ou normale. La consistance de la tumeur est très molle.

La méthode de traitement employée est celle du « feu croisé », avec les appareils n°s 6 et 7 placés en vis-à-vis pendant dix jours consécutifs, quinze minutes sur chaque place, avec trois changements de place à chaque séance.

Après deux mois de repos, on constate une amélioration très nette.

Une nouvelle série est faite avec les mêmes appareils mais engainés de 1/10 de millimètre de plomb pendant dix jours consécutifs. Six places, deux par deux, sont chacune quotidiennement traitées trente minutes.

Deux mois après, la tumeur a sensiblement diminué; elle est affaissée au point que le « feu croisé » ne peut plus être pratiqué. Le traitement est repris par l'application de l'appareil n° 2 engainé de 1/10 de millimètre de plomb une heure chaque jour, dix jours consécutifs.

Au bout de six semaines, la tumeur n'existe presque plus, et ce qu'il en reste tient plus à un excès de tissu, telles les parois d'un sac vidé.

Les arborisations vasculaires violacées de la surface se sont décolorées.

7° Angio-fibrome sous-cutané du bras (malade du professeur Gaucher). — Une fillette de treize ans présente, sur la face antérieure du bras droit, à l'union du tiers moyen et du tiers inférieur, une légère saillie. La peau en cette région est bleuâtre par place, avec un pourtour jaunâtre, d'aspect ecchymotique.

Au palper, on sent dans la profondeur une tumeur de consistance dure qui mesure 4 centimètres de haut en bas et 2 centimètres transversalement.

Deux appareils n° 5 et n° 6 engainés de 4/10 de millimètre de plomb sont placés en vis-à-vis de chaque côté de la tumeur, pendant trois jours consécutifs, une heure chaque jour.

Les trois jours suivants, mêmes applications, mais disposées sur des points différents.

Enfin, pendant une heure, l'appareil n° 7 est placé à nu au sommet de la tumeur, sur la partie colorée.

Un mois après la dernière application, la tumeur sous-cutanée avait entièrement disparu, et la surface avait repris sa teinte normale.

III. — ANGIOMES DE SIÈGE SPÉCIAL.

Dans ce paragraphe sont groupés les angiomes, dont le siège comporte des indications spéciales.

1° **Angiome du cuir chevelu.** — Chez un bébé de six mois, on constate une petite tumeur angiomateuse violacée pulsatile, siégeant au sommet de la tête et ayant les dimensions d'une grosse cerise.

Au cours d'une leçon à sa polyclinique de l'hôpital Saint-Louis, M. Gaucher, en présentant cet angiome avant tout traitement, insista sur les caractères souvent malins des nævi de cette région, considérant comme zone dangereuse celle qui est située au-dessus d'un plan horizontal passant par les sourcils.

Trois mois après les applications du radium, l'enfant, guéri de son angiome, fut de nouveau présenté aux élèves. A la place de la tumeur, il n'existait plus qu'une surface très légèrement rosée.

Le traitement avait consisté dans l'application tous les deux jours des appareils n°s 7 et 8 pendant dix minutes sur deux places en vis-à-vis et le même temps sur deux autres places.

Après cinq séances, il y eut un repos d'un mois, et la diminution fut si notable qu'il suffit ensuite d'applications répétées trois fois tous les huit jours pour compléter le traitement.

2° **Angiome du cuir chevelu** (pl. XVI, fig. 1 et 2). — Un bébé de six mois présente un cas analogue au précédent, mais la tumeur est double de volume ; elle a 1 centimètre de hauteur et 2 centimètres de diamètre à sa base. Cet angiome existait à la naissance sous forme d'un petit pois. Il est de coloration rouge sombre et se gonfle quand l'enfant crie. Le traitement en est urgent, car, depuis peu, l'accroissement est rapide.

La technique employée est en tous points semblable à celle de l'observation précédente ; mêmes appareils, même durée d'application.

Au cinquième mois du traitement, la saillie n'existe plus ; la main passée sur la région ne sent plus rien.

Les tissus sont lisses, unis et blanchâtres ; la région est glabre, mais elle l'était aussi avant le traitement.

3° **Angiome saillant développé à l'extrémité même du nez.** — Un bébé de deux ans présente à la pointe du nez un angiome saillant

violacé qui le défigure étrangement. Cet angiome double la longueur
du lobule nasal; il est assez dur et tendu.

L'appareil n° 9 est appliqué directement trois jours consécutifs
pendant une heure. Un mois après, le volume de la tumeur est diminué de moitié.

Le même appareil est alors employé de nouveau comme à la première
série. Un mois après encore, c'est l'appareil n° 7 qui est appliqué.

Au sixième mois du début du traitement, le nez a repris sa forme
normale : mais la peau est un peu plus blanchâtre.

4° **Angiome pulsatile du lobule de l'oreille** (fig. 51 et 52). — Un
bébé de trois mois traité par le Dr Muller présente, au lobule de

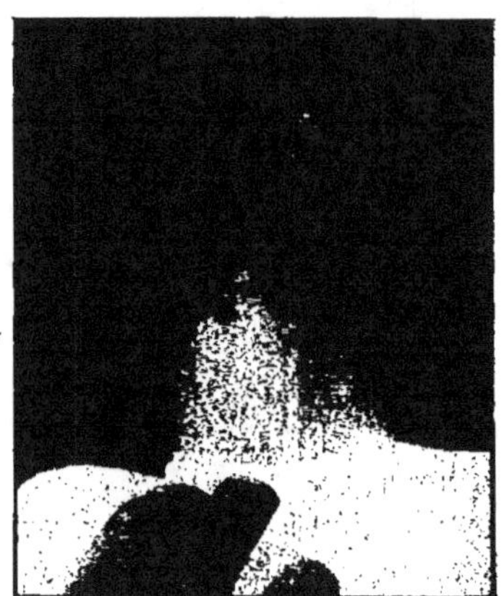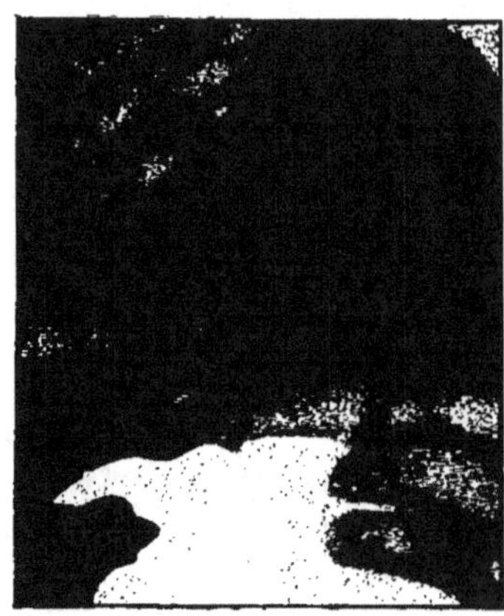

Fig. 51 et 52. — Angiome pulsatile du lobule de l'oreille.

l'oreille droite, une tumeur angiomateuse pulsatile. Le lobule est
hypertrophié dans toutes ses dimensions, dévié de son axe normal,
plié en quelque sorte. Cette déformation est due à la longueur exces-
sive du lobule angiomateux qui, au contact des régions sur lesquelles
il s'appuyait, a pris en se développant une forme angulaire, se relevant à angle droit à son extrémité. Le sillon rétro-auriculaire, dans
sa partie inférieure, est occupé par un gros bourrelet vasculaire.
L'angiome est en voie d'extension vers la partie supérieure, où par
une teinte violet pâle se marque la transition entre le lobule angiomateux et le reste de l'oreille. Il est animé de battements nettement
perceptibles et se gonfle aux cris de l'enfant.

L'extrémité inférieure de l'angiome était coiffée d'une grosse
croûte sanguinolente qui témoignait d'une hémorragie récente. A
plusieurs reprises, du reste, il y a eu des hémorragies assez abondantes.

Le traitement par la méthode du « feu croisé » sans écran est ici tout
indiqué. Tandis que la face antérieure permettait l'application en

trois places de l'appareil n° 5, la face postérieure était traitée avec l'appareil n° 6. Pendant dix jours consécutifs, chaque place fut irradiée pendant quinze minutes.

Cinq semaines après la fin du traitement, le lobule avait repris son aspect normal. La réaction a été assez vive, et cependant il ne s'est plus jamais produit d'hémorragie.

La régression extrêmement rapide et la guérison vraiment surprenante des angiomes de l'oreille chez les bébés permettent de considérer cette région comme particulièrement favorable au traitement par le radium.

5° **Tumeur angiomateuse de la paupière supérieure récidivée après ablation chirurgicale** (fig. 53 et 54). — Chez un bébé de deux ans existait une tumeur saillante de 12 millimètres et mesurant 3 centimètres de droite à gauche, $2^{cm},5$ de haut en bas.

Elle occupait les trois quarts externes de la paupière supérieure de l'œil droit, remontait au-dessus du sourcil et abaissait la paupière en la surplombant de telle sorte que la vue était gênée de ce côté. Sa coloration était jaunâtre, par places légèrement lie de vin. De consistance pâteuse, cette tumeur donnait la sensation de tissus en partie sclérosés. La pression ne parvenait pas à vider la tumeur; sa surface était parsemée de cicatrices arrondies, légèrement déprimées. Une bande cicatricielle la traversait d'un côté à l'autre.

Ces différentes cicatrices et la consistance scléreuse résultaient de diverses tentatives thérapeutiques. Une extirpation totale avait été faite par un chirurgien très habile, et pourtant l'opération, pratiquée lorsque la tumeur avait la grosseur d'une noix, fut suivie de récidive avec augmentation progressive du volume de l'angiome.

Des séances d'électrolyse faites alors à l'hôpital Trousseau n'amenèrent pas grand changement. Enfin l'enfant fut confiée aux soins du Dr Jacquet en janvier 1907, à l'hôpital Saint-Antoine. Dès lors, grâce à des galvano-cautérisations pratiquées tous les mois, ou tous les deux mois, l'évolution progressive s'arrêta, et la décoloration fut obtenue dans une certaine mesure. Mais comme, après seize mois, les progrès étaient fort lents et que les séances étaient douloureuses, le Dr Jacquet pensa au radium et nous adressa l'enfant. A ce moment, 1er juin 1908, la tumeur se présentait à la radiumthérapie dans des conditions tout à fait défavorables. Il était difficile de prévoir l'action des rayons sur des tissus sclérosés et parsemés de cicatrices. Heureusement le siège de la tumeur se prêtait assez bien à la méthode du « feu croisé ». En plaçant les appareils n°s 6 et 7 avec écran de 8/100 d'aluminium en vis-à-vis au-dessus et au-dessous de la tumeur, il était possible, avec des durées d'application relativement courtes, d'agir à la fois à la surface par les rayons de moyenne pénétration et dans la profondeur par l'accumulation et le croisement des rayons très pénétrants.

Une première série d'applications eut lieu du 1ᵉʳ au 5 juin. Chaque jour, huit places étaient traitées, deux par deux pendant une demi-heure.

Il se forma une croûte sèche, qui tomba d'elle-même un mois après. La tumeur se réduisit très vite, et, le 17 juillet, elle n'avait plus que 7 millimètres de saillie.

Le 12 août, nouvelle série semblable à la première.

Le 17 septembre, la tumeur n'avait plus que 5 millimètres d'épais-

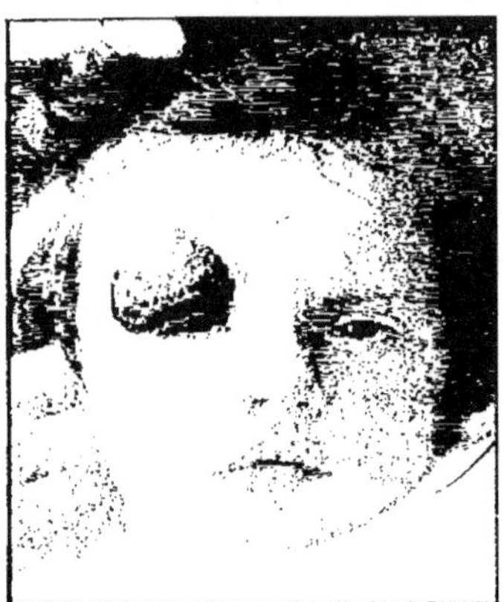 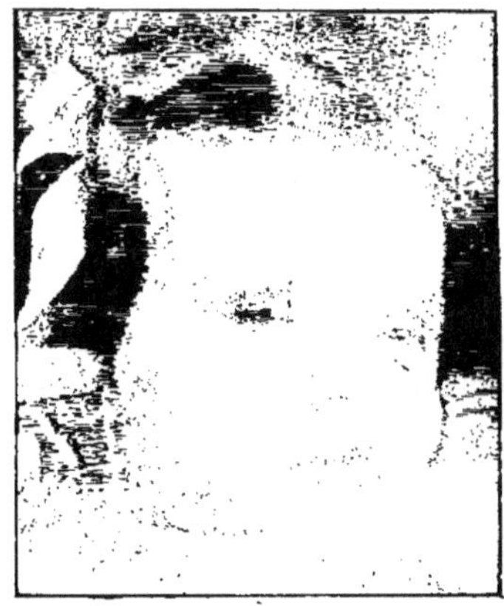

Fig. 53 et 54. — Tumeur angiomateuse de la paupière supérieure récidivée après ablation chirurgicale.

seur. Une nouvelle série fut instituée. Depuis le 1ᵉʳ octobre, la lésion est dans l'état où la représente la figure 54.

L'œil est dégagé, la paupière n'est plus que légèrement abaissée. La région est très sensiblement aplanie et décolorée ; elle conserve les traces cicatricielles qui ont résulté des traumatismes anté-rieurs.

On n'observe aucune tendance à la récidive. Une chute de l'enfant sur la tumeur vers le mois de septembre fut suivie d'une large ecchymose ; nous pensions qu'une récidive allait en résulter, mais cette ecchymose disparut et se comporta comme à l'ordinaire, ne modifiant en rien la régression progressive dont la tumeur était alors le siège.

6° **Angiome de la paupière inférieure** (pl. XV, fig. 3 et 4). — Un bébé de dix mois nous est adressé par le Dʳ Apert pour un nævus très coloré qui occupe la moitié externe de la paupière inférieure de l'œil gauche et intéresse le bord ciliaire.

Pour préserver l'œil, il suffit de faire basculer de haut en bas en entraînant la paupière, l'appareil une fois appliqué.

Mais l'œil restant à découvert par ce procédé, les séances ne peuvent être que de très courtes durées. Cette brièveté est remplacée par la fréquence des applications. La durée totale a été de deux heures, fractionnées par dix minutes avec les appareils n°s 7 et 8. Un mois après cette première série de traitement, le nævus a diminué d'un quart.

La seconde série consiste en six applications de dix minutes chacune.

Quatre mois après le début du traitement, l'enfant présente en cette région une surface plane, lisse, unie, un peu trop décolorée. L'œil n'a été nullement impressionné, il n'y a pas de rétraction.

IV. — ANGIOMES DES MUQUEUSES.

Les angiomes des muqueuses régressent avec une extrême facilité ; en voici plusieurs exemples :

1° **Angiome érectile de la lèvre inférieure** (pl. XV) (malade du Dr Ertzbischoff). — Un bébé de trois mois et demi présente à la lèvre inférieure, près de la commissure gauche, du côté peau et du côté muqueuse, un angiome saillant qui gonfle cette portion de la lèvre et intéresse, par infiltration, la totalité des tissus.

L'ensemble de la tumeur a le volume d'une petite noix. Une profonde ulcération, vers le quart externe et surtout du côté de la muqueuse, fend toute cette tumeur en coup de hache. A plusieurs reprises, il y a eu hémorragie ; la coloration est lie de vin foncé, avec un fond rouge sombre. La région se prête à la méthode du « feu croisé ».

Les deux appareils n°s 5 et 6 sont appliqués simultanément, l'un en dehors, l'autre en dedans, enveloppés d'une lame d'aluminium de 0^{mm},02 et de toile caoutchoutée.

Les applications se font en trois séries composées, chacune au cours d'un mois, de six séances de vingt minutes à un jour d'intervalle.

L'ensemble du traitement a duré huit mois. Aujourd'hui, quinze mois après, la lèvre paraît à peu près normale aussi bien à l'extérieur qu'à l'intérieur. Il persiste une légère dépression correspondant à la crevasse initiale. La peau est décolorée et reste un peu plus claire que normalement. La muqueuse est demeurée un peu plus rouge ; mais il n'existe plus de gonflement, et à la palpation on ne sent guère de consistance molle spéciale dans cette région.

Ce résultat très remarquable s'est trouvé confirmé par plusieurs autres cas. Chez les bébés, les angiomes des muqueuses régressent avec facilité, et il n'est nul besoin de recourir à de fortes doses.

2° **Tumeur angiomateuse de la lèvre** (fig. 55 et 56). — Une enfant âgée de trois ans présente une grosse tumeur angiomateuse de la moitié gauche de la lèvre inférieure.

PLANCHE XV.

Angiome de la lèvre (1°, p. 239).

FIG. 1. — L'angiome saillant intéressait l'entière épaisseur de la lèvre et proéminait du côté de la muqueuse autant qu'à l'extérieur.

FIG. 2. — La cicatrice qui reste est à peine visible et s'est encore atténuée depuis.

Angiome érectile de la paupière inférieure (6°, p. 238).

FIG. 3 et 4. — L'angiome intéresse le rebord ciliaire même. Après le traitement, il ne s'est produit aucune rétraction de la paupière.

Le poids de la tumeur empêche l'enfant de fermer la bouche, et son volume est tel que la moitié gauche de la lèvre est repoussée en avant, formant une sorte de bec latéral.

La région cutanée du menton, située au-dessous de la commissure gauche, est augmentée de volume et parcourue par de gros vaisseaux veineux.

Si on éverse la lèvre, on constate que sa face muqueuse est de couleur violet foncé et que sa surface est le siège de nombreuses dilatations vasculaires ; mais la tumeur n'est pas limitée à la lèvre,

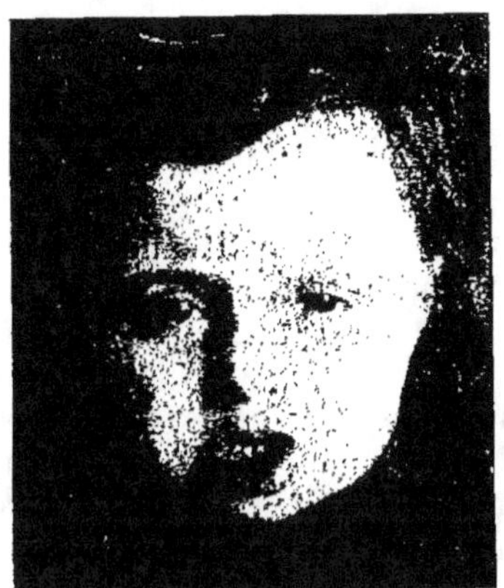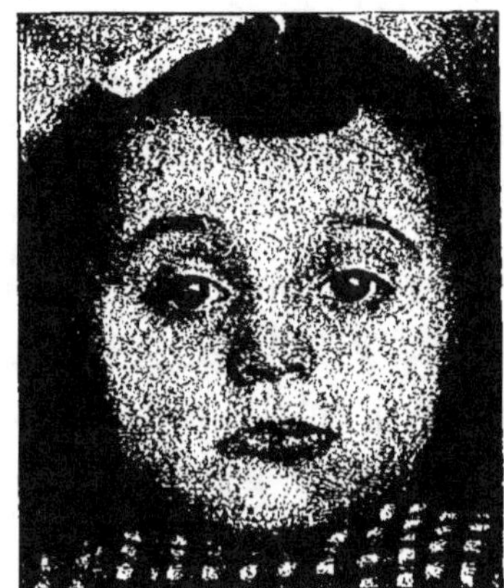

Fig. 55 et 56. — Tumeur angiomateuse de la lèvre.

elle se continue avec une grosse masse angiomateuse occupant la face interne de la joue dans toute sa largeur.

Il s'agit d'une vaste tumeur vasculaire qui n'a pas paru justiciable de la chirurgie et pour laquelle l'électrolyse, faite pendant un an à l'hôpital des Enfants-Malades, n'a donné aucun résultat.

Le traitement par le radium n'a pu être poursuivi avec toute l'activité et la méthode nécessaires, car la mère nourrissant un jeune bébé n'amenait l'enfant malade que fort irrégulièrement.

L'appareil n° 17 enveloppé de 1/10 de millimètre de plomb est appliqué pendant deux heures sur la face cutanée ; sur la muqueuse, l'appareil n° 7 entouré de $0^{mm},4$ d'aluminium est appliqué dix minutes sur quatre places opposées à l'appareil placé sur la peau.

Dans l'espace d'un mois, à intervalles irréguliers, ces applications sont renouvelées neuf fois.

L'enfant revient nous voir trois semaines après la dernière application, et nous constatons une diminution très notable de la lèvre.

Le traitement est alors repris d'après le même principe et,

deux mois après, l'enfant peut garder la bouche fermée, comme le montre la figure 56.

3° **Angiome de la lèvre inférieure.** — Un angiome de la muqueuse de la lèvre inférieure, fortement coloré, légèrement surélevé, empiétant un peu sur la peau et en voie de développement, se présente chez un bébé de cinq mois et demi. Les dimensions sont celles d'une pièce de 50 centimes. Le Dʳ Druelle nous confie le traitement.

Les parents qui habitent la province ne peuvent amener l'enfant qu'une fois par semaine.

Nous appliquons alors à chaque visite, — il y en eut quatre, — pendant une demi-heure, l'appareil n° 8 avec 0^{mm}.1 d'aluminium. Après les deux premières applications, une atténuation progressive de la coloration s'est produite.

Six mois après le traitement, l'état est très satisfaisant; il ne reste presque plus rien d'apparent.

4° **Angiome de la lèvre supérieure.** — Un petit angiome du côté gauche du nez a été guéri très facilement, après une demi-heure d'application de l'appareil n° 6 chez un bébé de deux semaines.

Pendant la durée de la réaction, nous assistons au développement étonnamment rapide d'un angiome de la muqueuse de la lèvre supérieure. A la première visite, ce n'était qu'un petit point rouge; après deux semaines, le point était gros comme un pois. Il s'agissait de ces évolutions malignes qui, en peu de mois, arrivent à produire des angiomes de l'ordre de ceux de notre cinquième paragraphe.

Or le traitement entrepris sur ce cas en pleine évolution obtint très rapidement l'arrêt de la tumeur.

Nous avons en ce moment en traitement une énorme tumeur angiomateuse de la langue qui régresse très rapidement sous l'influence de doses faibles employées en « feu croisé ».

V. — ANGIOMES DE DIMENSIONS ÉNORMES, DE FORMES ET DE SIÈGES MULTIPLES CHEZ UN MÊME SUJET ET CONSTITUANT DE VÉRITABLES DIFFORMITÉS MONSTRUEUSES.

C'est dans ce groupe d'angiomes que l'action du radium est vraiment extraordinaire.

Il s'agit ici de déformations monstrueuses et multiples, allant parfois jusqu'à compromettre la vie même des bébés, et qui ont été très heureusement modifiées dans de grandes proportions.

L'exemple que nous donnons page 247 est véritablement saisissant.

Le bébé était considéré par les médecins de l'entourage comme à peu près perdu. Il ne pouvait ni prendre le sein, ni respirer sans gêne. Son état général était tout à fait misérable; il s'affaiblissait graduellement.

Aucune thérapeutique, sans discussion possible, ne pouvait utilement intervenir ; le chloroforme, les opérations douloureuses ou fatigantes susceptibles de déterminer des hémorragies eussent été fatales.

Or, peu à peu, après les applications du radium, fort lentement il est vrai, mais avec un minimum de douleur et de fatigue, les lésions se sont dégonflées, aplaties, nivelées ; les orifices se sont débouchés ; le bébé a repris bonne apparence. Or, ce n'est point là, comme nous le verrons, un cas isolé.

Bref, il suffit d'avoir constaté l'extrême surprise des confrères et le degré de reconnaissance des parents pour comprendre la valeur des services rendus par le radium dans ces formes absolument incurables.

1° **Angiome saillant recouvrant la moitié de la tête** (pl. XVI, fig. 3). — Un bébé de dix-huit mois présente une énorme masse angiomateuse siégeant sur la joue gauche, la face latérale gauche du nez, la région temporale et empiétant largement sur la région frontale et pariétale. Une autre nappe de même nature siège sur la région temporale droite. L'aspect de cette nappe angiomateuse est tout particulier. C'est une masse de consistance pâteuse, non fluctuante, analogue à des tissus sclérosés et présentant à sa surface des espaces violacés entremêlés de parties jaunâtres.

L'aspect de cet enfant est positivement monstrueux. Diverses interventions (électrolyse, cautérisation) n'ont abouti qu'à exagérer la laideur des lésions, en les couvrant de cicatrices difformes. Les paupières de l'œil droit notamment sont tirées et déviées par des brides fibreuses cicatricielles.

Dans la moitié inférieure de la région gauche existent de profondes cicatrices déprimées.

La mère habitant le Midi ne pouvait consacrer au traitement qu'un temps limité. Comme l'absence de fluctuation nous permettait sans craindre d'hémorragie d'agir assez énergiquement, nous appliquons sur la joue l'appareil n° 2 pendant quatre jours consécutifs, une heure chaque jour.

Deux mois après, nous avons la surprise de constater qu'à la suite d'une réaction inflammatoire moyenne, inférieure à celle que nous prévoyions, la surface traitée n'offre plus guère de différence avec la peau saine qui l'environne. Elle est simplement un peu plus rosée ; les arborisations vasculaires ont disparu, et il ne reste plus trace des cicatrices d'électrolyse qui, dans cette région, étaient très profondes.

C'est à ce stade du traitement qu'est représenté le bébé sur la planche XVI (fig. 3).

On peut voir par comparaison la partie inférieure traitée, qui du reste a la forme arrondie de l'appareil, et la partie supérieure, qui n'a subi encore aucun traitement ; le contraste est frappant entre les deux régions.

PLANCHE XVI.

Tumeur du cuir chevelu (2°, p. 235).

FIG. 1 ET 2. — L'angiome a guéri très facilement. Le centre de la région où siégeait l'angiome est resté légèrement rosé, mais il n'y a plus de saillie. Cette surface était glabre avant tout traitement.

Tumeur angiomateuse (1°, p. 243).

FIG. 3. — La photographie a été prise avant la fin du traitement pour permettre de comparer la place traitée avec les parties non encore soumises au radium.

On constate sur la joue une surface arrondie rose qui reproduit assez exactement la forme de l'appareil employé. Cette place était avant le traitement aussi colorée et saillante que les autres.

C'est avec un dosage et des résultats identiques que dans la suite les autres parties du nævus ont été traitées.

2° **Tumeur occupant la moitié de la tête** (pl. XVII) (malade du Dr Delporte). — Un bébé de trois mois présente un aspect véritablement monstrueux. Presque toute la région pariétale et toute la région temporale avec le tiers externe des paupières supérieure et inférieure, la région de l'apophyse zygomatique, la région parotidienne et la moitié inférieure de l'oreille sont couvertes par une masse angiomateuse ayant par place jusqu'à 1 centimètre d'épaisseur.

Le lobule de l'oreille est perdu dans cette masse angiomateuse.

La consistance de cette volumineuse tumeur est molle, fluctuante par places, indiquant nettement qu'il s'agit d'une énorme nappe sanguine, reposant sur le plan osseux sous-jacent ; sa surface est irrégulière et sa coloration violet-lilas foncé.

La joue est parsemée de petits nævi surélevés. Toute la lèvre inférieure est coiffée d'une grosse tumeur angiomateuse.

La région médiane du cou située entre le cartilage thyroïde et la partie supérieure du sternum est le siège d'une nappe violacée légèrement boursouflée.

Chacune de ces tumeurs est fluctuante et de même teinte que la tumeur principale, *et toutes sont en voie d'extension*.

L'enfant paraît souffrir de l'existence et de l'accroissement de ces malformations. Il est chétif, malingre et se développe mal.

Le traitement procède par séries successives d'applications de dix ou de quinze minutes répétées sur chaque place, tous les huit jours, pendant deux mois. Ces applications sont faibles dans le but d'obtenir une diminution lentement progressive de la tumeur, en évitant, dans la mesure du possible, des réactions vives qui pourraient être suivies d'hémorragies.

Les appareils employés ont été, suivant les régions, les appareils n°s 1 et 3 (dix minutes) et 5, 8, 12 et 13 (quinze minutes). Les résultats furent plus rapides que nous ne le pensions, et c'est avec une facilité vraiment surprenante que ces tumeurs se sont affaissées.

Après trois mois de repos, nous constatons une tendance très accentuée au nivellement et à la décoloration du nævus.

Le traitement est alors poursuivi avec les appareils n°s 16 et 17 sans écran pour certaines places et l'appareil n° 1, enveloppé de 2/10 de millimètre de plomb pour la région parotidienne.

Pendant cinq mois, il est fait une heure d'application chaque semaine.

Après cette deuxième période de traitement, nous avons obtenu le résultat indiqué à la figure 2 de la planche XVII.

L'angiome qu'avait cet enfant n'était justiciable d'aucune des thérapeutiques habituellement employées. La tumeur avait une

Planche XVII.

Tumeur angiomateuse érectile (p. 245).

Fig. 1. — L'angiome était saillant et formait une énorme masse pâteuse et épaisse.

Fig. 2. — Au fur et à mesure de la diminution de l'angiome, l'enfant, qui avait un mauvais état général, s'est manifestement mieux développé.

Sur la surface il est resté un assez grand nombre de petites taches rosées ; mais il n'y a plus, en aucun point, de saillie.

marche envahissante, et il fallait se hâter, car la santé de l'enfant était très précaire. Grâce à l'action élective du radium et à une instrumentation puissante et bien dosée, il nous a été permis d'arrêter le processus d'envahissement, de le modifier assez complètement pour ne plus laisser subsister que quelques vestiges relativement insignifiants des lésions anciennes. Mais un point intéressant à signaler est le relèvement du mauvais état général du bébé au fur et à mesure des applications du radium et de la régression des tumeurs.

Ce bébé, qui avant le traitement était difficile à élever, s'alimentait mal, avait des nuits pénibles, n'a souffert en rien des nombreux déplacements nécessités par le traitement. Habitant la province, hors des communications faciles, ce bébé a supporté sans accroc, même pendant l'hiver, le surcroît de fatigue qui lui était imposé. La mère a signalé une vitalité plus grande de son enfant, un retour marqué vers l'appétit et l'excellence du sommeil. De fait, pendant les dix mois que nous avons suivi ce bébé, nous avons assisté à son rapide et progressif développement.

3° **Angiomes saillants multiples de la face et des muqueuses buccale et conjonctivale** (fig. 57 et 58). — *Nous présentons ce cas comme le fait dominant et capital de notre chapitre de la radium-thérapie appliquée aux angiomes.*

Ceux qui ont vu le bébé avant le traitement ne peuvent absolument pas croire que c'est le même enfant qu'on leur présente maintenant. En une année, la modification a été absolue et radicale.

Avant, c'était un bébé dont l'existence était sérieusement compromise. Il ne pouvait respirer par le nez, il ne pouvait téter; l'ouïe, la vue du côté droit étaient supprimées; il était chétif, malingre, de très misérable apparence. De plus ce pauvre petit être était d'une laideur repoussante, monstrueuse.

Après une année de traitement par le radium, la transformation est complète; il n'est plus question de craintes pour sa santé générale et la plupart des orifices obstrués par les angiomes se sont dégagés, ont repris leurs fonctions. L'enfant se développe comme celui de l'observation précédente dans des conditions très favorables.

Voici l'histoire en quelques mots :

Chez un bébé de huit mois qui nous est adressé par le Dr Boutin en octobre 1907, l'œil droit est complètement clos; l'existence d'une tumeur vasculaire orbitaire repousse en avant, en bas et en dehors le globe oculaire. Les deux paupières épaissies sont presque complètement tendues et fermées. A leur niveau, la peau est sillonnée de veines très apparentes. L'angle interne est le siège d'un nævus légèrement surélevé, de coloration rouge violette, qui semble une excroissance des tumeurs sous-palpébrales.

La joue près du sillon naso-génien présente deux petits placards vasculaires.

La pointe du nez est déformée par une tumeur vasculaire saillante.
et la région médiane de la lèvre supérieure est comblée par un angiome
violacé de 8 millimètres de saillie qui pénètre dans les narines et les
obstrue.

La lèvre inférieure est le siège, d'une commissure à l'autre, d'une
grosse tumeur rougeviolet de surface irrégulière, qui triple son
volume, la retourne et la fait pendre jusqu'à toucher le menton.

La face interne de la joue droite présente un vaste angiome
saillant, que le bébé quelquefois pince entre ses deux maxillaires,

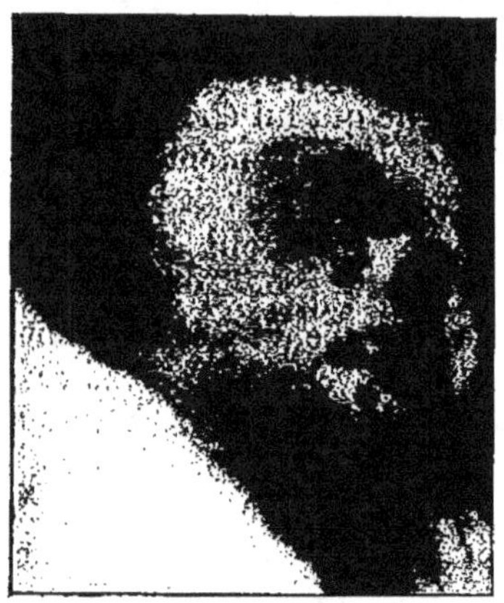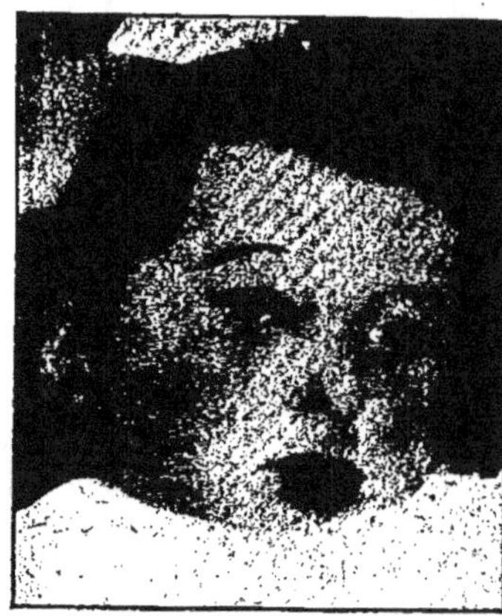

Fig. 57 et 58. — Angiomes saillants multiples de la face et des muqueuses buccale
nasale et conjonctivale.

ce qui détermine de temps en temps des hémorragies. Cet angiome
fait suite à celui de la lèvre.

Sur le menton est un petit nævus légèrement saillant, siège aussi
de fréquentes hémorragies.

A la région sus-hyoïdienne médiane existe un nævus légèrement
saillant de 4 centimètres carrés.

Au-devant de l'oreille est une grosse tumeur qui présente au centre
une surface surélevée, bombée de $2^{cm},5$ de saillie.

Le conduit auriculaire est bouché par plusieurs petites tumeurs
vasculaires.

Le sillon rétro-auriculaire présente un gros bourrelet angiomateux
violet.

On conçoit, d'après cette description, en présence de quelles
difficultés matérielles nous nous sommes trouvés, et nous devons
reconnaître que le résultat du traitement dont nous allons maintenant
parler n'aurait pu être aussi beau si la mère de ce bébé n'avait
montré un exemple remarquable d'énergie, de patience, de sollicitude
et d'intelligence médicale. Grâce à elle, les soins les plus minutieux

et les plus délicats, comme l'introduction et le maintien des appareils sous les paupières, ont pu être pratiqués et suivis d'excellents résultats.

Le traitement a varié selon le caractère des tumeurs.

En octobre et novembre, la plupart des lésions sont traitées par les appareils nᵒˢ 6, 7, 8, laissés chaque jour un temps inférieur à celui qui déterminerait de l'inflammation.

Il s'agit par conséquent d'applications très courtes de cinq à quinze minutes et fréquemment répétées.

En janvier 1908, on peut constater déjà une notable amélioration des régions næviques, et le traitement est poursuivi dans les mêmes conditions.

Les muqueuses sont plus difficiles à traiter de façon régulière. Les applications y sont subordonnées au sommeil de l'enfant; on profite du moindre sommeil pour agir de suite, ne serait-ce que cinq minutes, avec l'appareil nᵒ 13, soit sur la muqueuse buccale, soit sur les conjonctives, en ouvrant légèrement les paupières. Sur la muqueuse jugale, nous avons employé l'appareil nᵒ 7 recouvert d'écrans de $0^{mm},04$ à $0^{mm},08$ d'aluminium.

Au cours des cinq premiers mois de l'année 1908, nous avons assisté à l'évolution régressive et à la décoloration de la plupart de ces angiomes. Le nez, le conduit auriculaire ont repris leur forme et se sont désobstrués. Les nævi sont tous décolorés et pour la plupart nivelés. La lèvre inférieure a subi une grande transformation. Elle est encore épaissie et dépasse la lèvre supérieure, mais n'est plus pendante. L'angiome de la muqueuse jugale a régressé très facilement.

Le traitement des conjonctives a été particulièrement délicat.

Dès qu'on entr'ouvrait les paupières, la muqueuse angiomateuse débordait, et c'est sur ces points que, pendant le sommeil, des appareils pouvaient être appliqués, mais chaque fois un temps très court. Ces applications, combinant leurs effets à ceux produits à travers les paupières par applications sur leur face externe, parvinrent assez vite à réduire les tissus bourgeonnants et débordants. On put alors mieux ouvrir les paupières, sans toutefois parvenir à les retourner. Mais l'appareil nᵒ 13 fut glissé délicatement d'abord sur la caroncule, puis peu à peu sur la plupart des autres régions de la conjonctive. Sur la face externe des paupières, nous avons agi avec l'appareil nᵒ 4 engainé de $0^{mm},1$ de plomb et laissé quatre heures, pratiquant ainsi le « feu croisé ». Progressivement la décongestion, le dégonflement se produisirent si bien qu'à l'heure actuelle le globe oculaire a repris sa forme et que le bébé ouvre de lui-même ses paupières et améliore peu à peu sa vision de ce côté.

Au début, l'œil non exercé et paresseux ne participait pas à la vision, il y avait un strabisme très marqué ; peu à peu, à l'usage,

Tumeur angiomateuse (5°, p. 251)

FIG. 1. — Les bandes angiomateuses serpentines étaient saillantes et dures; la palpation n'avait nullement la sensation de fluctuation et ne déterminait aucune diminution de volume, sauf à la partie inférieure de la joue.

FIG. 2. — La bordure des bandes angiomateuses est restée légèrement rose. La place sous-narinaire n'a pas été traitée encore.

l'enfant est parvenu à se servir de ses deux yeux sans défaut apparent de fusionnement.

Actuellement, il reste à parfaire et à améliorer un certain nombre de points; mais d'ores et déjà les résultats d'ensemble obtenus sont surprenants et dépassent de beaucoup ce que nous aurions osé espérer.

4° **Tumeurs angiomateuses multiples.** — Un enfant de cinq ans présente une vaste nappe angiomateuse saillante recouvrant les régions temporale, frontale et pariétale droite. Dans sa partie inférieure, cette masse surplombe et abaisse la paupière supérieure de telle sorte que l'enfant, pour voir de cet œil, est obligé de renverser la tête en arrière.

Le sourcil n'existe pas, la paupière supérieure est boursouflée, et le rebord ciliaire lui-même est intéressé.

Cette vaste tumeur, qui se prolonge assez loin dans le cuir chevelu et au niveau de laquelle les cheveux n'ont pas poussé, est de couleur grisâtre, parsemée de bosselures violacées. A la région frontale, existe une saillie assez brusque de 1 centimètre environ.

La région parotidienne est le siège d'une tumeur qui soulève le revêtement cutané. Celui-ci ne paraît pas intéressé, sauf en quelques points, où il est le siège de petits placards violets.

La pointe du nez est prolongée par une tumeur de consistance molle dont la surface est bleutée.

Le traitement peut être divisé en deux phases.

Dans la première, nous recherchons des réactions assez vives, afin de niveler les portions saillantes des tumeurs.

Elle se compose de trois séries d'applications faites à deux mois d'intervalle les unes des autres.

Chaque série consiste en l'application sur les régions temporale et frontale de l'appareil n° 1, trois heures, fractionnées en quinze minutes par jour.

Sur la région parotidienne et sur le nez, c'est l'appareil n° 5 qui fut employé.

Chacune de ces séries est suivie de réactions normales à la suite desquelles se marque davantage le nivellement des lésions.

La partie qui surplombe la paupière supérieure s'est peu à peu rétractée, en sorte que le regard n'est plus gêné. La paupière descend à peine plus bas que celle du côté sain.

La deuxième phase du traitement après quatre mois de repos a eu pour but de modifier *dans la profondeur* les lésions qui persistent de l'arcade sourciliaire et la région parotidienne.

Nous y sommes parvenus en appliquant, sur chacune des places, l'appareil n° 5 enveloppé de 0^{mm},2 de plomb laissé vingt heures, par séances de deux heures.

5° **Tumeurs angiomateuses nombreuses et saillantes chez un adulte** (pl. XVIII) (malade du Dr Macaigne). — Un homme de cinquante-cinq ans présente sur les trois quarts de la joue droite, la paupière inférieure et la moitié droite de la lèvre supérieure, une succession de gros bourrelets angiomateux violet foncé formant des bandes vermiculaires qui circonscrivent en certaines places de petits espaces de peau saine.

Leur saillie varie, suivant les places, de 6 à 15 millimètres, et leur consistance n'est pas partout égale. Dans la partie inférieure de la joue, existe une grosse masse de 5 centimètres de diamètre, mamelonnée, facilement dépressible et plutôt fluctuante.

Partant de l'angle externe de l'œil et aboutissant à la lèvre, existent quatre bandes angiomateuses érectiles. Les deux supérieures ont une consistance pâteuse, sclérosée; leur base a une large surface d'implantation; les deux inférieures présentent un centre ombiliqué.

La tumeur de la lèvre supérieure qui recouvre en partie la lèvre inférieure est plus dure que les autres, parce qu'elle a subi autrefois un traitement par l'électrolyse; celle-ci a diminué le volume de la lèvre, qui auparavant pendait davantage, et elle en a atténué en partie la couleur.

Ces angiomes sont, chez les adultes, beaucoup plus résistants que chez les enfants.

Il s'agit, en effet, chez eux, de véritables tumeurs organisées, et la guérison ne peut être obtenue qu'à condition de combiner aux effets spécifiques du radium ses propriétés destructives. On n'a pas à craindre d'hémorragies, et les doses massives sont de mise au moins au début du traitement pour obtenir le nivellement des tumeurs, sans trop perdre de temps.

L'appareil n° 1 est employé quatre heures en trois jours consécutifs sur la lèvre et la moitié inférieure de la joue.

Malgré cette dose forte, la réaction est légère. Un mois après l'application, il y a affaissement et décoloration partielle, mais les résultats sont insuffisants.

Sur les régions supérieures de l'angiome, au-dessous de l'angle externe de l'œil, l'appareil n° 14 est placé pendant quatre heures en deux jours.

Deux mois après cette première série, les lésions sont nivelées dans leur ensemble et permettent de nouvelles applications de l'appareil n° 1, pendant deux heures consécutives.

Il y eut encore plusieurs séries d'applications pour parfaire et toucher tous les points dont le nivellement tardait à s'effectuer. Actuellement, sauf un point qui reste à traiter sous le nez, la décoloration est à peu près complète; les tissus de nouvelle formation sont lisses, unis, un peu plus clairs et nacrés que la peau normale. Au centre et à la périphérie des régions où étaient les tumeurs, il subsiste un liséré rose.

En résumé, l'amélioration est telle que le sujet n'est plus reconnaissable. Exerçant le métier de voyageur de commerce, il s'amuse à déconcerter les gens qui, dans les hôtels, le connaissent depuis un grand nombre d'années.

AVANTAGES DE LA RADIUMTHÉRAPIE.

Au cours des paragraphes précédents, nous avons donné les principales indications de la radiumthérapie appliquée aux angiomes selon leurs diverses formes; nous n'y reviendrons pas.

Toutefois il importe de résumer en quelques mots les principaux avantages de la radiumthérapie.

Voici d'abord les moyens qui, avant l'emploi du radium, étaient mis à notre disposition et demeurent dans certains cas fort utiles : ce sont l'électrolyse, les interventions chirurgicales, la rœntgénothérapie.

L'*électrolyse* est un excellent moyen pour les nævi de petite étendue, et les résultats que l'on obtient sont fort beaux. Jusqu'à nos travaux actuels, c'est à l'électrolyse que nous nous adressions et, grâce à la méthode, admirable de précision, que le Dr Brocq a enseignée, nous avons toujours pu obtenir des surfaces de réfection très lisses et peu visibles. Malheureusement les opérations sont douloureuses, et c'est là un sérieux obstacle, d'autant que les séances doivent être le plus souvent assez fréquemment répétées. C'est du reste, précisément la douleur produite, énervante lorsqu'elle se prolonge, qui met les nævi trop étendus pratiquement hors de portée de l'électrolyse.

Malheureusement, cette méthode même théoriquement ne réussit pas dans certaines régions, aux lèvres par exemple, aux paupières, aux narines; elle ne peut non plus réussir lorsque l'infiltration s'étend en profondeur.

Nous devons ajouter aussi que les opérations électrolytiques, pour obtenir les beaux résultats signalés, doivent être conduites avec une compétence toute spéciale. Nous ne supposions pas certes, si grande, l'importance de ce savoir-faire. C'est notre travail sur le radium qui nous l'a apprise. En effet la plupart des malades atteints de nævi qui viennent nous trouver ont essayé autrefois de l'électrolyse. Or, si les uns ont été rebutés par la douleur et de trop fréquents dérangements, beaucoup d'entre eux, et cela à notre surprise, ont été par surcroît découragés par la production de cicatrices déformantes très visibles, déprimées ou saillantes.

A ce propos, nous rappellerons que, dans la plupart de ces cas, le radium a pu améliorer en partie les cicatrices d'électrolyse en même temps que les nævi.

Quelle que soit la place que prenne le radium dans le traitement des nævi vasculaires, l'électrolyse conservera ses droits et ses avantages :

1º Dans les étoiles télangiectasiques et dans les petits nævi qui guérissent très facilement par quelques piqûres ;

2º Dans les télégangiectasies qui souvent environnent les nævi ;

3º Dans les petits nævi constitués surtout par la réunion de télangiectasies et ne formant pas de nappes uniformes ;

4º Enfin il arrive que quelques fines télangiectasies persistent ou se produisent dans les tissus de réfection ; l'électrolyse pourra les faire disparaître.

Les moyens *chirurgicaux* seront avantageusement adoptés, mais pour les seules tumeurs angiomateuses saillantes et plus spécialement celles des membres et du tronc. Ils sont rapides, ils évitent les longues durées de traitement, mais ils exigent bien entendu le chloroforme. Aussi bien, à la face, et chez les jeunes enfants, le radium leur semble-t-il supérieur, et nous ne saurions trop insister sur la particulière excellence des résultats que le radium obtient sur les tumeurs.

La *cautérisation* ne peut s'exercer avec profit que sur de très petites lésions, et en ce cas l'électrolyse leur est supérieure ; sur les lésions sont plus étendues, elle laisse parfois des cicatrices disgracieuses que nous avons eu fréquemment l'occasion d'observer et de niveler en traitant nos angiomes.

Quant à la *rœntgenthérapie*, elle compte des résultats satisfaisants. Les Drs Gastou, Barjon et d'autres ont eu de fort belles réussites. Mais le dosage paraît difficile à préciser, et les radiologistes craignent les radiodermites, car, jusqu'à présent, malgré l'ancienneté de la méthode, malgré de nombreuses tentatives, il n'existe pas encore dans la littérature de travail en série, concernant l'action des rayons X sur l'ensemble des formes diverses des nævi vasculaires ; du reste, on se heurte à la difficulté d'agir en profondeur sans altérer la surface : aussi ne pouvons-nous encore établir de comparaison. Mais, d'ici peu, dès que le problème sera résolu, il y aura grand intérêt alors à comparer les résultats et à constater (cela nous en sommes convaincus, car les rayons du radium ne sont pas identiques aux rayons X) des différences de part et d'autre, aussi bien dans les réactions curatives que dans la valeur des tissus de restitution.

Ces divers moyens sont, on le voit, assez limités. Il n'en est pas de même du radium, qui se montre d'une utilité variable selon les cas, mais incontestable dans le traitement de la grande majorité des nævi, même dans des formes assez étendues et dans d'énormes tumeurs qu'aucune thérapeutique jusqu'alors ne pouvait songer à améliorer dans des conditions suffisantes et pratiques.

Cette supériorité du radium est due à l'*action élective spécifique* qu'il exerce sur les angiomes : c'est là le fait fondamental que nos recherches ont démontré.

Sans être le siège d'inflammations destructives, certains tissus angiomateux peuvent, en effet, sous l'influence du radium, se décolorer, régresser et fondre en quelque sorte.

Tous les rayons jouissent de cette propriété élective, même les rayons de faible pénétration, s'ils sont dosés avec méthode selon les procédés adoptés. Les rayonnements surpénétrants employés isolément permettent aussi des modifications curatives dans la profondeur des angiomes sans intéresser trop vivement leur surface.

A cette action élective à laquelle, pour la pratique, il faut unir souvent le pouvoir destructeur du radium, viennent encore s'ajouter, par surcroît, deux avantages fort importants, qui sont le caractère indolore des applications et leur commodité.

A. *Indolence*. — L'appareil posé sur les tissus ne détermine aucune sensation pénible. Pour les personnes pusillanimes, pour le traitement des grandes surfaces, chez les bébés qui peuvent être traités pendant leur sommeil, c'est là une valeur inappréciable.

Si les applications elles-mêmes ne sont pas douloureuses, en est-il de même des suites lorsqu'il y a irritation inflammatoire ?

En cas de révulsion légère, il existe une « sensation », mais, à vrai dire, insignifiante ; elle consiste en un léger chatouillement qui dure environ un jour avant la formation de la croûtelle.

Si la croûte recouvre une surface exulcérée, tout dépend de l'adhérence de cette croûte. Tant qu'elle demeure en place, elle évite les sensations désagréables ; mais, si un accident l'arrache, les malades ont une impression de brûlure. Du reste, il est fort rare qu'il soit nécessaire de produire de telles inflammations.

B. *Commodité*. — Les appareils peuvent être laissés à demeure pendant de longues heures, ce qui est un avantage précieux puisqu'il s'agit le plus souvent d'enfants en bas âge.

C'est là précisément une coïncidence fort heureuse et quelque peu curieuse que cet agent thérapeutique nouveau, qui s'adresse spécialement aux bébés pour les débarrasser de leurs angiomes, se présente précisément dans des conditions de simplicité et d'indolence qui conviennent parfaitement à leur grande sensibilité.

En résumé, si nous considérons le radium comme un moyen excellent, à des degrés divers, de traiter l'ensemble des angiomes, c'est chez les jeunes enfants que ce mode de traitement trouve son emploi majeur, son utilité dominante (1).

(1) Nous tenons à remercier M. le professeur Gaucher d'avoir introduit dans son récent ouvrage sur les « Maladies de la peau » (fasc. XIV du *Nouveau Traité de médecine et de thérapeutique* de BROUARDEL, GILBERT, THOINOT, un résumé de nos recherches sur les angiomes.

IV. — NÆVI PIGMENTAIRES (1).

Nos premiers essais de radiumthérapie sur les nævi pigmentaires (1905) ont tout d'abord été peu satisfaisants. Nous avons traité « un grain de beauté » plan et de petites dimensions qui, après disparition complète à la suite d'une réaction radiumthérapique assez vive, est réapparu quelques mois plus tard ; puis ce fut un nævus pigmentaire lobulé, également de faibles dimensions, qui s'atténua avec beaucoup de lenteur et ne se décolora que très légèrement. Ces premières tentatives nous ont fait dire (2) que le radium exerçait une action peu efficace sur les nævi pigmentaires ; mais l'insuccès pouvait être dû au manuel opératoire, et des modifications dans la technique employée devaient entraîner des modifications dans les résultats. Nos recherches dans cette voie ont confirmé ces hypothèses, et, en employant des doses intenses sur des nævi de plus grandes dimensions, nous avons pu constater que le radium était capable de rendre de grands services dans le traitement de ces malformations cutanées, à condition de détruire les couches pigmentaires.

Ces faits nous ont conduits à reconnaître que les nævi pigmentaires n'étaient pas terrain d'élection vis-à-vis du radium et nous amènent à discuter le sens exact que nous voulons donner à l'expression de *spécifique*, en l'appliquant à l'action du radium.

S'il n'échappe pas à la critique, ce terme exprime assez bien l'électivité spéciale que possède le radium vis-à-vis de certains tissus pathologiques. Nous avons vu, dans les chapitres précédents, que ces tissus pouvaient, sous l'influence du traitement radiumthérapique, se modifier, se réparer, sans subir la moindre irritation visible ; c'est ainsi par exemple que certains néoplasmes sous-cutanés peuvent être modifiés et même guérir sans que la peau qui les recouvre subisse d'altération ; dans ces cas, dirons-nous, le radium a eu une action spécifique.

Par contre, sur la peau saine, le radium ne détermine de modifications visibles qu'à condition de l'irriter. Il semble en être de même pour les nævi pigmentaires, puisque, pour obtenir leur disparition, il paraît indispensable que les couches pigmentaires soient désorga-

(1) Ce chapitre a été rédigé en collaboration avec M. Combres, interne en médecine à l'infirmerie de Saint-Lazare.
(2) *Annales de dermatol.*, octobre 1906.

nisées; nous avons bien observé, il est vrai, dans quelques cas des modifications sans irritation visible, mais ces cas sont rares, et les transformations sont peu accusées. Nous en conclurons à la non-spécificité du radium pour les nævi pigmentaires.

Notre ami, le D' Abbé (de New-York), dont l'autorité est grande en matière de radiumthérapie, estime que les nævi pigmentaires sont justiciables de « l'action spécifique » du radium, et, à l'appui de cette opinion, il cite l'observation d'un cas (1) où le nævus fut remplacé par des tissus analogues à de la peau normale; mais on lit dans cette observation qu'après les applications de radium il se produisit une forte réaction avec phlyctène (*Sharp reaction with blistering*); nous pensons que le terme de « spécifique » n'est pas ici justement employé.

Cette distinction est importante à connaître en pratique, car les techniques seront différentes, selon qu'on aura affaire à une lésion relevant ou non de l'action spécifique.

Dans le premier cas, on pourra parfois se contenter de dosages faibles.

Dans le second, les doses devront être toujours assez fortes et capables de détruire; tel est le cas des nævi pigmentaires.

Mais, bien entendu, non-spécificité ne veut pas dire inefficacité. La destruction est, en thérapeutique, un très fréquent moyen de guérison. Or le radium, considéré comme agent destructeur, réunit les qualités suivantes : action indolore, profonde, suivie de réparation absolument spéciale et favorable, qualités sur lesquelles nous avons insisté au chapitre de la réaction. Le radium représente donc une valeur thérapeutique fort appréciable, même lorsqu'il ne peut agir par spécificité.

De ces notions découlent diverses considérations sur la ligne de conduite à suivre, aussi bien dans le choix des formes à traiter que dans les techniques à adopter.

Quelles formes de nævi pigmentaires faut-il traiter? — Les taches peu colorées, café au lait, non pilaires, tout à fait superficielles et ne faisant aucune saillie, les taches trop étendues, ne doivent pas être traitées.

Ces taches sont peu visibles et on risquerait d'aboutir à un résultat inférieur à la tache elle-même en la remplaçant par des surfaces cicatricielles, très blanches ou inégalement colorées par retour de quelques points pigmentés et par l'apparition de quelques éléments télangiectasiques.

Par contre, les véritables tumeurs saillantes très colorées et pilaires seront tout à fait indiquées pour la radiumthérapie. Il est clair que

―――――――――

(1) Robert Abbé, The specific action of Radium as a unique force in therapeutic (*Medical Record*, 12 octobre 1908).

PLANCHE XIX.

Nævus pigmentaire (p. 260).

FIG. 1. — Le nævus était légèrement saillant et de surface chagrinée, de consistance pâteuse.

FIG. 2. — La surface est après le traitement unie et lisse : elle s'est maintenue dans cet état depuis une année.

Tumeur pigmentaire (p. 259).

FIG. 3. — La tumeur est extrêmement saillante et mamelonnée.

FIG. 4. — Le nivellement obtenu s'est conservé depuis dix-huit mois. Il reste un peu de pigmentation par places et une décoloration trop marquée en d'autres.

dans de tels cas, même si les cicatrices obtenues sont visibles et marquantes, le sujet retirera du traitement un bénéfice fort appréciable.

Tumeur pigmentaire. — La figure 3 de la planche XIX reproduit une tumeur pigmentaire énorme et véritablement monstrueuse, développée sur une enfant de onze ans. Sa masse remplissait non seulement toute la concavité naso-génienne, mais surplombait encore le nez de 1 centimètre environ. De surface bosselée, de coloration brun jaunâtre, légèrement verdâtre en certains endroits, cette tumeur donnait au visage un aspect repoussant.

L'appareil n° 14, enveloppé de caoutchouc, est appliqué pendant cinq heures réparties en trois jours sur chaque place. Il se produit une réaction ulcérative qui met deux mois à se cicatriser et diminue le volume de la tumeur de moitié.

L'appareil n° 3 est alors appliqué sept heures en trois jours; la réaction est très forte, mais se termine assez vite. En attendant que les tissus de réparation aient pris une certaine stabilité, les divers points de la périphérie incomplètement traités jusqu'alors sont soumis eux aussi aux doses destructives.

Nous appliquons sur les lésions de la narine l'appareil n° 14 pendant quatre heures réparties en deux jours.

L'enfant revient nous voir trois mois après la fin de ce traitement. La tumeur a complètement disparu : la narine gauche a repris à peu près son volume normal; la surface est nivelée. La coloration qui reste est très légère, un peu café au lait; il existe en deux points un tissu cicatriciel blanchâtre (fig. 4. pl. XIX).

Le traitement date de plus de quinze mois, et la pigmentation n'est pas revenue ; il en est de même de la tumeur. Les tissus sont parfaitement souples, et nulle part il n'y a de rétraction, pas plus du côté de la narine que du côté de la paupière inférieure. Il est facile de retrouver là les qualités spéciales des tissus de réfection consécutifs à la destruction radiumthérapique.

Ces résultats peuvent donc être considérés comme extrêmement favorables.

Nous avons eu à traiter plusieurs nævi pigmentaires qui formaient tumeurs, et chaque fois le bénéfice du traitement a été évident.

Lorsque ces masses næviques sont de consistance dure, fibromateuse, la guérison est plus facile et plus rapide.

Entre les deux variétés extrêmes de nævi, nævi plats, superficiels, peu colorés et nævi saillants très colorés, il existe une série de formes intermédiaires, parmi lesquelles il faudra savoir juger et choisir les cas justiciables de la radiumthérapie.

L'existence d'un développement pilaire plus ou moins accentué devra influer sur le choix.

Action dépilante. — Si le radium, en effet, parvient à niveler les saillies et à décolorer la pigmentation, il agit très sûrement aussi sur les glandes pilo-sébacées.

En sorte qu'un nævus pigmentaire superficiel et peu coloré, de ceux que nous abandonnerions volontiers s'il ne s'agissait que de combattre la pigmentation, doit être lui aussi traité s'il est le siège d'un développement pilaire marqué. C'est le cas de l'observation suivante :

Un bébé de deux ans et demi présente sur la région temporale droite *un nævus pigmentaire et pilaire superficiel et non saillant, de forme ronde, mesurant 4 centimètres de diamètre.* Sa teinte est claire, et il est couvert de *cheveux* fins de 5 à 6 centimètres de longueur.

L'appareil n° 1 est appliqué, enveloppé de 1/100 d'aluminium, pendant quatre jours, une heure par jour ; puis il est enveloppé d'un millimètre de plomb, pendant deux jours, une heure chaque jour.

Le but a été, d'abord, d'agir surtout sur la pigmentation et, ensuite, en utilisant les rayonnements surpénétrants, d'agir dans la profondeur des glandes pilo-sébacées. Le résultat a parfaitement répondu à notre attente. Les poils n'ont jamais reparu et le cas remonte à douze mois ; la surface de réfection qui s'est produite après une réaction assez vive est lisse, brillante, un peu trop décolorée.

Nævi pigmentaires et pilaires de consistance pâteuse à surface chagrinée. — On rencontre fréquemment des cas légèrement surélevés, de consistance un peu pâteuse, de surface chagrinée verruqueuse, assez colorés et recouverts de poils ; ceux-ci sont parfaitement justiciables du radium, mais si on peut promettre leur nivellement et la destruction des poils, il faut être plus réservé en ce qui concerne la décoloration absolue et l'esthétique suffisante des tissus de réparation ; celles-ci peuvent être assurées dans une large mesure, mais souvent aussi la surface est trop claire, nacrée ou marbrée ; ou bien, après un certain temps, la pigmentation récidive.

Il est vrai que la récidive, dans la très grande majorité des cas, n'est qu'un simple retour d'une légère teinte café au lait ; aussi le bénéfice du traitement reste-t-il le plus souvent bien acquis, même en ce qui concerne la dépigmentation.

La décoloration peut être parfois complète, comme le montre le fait suivant :

Un enfant présente un nævus pigmentaire situé sur la moitié droite du front (pl. XIX, fig. 1 et 2). Ce nævus réunit les diverses conditions qui nous paraissent favorables à l'emploi du radium. Coloration assez foncée, dimensions suffisantes, atteignant environ 6 à 8 centimètres carrés (les petits nævi sont plus difficiles à traiter) ; saillie de 3 à 4 millimètres, surface irrégulière, légèrement verruqueuse, léger duvet.

Après une réaction inflammatoire exulcérative, suffisamment

accentuée, les tissus de réparation ont produit une surface unie, lisse, dépilée et de niveau avec la peau.

Cette surface, durant les premiers mois, est un peu trop claire, d'aspect trop cicatriciel; mais peu à peu, avec le temps, les teintes se fondent, et maintenant, dix-huit mois après le traitement, la surface de guérison s'est maintenue.

Le traitement a consisté en trois applications sans écran de l'appareil n° 1 à une semaine d'intervalle : la première de trente minutes, les deux suivantes de une heure et demie chacune.

Dans les faits suivants qui ont trait à des nævi tout à fait semblables, la pigmentation est revenue six mois après la fin du traitement, mais seulement en partie.

Une fillette de dix ans présente un nævus pigmentaire de la face externe de l'avant-bras droit au niveau de la partie moyenne. Ce nævus, de couleur marron foncé, est assez épais, saillant de 3 millimètres et de surface granuleuse. Il mesure environ 5 centimètres de largeur, 3 ou 4 de haut. Il était autrefois recouvert de poils. Un traitement très sérieusement pratiqué par les rayons X a amené la chute définitive de ces poils, mais la pigmentation, la consistance pâteuse, la saillie, l'aspect général du nævus n'ont été en aucune façon modifiés.

L'appareil n° 1 est appliqué par demi-heure tous les jours pendant dix jours. Une réaction inflammatoire assez vive s'ensuit, qui demande six semaines pour se réparer entièrement.

La fillette est revue six mois après ; les résultats sont les suivants : nivellement, surface lisse et unie, décoloration ; souplesse normale des tissus et diminution de la superficie.

Malheureusement, cinq ou six mois après, nous apprenons que la pigmentation est réapparue. Une nouvelle série d'applications est faite de deux heures avec l'appareil n° 2. Voici les résultats actuels, huit mois après la fin de cette deuxième série.

La surface nævique n'a pas la teinte normale ; elle est légèrement café au lait et présente quelques petits éléments de télangiectasie. Les bords se sont rétractés, et la superficie est diminuée, mais sans qu'il y ait la moindre bride, le plus petit plissement à la périphérie. Les tissus sont souples et ont perdu le caractère pâteux qu'ils avaient primitivement: la surface est lisse. En somme, le bénéfice du traitement est évident, bien qu'incomplet.

La récidive, apparue six mois après le traitement, montre combien il faut être réservé avant de présenter aux sociétés, comme guéris, des malades atteints de nævi pigmentaires.

Comme le nævus dont nous venons de parler siégeait à l'avant-bras sur des tissus très souples et tout à fait lâches, on aurait pu penser à l'exérèse chirurgicale. C'eût été, à notre avis, une mauvaise ligne de conduite, car la surface à enlever était trop étendue, et la cicatrice post-opératoire aurait produit une rétraction d'esthétique inférieure à celle que nous avons obtenue.

Voici maintenant un cas de nævus pigmentaire de très grande étendue. Ce nævus s'étend en hauteur de la branche horizontale du maxillaire à la région temporale et mesure 10 centimètres de long; en largeur, il commence à 1 centimètre en avant de l'oreille et va jusqu'à l'apophyse malaire, mesurant 7 centimètres à sa partie supérieure et diminuant un peu à sa partie inférieure.

Sa saillie dépasse environ de 2 *millimètres le niveau de la peau*; il est de consistance *très ferme*, recouvert de *poils très serrés et très durs* et présente une *teinte presque noire*. L'appareil n° 1 est appliqué six heures sur autant de places qu'il en faut pour couvrir le nævus; les petits points intercalaires sont traités par dix heures avec les appareils n°s 7 et 8. La réaction se produit quinze jours après la première application, et c'est au bout de trois mois que le nævus est nivelé, dépilé et en partie décoloré. La peau est souple, alors qu'avant le traitement *elle avait la rudesse du cuir*.

La surface de réparation, sans être positivement cicatricielle, est lisse, brillante et très légèrement pigmentée.

Nævi pigmentaires dits « grains de beauté ». — Nous avons dit que les formes dénommées « grains de beauté » nous avaient causé, au début de nos recherches, quelque déception et nous avaient conduits à des conclusions en partie inexactes sur les nævi pigmentaires.

Les circonstances nous avaient fait débuter par ces petits éléments; or nous ne savions pas alors l'importance considérable que joue, dans la technique *la notion de la surface utilisée d'un appareil*.

Avec du radium pur, un appareil de petite surface a relativement un rayonnement faible, et cette faiblesse doit être compensée par la longue durée de l'application. A cette condition seule, on peut obtenir une destruction, mais, même alors les grains plats superficiels récidivent souvent : aussi le radium ne doit pas leur être appliqué.

Au contraire, pour les grains surélevés, épais, colorés et recouverts de poils, le traitement est très favorable ; car même s'il y a en partie récidive de la pigmentation, le nivellement et la dépilation sont des résultats appréciables.

Parfois il ne revient aucune pigmentation, comme dans les faits suivants :

Une malade présente un *nævus pigmentaire et pilaire* de la joue droite de la catégorie des grains de beauté.

Il est surélevé de 3 millimètres, de coloration noirâtre et parsemé de poils très durs. L'appareil n° 8 qui le recouvre à peu près entièrement est appliqué à nu onze heures au cours de dix-huit jours, par séances de une heure.

Après une réaction inflammatoire assez longue à guérir (six semaines environ), les résultats ont été le nivellement, la dépigmentation, la dépilation, et ces résultats se sont maintenus depuis vingt-quatre mois.

Une dame de cinquante ans vient nous trouver pour un gros *grain de beauté pigmentaire* et pilaire mesurant 1 centimètre de diamètre et dépassant la peau *de 6 à 7 millimètres*. La teinte est noirâtre et la surface recouverte de nombreux poils.

Application de l'appareil nº 7. neuf heures en trois jours; un mois après, nous constatons une grande diminution de volume, la coloration a disparu, quelques poils résistent encore.

Trois mois après, nous appliquons l'appareil nº 7, pendant quatre heures, pour faire disparaître une légère surélévation qui subsiste encore et une légère teinte pigmentaire qui est réapparue.

Depuis ce dernier traitement, la lésion a totalement disparu.

Technique. — Les doses destructives qu'il faut utiliser, en ayant soin de ne pas les exagérer, peuvent provenir soit de rayonnements d'ensemble comportant une haute intensité globale, soit de rayonnements surpénétrants.

Les rayonnements d'ensemble (appareil à nu) seront préférables pour les nævi superficiels et de faible développement pilaire. Par exemple, trois heures de l'appareil nº 1 appliqué à nu, si on utilise toute sa surface, suffiront pour une première série thérapeutique. Deux mois après, il faudra probablement faire une seconde série d'applications, mais de deux heures seulement.

Les rayonnements surpénétrants comportant une majorité de rayons β seront indiqués pour les nævi très épais et tapissés de gros poils très nombreux. Vingt-quatre heures de l'appareil nº 1 utilisé en toute sa surface avec 1/10 à 3/10 de millimètre de plomb, permettront aux rayonnements surpénétrants d'agir comme destructeurs et d'une façon un peu plus profonde.

On utilisera parfois avec avantage la combinaison de ces deux méthodes.

Lorsqu'on aura à traiter de petits éléments pigmentaires (grains de beauté saillants), il faudra tenir grand compte de la « notion de surface » et augmenter les durées d'application en proportion de la diminution de l'intensité radio-active; un petit appareil devra être laissé à demeure un temps relativement long.

Résultats. — La radiumthérapie appliquée aux nævi pigmentaires a un rôle beaucoup moins étendu que dans les affections précédentes; toutefois les résultats qu'elle obtient, limités à la dépilation, au nivellement des saillies, à la décoloration toujours sensible, mais souvent incomplète, semble la placer au premier rang par comparaison avec les autres moyens de [traitement, qui sont fort peu satisfaisants. Elle rend service là où nous étions, sauf pour la dépilation et l'extirpation chirurgicale des petits nævi hypertrophiés, pour ainsi dire désarmés.

Nous possédons l'observation de plusieurs cas où l'emploi des rayons X entre les mains les plus autorisées n'avait abouti qu'à la dépilation, tandis que l'amélioration a été plus accentuée avec le radium.

Un enfant de quatre ans nous est adressé par M. Brocq. Il avait été traité par les rayons X (vingt-trois séances), dans les meilleures conditions possibles, d'un nævus pigmentaire et pilaire de la joue gauche. Ce nævus couvrait un espace d'environ 16 centimètres carrés et présentait deux parties distinctes : une centrale, saillante de 5 à 6 millimètres et très colorée; une périphérique, superficielle, peu colorée, de niveau avec la peau voisine. Le résultat du traitement fut la dépilation, mais la saillie et la pigmentation ne s'étaient pas modifiées. La radiumthérapie est alors appliquée.

La totalité du nævus est traitée par l'appareil n° 1 pendant deux heures fractionnées en parties égales au cours de six jours. Au centre, sur la partie épaisse saillante, nous appliquons par surcroît l'appareil n° 8, pendant trois heures.

La réaction qui suivit fut assez vive, surtout au centre où la réparation ne fut complète qu'au bout de deux mois.

L'enfant est revu six mois après, la tumeur du centre a disparu et le nivellement est parfait, de plus la décoloration est presque complète. Il s'est développé une surface rouge angiomateuse sur un des points de bordure de la partie centrale. Ce point rouge disparaît par l'application de l'appareil n° 7, pendant trois heures, une heure par jour.

Une année après, l'enfant nous est ramené; la pigmentation est revenue en partie, car la surface, au centre, présente une légère teinte brunâtre ; mais le nivellement s'est parfaitement maintenu. Malgré ce léger retour, le bénéfice retiré de l'emploi du radium a été, dans ce cas, appréciable.

En résumé, le radium convient donc spécialement : *aux formes pilaires, aux formes très colorées, épaisses, à surface chagrinée et aux tumeurs pigmentaires.*

Les nævi plans, peu colorés, apilaires, les nævi de grande étendue ou formés d'éléments disséminés, les nævi de petite surface, ne bénéficient pas de l'action du radium.

En ce qui concerne la ligne de conduite à tenir vis-à-vis des nævi pigmentaires chez les nouveau-nés, nous répéterons ici ce que nous avons déjà dit pour les nævi vasculaires, à savoir que ces nævi dans les deux premiers mois présentent souvent une tendance à la régression spontanée. Il faut donc les tenir en observation, réserver le traitement de ceux qui n'augmentent pas et s'occuper de suite de ceux qui s'accroissent.

V. — TUBERCULOSE DE LA PEAU
ET DES MUQUEUSES (1).

Dans les premières années de la radiumthérapie, les études avaient porté presque autant sur la tuberculose cutanée que sur les cancroïdes bénins, et des travaux nombreux, notamment ceux de Danlos, Blandamour, Follard, Davidson, Shober et d'autres auteurs, avaient conclu à l'excellence du radium à peu près également dans les deux sortes d'affections; c'est que les résultats annoncés concernaient des lésions de petite étendue et n'avaient intéressé que quelques-unes des formes de la tuberculose cutanée.

Nos recherches, qui ont compris, au cours de quatre années, des cas nombreux et variés, des formes graves et étendues, ont conduit à des conclusions un peu différentes ; en effet, si, pour les épithéliomas, elles ont corroboré et amplifié les faits annoncés, pour la tuberculose cutanée, bien que nous ayons obtenu des résultats positifs, qui du reste nous ont autorisés à leur consacrer un chapitre spécial, elles ont montré que le radium avait une action moins constante et surtout différente.

En effet, le caractère de spécificité que nous avons reconnu au radium vis-à-vis de certaines néoplasies ne semble pas s'exercer, au même titre, en faveur de la tuberculose cutanée, spécialement du lupus cutané vulgaire et érythémateux, car c'est surtout en qualité d'agent destructeur que le radium paraît rendre, dans cette affection, les principaux services.

Les avantages de la radiumthérapie relèvent ici principalement de la commodité avec laquelle cette destruction se fait et de la valeur des tissus de réparation. Nous verrons cependant que, dans certains cas, les rayons pour une part agissent aussi par leur propriété décongestive.

Voici, brièvement résumés, les points essentiels du traitement des principales formes de la tuberculose locale :

1° **Lupus vulgaire ulcéré ou non ulcéré.** — Dès nos premières applications, nous avions remarqué qu'une ulcération lupique, traitée par des doses globales de radio-activité relativement faible, pouvait parfois se cicatriser assez rapidement, mais que, par la suite, des nodules de nouvelle formation réapparaissaient quelquefois dans

(1) Ce chapitre a été rédigé en collaboration avec M. Combres, interne en médecine à l'infirmerie de Saint-Lazare.

les tissus de réparation. Nous en avons conclu que le traitement employé n'était pas assez intensif et qu'il fallait, pour plus de sûreté, recourir à des doses énergiques dans tous les cas de lupus vulgaire ulcéré ou bourgeonnant.

En conséquence, nous utilisons de préférence nos appareils de haute puissance radio-active, par exemple les appareils n°s 1, 2 et 3, en prolongeant leurs applications pendant trois et quatre heures.

Si parfois il est nécessaire d'avoir recours à plusieurs séries d'applications, souvent une série unique aboutit à des résultats très remarquables.

Tel est le cas (fig. 59 et 60) d'un de nos malades, âgé de vingt-six ans,

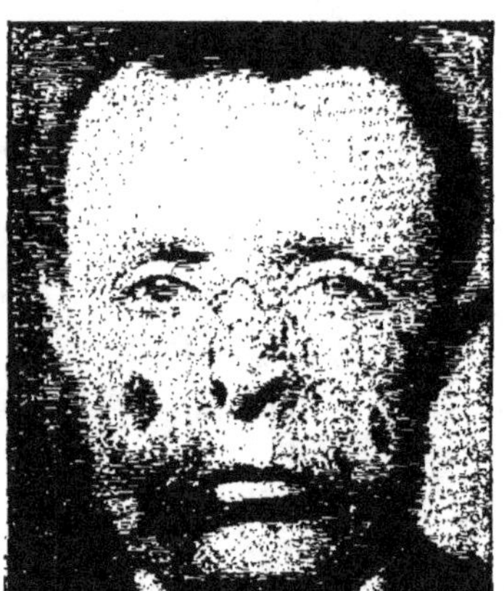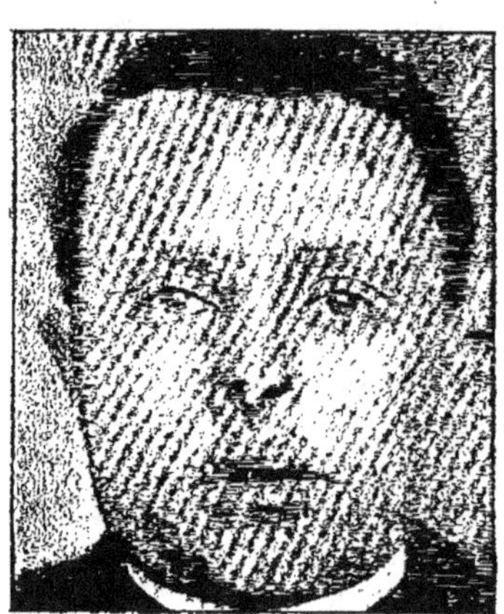

Fig. 59 et 60. — Lupus tuberculeux.

qui était atteint d'un lupus tuberculeux ayant envahi presque toute la face, surtout les joues et le nez. Ce lupus datait de onze ans et avait été traité à plusieurs reprises sans résultat bien appréciable par des curettages et des pointes de feu.

Ce malade présentait, lorsqu'il vint nous consulter, une série d'ulcérations tuberculeuses, de gros tubercules ulcéro-croûteux agglomérés et de petits lipomes enchâssés dans des surfaces cicatricielles. Les tissus étaient dans leur ensemble très fortement congestionnés.

La plupart des lésions, notamment celles des joues et du nez, furent traitées par notre appareil n° 1, appliqué sans écran deux heures sur chaque place. Une réaction très vive en fut la conséquence, et sur le nez l'inflammation mit fort longtemps à s'atténuer.

Quelques mois après, les lésions étaient remplacées par des cicatrices de bonne apparence, lisses, unies, non déprimées et très satisfaisantes. Cependant il restait quelques éléments en activité au niveau de la racine du nez, de l'angle interne des deux yeux, de la région malaire gauche et de l'aile gauche du nez, pour lesquels des doses très fortes furent employées avec des appareils de dimensions appropriées aux régions.

Le malade, plusieurs mois après, était en excellent état ; mais quelques nodules lupiques étaient réapparus en pleine cicatrice ; ils furent alors détruits à l'électrocautère, puis traités au radium.

Aujourd'hui, deux années après le traitement, l'état local s'est maintenu parfait. Le malade a engraissé et a repris bonne mine, comme le montre la photographie (fig. 60) qui a été prise récemment.

Nous avons obtenu chez plusieurs malades des résultats analogues.

Voici comment se modifient les tissus lupiques après l'action des fortes doses de radio-activité : les bourgeons qui recouvrent les ulcérations s'affaissent tout d'abord assez vite, puis leur base, — ainsi qu'il arrive aussi pour les autres éléments lupiques sans bourgeons ulcérés ou non, lorsqu'ils sont soumis aux mêmes doses de radium, — devient le siège d'une réaction thérapeutique inflammatoire ulcéro-croûteuse assez vive ; et, dès que celle-ci est terminée, la cicatrisation évolue peu à peu et aboutit le plus habituellement à un tissu qui diffère nettement de la peau normale par un aspect blanchâtre, lisse, uni et brillant ; plus tard parfois quelques télangiectasies se produisent à la surface des tissus. Ceux-ci ont l'avantage de n'être que très rarement déprimés, irréguliers, et ne sont pour ainsi dire jamais la cause de rétractions ni le siège de brides fibro-scléreuses cicatricielles ou de chéloïdes. Il suffit de un à trois mois pour obtenir ce résultat ; après ce premier traitement, il est parfois nécessaire de refaire, ainsi que nous l'avons vu, une seconde série d'applications.

Si on a soin d'agir largement en surface et en profondeur, la guérison peut, dans certains cas, être définitive ; mais il faut surveiller la cicatrice avec le plus grand soin, car souvent il apparaît, malgré tout, quelques nodules lupiques de récidive qu'il faut chercher à dépister de bonne heure.

Il importe de nous arrêter un instant sur le traitement des *nodules lupiques isolés*, éléments initiaux du lupus vulgaire. Ceux-ci peuvent être plus ou moins profonds. Ils siègent soit dans les cicatrices mêmes du lupus vulgaire traité comme nous venons de le voir, soit dans la peau saine. On peut ne trouver qu'un élément unique ; le plus souvent il en existe plusieurs disséminés autour des plaques lupiques.

Lorsque ces éléments sont assez rapprochés les uns des autres, il faut les traiter comme une infiltration en plaque et suivre la méthode précédemment indiquée.

Dans le cas de nodules nettement isolés, on peut employer un appareil recouvert d'un écran, de façon à arrêter les rayons peu pénétrants et à n'utiliser que les rayons très pénétrants qui sont filtrés. Il suffit alors de laisser l'appareil en contact un temps suffisant pour déterminer une inflammation vive des tissus. Par ce moyen, la destruction s'exercera dans la profondeur et intéressera les nodules en entier.

Mais, comme ce traitement est fort long et échoue parfois, il est bien plus simple de détruire ces petits éléments à l'électrocautère, ou, s'ils sont plus grands, de les curetter et d'appliquer ensuite le radium. Cette double intervention aura pour effet de hâter considérablement la guérison et d'aboutir à une cicatrice de belle apparence. C'est du reste le procédé que nous avons adopté chez le malade dont nous venons de parler et dans un certain nombre de cas analogues.

Nous pensons que cette combinaison thérapeutique est très efficace. Certes la finsenthérapie sans autre intervention guérit fort bien ces lésions, mais elle oblige à des séances très longues et fréquentes.

Les scarifications employées seules ont l'inconvénient de la douleur, de la répétition fréquente des opérations et de la longue durée du traitement. Les caustiques et les cautérisations donnent quelquefois suite aux cicatrices vicieuses. Avec le radium employé après l'électrocautère, il semble que nous possédons un traitement plus rapide et suivi de belles cicatrices.

Considéré d'une façon générale, le traitement du lupus vulgaire par le radium, malgré les avantages qu'offrent, dans certains cas, les autres méthodes (cautérisations, scarifications, finsenthérapie, rœntgénothérapie, etc.), tient une place importante. Combinée à d'autres agents thérapeutiques, la radiumthérapie pourra rendre les plus grands services.

Bien entendu, on se heurte à des cas rebelles, récidivants, très graves et étendus, pour lesquels aucune méthode ne saurait prévaloir et contre lesquels on reste toujours à peu près désarmés. Ces dernières considérations s'appliquent en général aussi bien aux autres modalités de la tuberculose cutanée.

2° **Lupus érythémateux fixe**. — Dans cette forme de tuberculose si tenace, contre laquelle nous ne possédons guère de moyen nettement efficace, le radium nous a donné un certain nombre de résultats très satisfaisants. Ceux-ci ne peuvent être obtenus qu'à condition d'avoir recours à des doses parfois relativement fortes et surtout de dépasser très largement les bords. C'est là une nécessité sur laquelle nous ne saurions trop insister.

En effet, les récidives ou les poussées nouvelles se sont toujours faites à la périphérie des cicatrices de l'aire traitée. Il est bon d'avertir le malade de ces complications, dont le début se manifeste par un léger prurit, et qui doivent être traitées le plus tôt possible.

En général, nous détruisons à l'aide de l'électrocautère, pour les traiter ensuite au radium, les points qui semblent menacés d'une récidive lorsqu'ils sont de petites dimensions.

L'emploi des doses fortes est un inconvénient, parce que celles-ci laissent après la réaction inflammatoire des cicatrices assez accentuées, qui risquent plus tard de perdre leurs qualités par l'apparition de télangiectasies, et surtout parce que ces cicatrices souvent très claires, lisses et brillantes, ne satisfont pas toujours les malades qui ignorent la gravité qu'avait leur lésion et ne considèrent que l'esthétique.

Au point de vue médical pur, les résultats sont souvent très favorables.

Une malade, agée de trente-quatre ans, nous est adressée par le Dr de Beurmann pour un lupus érythémateux du nez et des oreilles datant de sept ans et ayant succédé à des engelures. Les scarifications n'avaient donné aucun résultat.

Nous appliquons sur chaque place l'appareil n° 6 pendant deux heures, et un mois après, durant le même temps, l'appareil n° 15. Après la réaction inflammatoire, qui fut assez vive, le lupus érythémateux a fait place à une surface cicatricielle de guérison.

Une autre malade, âgée de vingt-deux ans, est atteinte d'un lupus érythémateux fixe de la moitié externe du sourcil gauche. A la périphérie de la cicatrice obtenue par le radium surviennent quelques points de récidive. Ils sont détruits à l'électrocautère, puis soumis au radium, et depuis la cicatrice a conservé sa stabilité.

Une jeune fille a plusieurs placards de lupus érythémateux fixe des joues et du nez ; elle a été traitée par le radium du 2 au 14 novembre 1906 par une méthode différente de chaque côté du visage. Sur la joue gauche et sur le nez, nous avons appliqué pendant dix heures l'appareil n° 4 ; sur la joue droite, nous avons employé les *injections intradermiques d'eau radifère*. Le nombre d'injections a été de dix ; la solution contenait 1 milligramme de bromure de radium pur pour 1 litre d'eau : chaque centimètre cube contenait donc un millionième de radium pur. La quantité injectée était chaque fois de VIII à X gouttes.

Voici les résultats que nous avons obtenus :

A gauche, il y a eu une réaction très vive avec destruction des tissus, puis évolution du processus de réparation. Le 16 janvier, la cicatrice était très belle, mais le 22 juin une récidive survenait à la périphérie des lésions. Sur la joue droite, il n'y a pas eu de réaction visible, mais une atténuation, puis une disparition de l'érythème des plaques lupiques qui fut remplacé par une teinte blanchâtre cicatricielle. Le 22 juin, lorsque nous avons revu la malade, la guérison s'était bien maintenue à droite, tandis qu'à gauche il y avait récidive.

C'est là une observation des plus intéressantes en ce qu'elle semble montrer la supériorité des injections ; mais ce résultat n'aura de valeur que s'il vient à être confirmé par d'autres faits de même ordre.

Nous n'avons utilisé le radium que dans des formes fixes du lupus érythémateux ; les formes aberrantes ne devraient être traitées qu'avec les doses faibles dans le but d'agir en décongestionnant et non de produire une réaction inflammatoire.

3° Lupus des muqueuses. — Le traitement du lupus des muqueuses par le radium mérite d'être pris en sérieuse considération.

Les muqueuses, surtout les conjonctives, sont difficilement accessibles aux moyens de traitement habituels.

Les appareils à radium, au contraire, et c'est là qu'ils trouvent un de leurs principaux avantages, peuvent s'adapter aux diverses formes des parties malades : de plus, le radium agit ici favorablement par sa propriété décongestive. Aussi, dans plusieurs cas de lupus tuberculeux de la conjonctive, nous avons pu, grâce à ce double avantage matériel et biologique, obtenir des résultats satisfaisants, et cela même parfois malgré l'emploi de doses assez faibles. D'ailleurs il importe de faire des applications de courte durée, car les muqueuses ne doivent pas être trop irritées, et la région, du reste, ne tolérerait pas d'applications prolongées. Ce sont des appareils de forme plate, comme le n° 13 de notre tableau, contenant du radium pur, qui conviennent pour les conjonctives ; les applications devront être courtes et fréquemment répétées.

Chez un de nos malades, âgé de dix-huit ans, traité dans le service du Dr de Beurmann, pour un lupus des conjonctives palpébrales supérieure et inférieure, une demi-heure d'application au total a suffi pour amener la guérison. L'appareil n° 13, pendant trois jours de suite, a été appliqué recouvert de caoutchouc, sur trois places de la paupière supérieure et sur deux places de la paupière inférieure, dix minutes sur chaque place.

Il s'est produit consécutivement une légère inflammation de la conjonctive, puis ensuite une sédation très marquée et une grande amélioration du gonflement palpébral qui existait avant.

Trois semaines après, nous avons fait une deuxième série d'applications semblable à la première ; la guérison obtenue alors se maintient depuis un an.

La malade qui est représentée sur la planche XX avait à la fois une cicatrice d'écrouelle que le radium est parvenu à niveler, et un lupus érythémateux de la paupière inférieure, avec inflammation chronique de la conjonctive. Ce lupus fut traité avec le même appareil et pendant le même temps que pour l'observation précédente. La guérison de la conjonctive, facilement obtenue, s'est maintenue depuis dix-huit mois.

Ces observations ont été corroborées par d'autres en nombre suffisant pour nous permettre d'avancer que le radium paraît être supérieur dans le traitement des muqueuses conjonctivales aux autres agents thérapeutiques.

4° **Lupus verruqueux**. — L'action du radium est ici très nette.

Dans cette forme, comme dans le lupus vulgaire, il faut agir énergiquement, après avoir enlevé par raclage ou applications de cataplasmes la croûte qui recouvre la lésion.

Le lupus verruqueux est assez résistant au traitement et, dans bien des cas, nécessite plusieurs séries d'applications. En outre, la cicatrice consécutive doit être surveillée avec soin; nous avons vu plusieurs fois apparaître des nodules lupiques dans le tissu scléreux. Dans ces cas, la destruction des nodules à l'électrocautère suivie de nouvelles applications de radium a amené une guérison durable. Parmi les cas déjà nombreux que nous avons traités, nous citerons celui d'un malade qui présentait un placard de lupus verruqueux au niveau de la face dorsale de la main droite. L'appareil n° 7 est appliqué à deux reprises pendant deux heures et demie chaque fois. Il s'ensuit une réaction normale et de courte durée; toutefois la lésion conserve encore un caractère verruqueux qui nécessite une deuxième série d'applications d'une heure pendant cinq jours consécutifs. Après ce second traitement, les lésions verruqueuses disparaissent presque complètement; cependant, trois mois après, la peau prend un aspect rougeâtre et légèrement épaissi qui indique une poussée de récidive. L'appareil n° 1 durant trois heures réparties en trois jours est alors appliqué; actuellement la guérison est complète, et celle-ci se maintient depuis une année.

Nous avons traité avec le même succès une malade qui présentait un lupus verruqueux de l'articulation métacarpo-phalangienne de l'auriculaire de la main gauche. Ce lupus avait été traité sans résultat définitif par les galvanocautérisations et les scarifications.

Nous appliquons l'appareil n° 7 pendant trois jours une heure par jour. Il s'ensuit une réaction assez vive, suivie d'une croûte, puis d'une fissure et enfin d'une petite escarre au centre. Six semaines après le début du traitement, il existe une surface d'excellente apparence sur laquelle nous jugeons utile, par précaution, de faire avec le même appareil une seconde série de deux heures de traitement.

Un cas, non moins intéressant, est celui d'un bébé âgé de treize mois que nous avait adressé le Dr Tansard pour une tuberculose verruqueuse du bord interne du pied gauche ayant débuté à l'âge de trois mois. L'enfant présentait un mauvais état général.

L'appareil n° 7, enveloppé de caoutchouc, est appliqué pendant dix heures réparties en dix jours.

Quinze jours après la dernière application, l'aspect verruqueux a disparu, et la phase de réaction commence; à ce moment, on constate une escarre légère et blanchâtre avec œdème de l'articulation tibio-tarsienne. Cet empâtement tardant à disparaître et nous causant quelque inquiétude, nous conseillons aux parents de conduire leur enfant à la campagne. L'état général s'améliore, l'infiltration disparaît, et la surface cicatricielle présente un très bel aspect.

Souvent le lupus verruqueux nécessite des doses plus intenses que le lupus vulgaire; selon son degré d'infiltration, on s'adressera à des rayons plus ou moins pénétrants, mais toujours à des doses suffisantes pour déterminer une destruction très nette des tissus.

5° **Scrofulodermie.** — Le radium peut rendre là encore de bons services, limités d'ailleurs selon les cas, et seulement dans le traitement de certaines formes qu'il faut savoir choisir.

Les ganglions sous-cutanés isolés, ou mieux agglomérés, pourront être traités par les rayonnements surpénétrants, issus de source radio-active très puissante. Un appareil donnant par exemple à travers un écran de 2 millimètres de plomb un rayonnement surpénétrant de 4000 à 5000 pourra décongestionner dans une certaine mesure les ganglions engorgés, sans irriter la surface, si le temps de pose n'a pas été trop prolongé.

Si les masses ganglionnaires intéressent le derme, sont ulcérées (écrouelles ulcérées), s'il s'agit d'ulcérations torpides, à bordure périphérique décollée, isolées ou agglomérées, les unes et les autres reliées par des ponts d'épiderme et présentant des fistules et des clapiers, il faut d'abord nettoyer les surfaces. On ouvrira les abcès pour les vider et les curetter; il faudra exciser les bords décollés et les ponts d'épiderme, ouvrir les trajets, en un mot pratiquer une large mise à nu, et cette première intervention, facilitée par la cocaïne, ne sera pas trop douloureuse.

Puis, sur la surface ainsi préparée, on fera des applications de radium suivant les techniques décrites précédemment pour le lupus vulgaire ulcéré.

Si les tissus sont profondément infiltrés et ulcérés, après avoir employé les rayonnements globaux de haute intensité au moyen d'appareils sans écran dans un but de destruction, on devra avoir recours aux rayonnements surpénétrants pour décongestionner les inflammations en profondeur.

La réaction inflammatoire qui se produira ensuite se réparera souvent d'une façon satisfaisante.

D'autres séries d'applications devront, selon l'importance des lésions et les résultats obtenus, être refaites à intervalles éloignés.

La scrofulodermie donne fréquemment lieu, par son évolution propre, à des cicatrices chéloïdiennes et à des brides fibro-scléreuses saillantes. Or c'est là un nouvel avantage qu'offre le radium, nous en avons longuement parlé en un chapitre spécial, de pouvoir niveler et assouplir en partie ces irrégularités de surface, et c'est tout en agissant sur les tissus tuberculeux que les rayons produisent ce dernier résultat.

Nous avons traité, au mois de mai 1905, un malade âgé de vingt-cinq ans, qui présentait une adénopathie cervicale bilatérale avec éléments suppurés. Ce malade avait en outre un lupus nodulaire assez étendu du pied gauche et une infiltration tuberculeuse à centre ulcéré au-dessous du genou.

La plaque lupique du pied couvre toute la face supérieure du gros orteil et s'étend sur la partie antérieure et interne du métatarse. Cette surface rouge et croûteuse présente des régions ulcérées, des décollements avec ponts, des nodules saillants, des éléments lupiques brunâtres.

Avec les appareils n°s 2 et 3 (p. 7), des applications de trente minutes, avec interposition d'une épaisseur d'ouate de 1 centimètre, sont faites trois fois par semaine. Chaque place est traitée en tout environ trois heures. Après réaction croûteuse et cicatrisation par-tielle, de nouvelles applications sont faites, et la cicatrice semble définitive après huit mois environ.

La plaque d'infiltration tuberculeuse du genou a les dimensions d'une pièce de 5 francs ; de coloration violacée et de consistance pâteuse et épaisse, cette plaque présente au centre, sur une surface de 2 centi-mètres carrés environ, une ulcération sanieuse et croûteuse assez profonde ; hors cette ulcération, il n'y avait pas de solution de con-tinuité.

L'appareil n° 2 est appliqué cinq heures sur la partie ulcérée, après interposition d'un matelas d'ouate, par demi-heure, de deux en deux jours. Cette dose amène une réaction inflammatoire violente, d'où résulte à un moment une ulcération nouvelle surajoutée plus profonde et plus large.

Le traitement des parties périphériques non ulcérées devait être entrepris après cicatrisation du centre. Mais, à notre surprise, il se produisit, en même temps que la réparation du centre, une régression très nette à la périphérie, si bien que l'ensemble de la plaque, parties directement intéressées et parties périphériques, se trouva entièrement transformé en un tissu cicatriciel, qui depuis n'a pas été le siège de récidive.

Ce résultat montre que les rayons peuvent agir par diffusion péri-phérique et que, dans certains cas, fort rares il est vrai, ils obtiennent une certaine régression des infiltrations tuberculeuses sans détermi-ner de destruction cliniquement visible.

Il semble en effet que si, pour les lésions lupiques vulgaires, il faut de toute nécessité détruire les néoplasies, au contraire pour les formes de tuberculose, où la congestion semble dominer, le radium peut avoir une action par ses propriétés spéciales sur le système vasculaire.

Déjà nous avons vu que les inflammations lupiques des muqueuses pouvaient s'atténuer sous l'influence du radium, et l'observation qui précède en est un autre exemple.

WICKHAM et DEGRAIS. 18

Voici à ce propos un cas non moins intéressant :

Une dame âgée de quarante-sept ans nous est envoyée par le D' Bernheim pour une infiltration tuberculeuse diffuse du lobule de l'oreille (fig. 61 et 62).

Le lobule est augmenté de volume dans toutes ses dimensions : il est allongé, presque doublé, luisant et comme œdématié. Les deux faces ont une teinte rouge inflammatoire un peu violacée.

Le début remonte à treize ans ; depuis le lobule n'a fait que s'accroître. Le diagnostic d'infiltration de nature tuberculeuse s'impose, c'est du reste celui qui, par élimination, a été porté aussi dans un service de l'hôpital Saint-Louis.

Les appareils n°ˢ 3 et 6, enveloppés de 6/10 de millimètre de plomb,

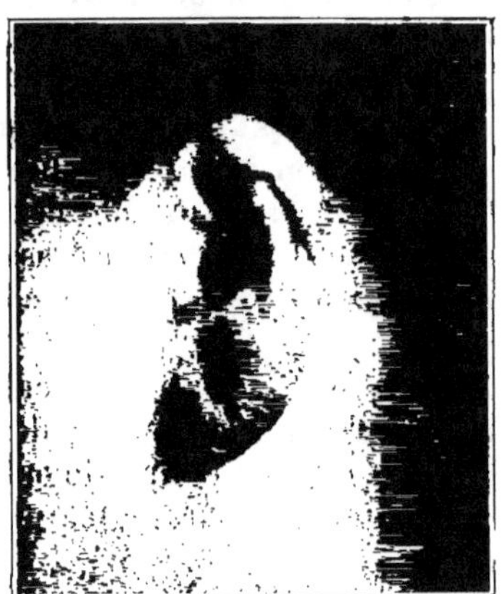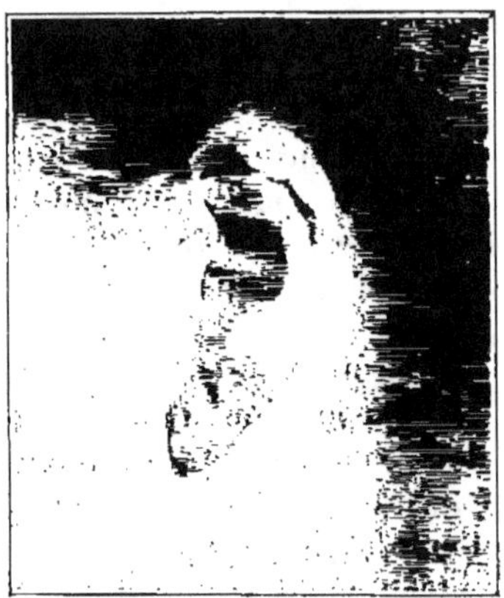

Fig. 61 et 62. — Infiltration tuberculeuse diffuse du lobule de l'oreille.

sont appliqués en « feu croisé » pendant six heures, l'un sur la face antérieure de l'oreille, l'autre sur sa face postérieure. A la suite de cette application, le lobule s'est décongestionné et est devenu beaucoup moins volumineux.

6° **Quelques indications générales**. — Certes nous ne pouvons indiquer l'action du radium dans toutes les formes de tuberculose locale, ni chercher à donner des conclusions définitives : nous avons borné notre étude à quelques modalités typiques : en matière aussi délicate, il faut se garder des définitions avant de longues années d'observation. Quoi qu'il en soit, nous avons pu tirer de notre pratique quelques indications générales, dont voici les principales :

En somme, agir puissamment en profondeur et en largeur, et surveiller longuement et avec grand soin les cicatrices produites, telles sont le plus souvent les règles de la radiumthérapie appliquée aux lésions tuberculeuses. Il ne semble pas y avoir d'action élective spéciale à invoquer qui puisse permettre l'utilisation de doses faibles, au même titre que dans le traitement par le radium d'autres néoplasies. Les tuberculoses des muqueuses et certaines infiltrations où la congestion domine peuvent toutefois être améliorées sous l'influence décongestive du radium sans réaction inflammatoire bien sensible.

Les applications peuvent, dans la plupart des cas, comprendre une période assez courte de traitement effectif (deux ou trois jours), ce qui permet à des malades, même éloignés des centres, de recourir à la radiumthérapie. La réaction thérapeutique ultérieure sera facile à surveiller.

La forme des appareils peut être adaptée aux régions à traiter : ce sont là de réels avantages matériels.

Quant à la valeur définitive des résultats obtenus, le temps seul peut en être juge, en raison de la récidive toujours possible ; de toutes façons, ces résultats sont inférieurs à ceux que nous avons indiqués pour les cancers, les chéloïdes et les angiomes.

Mais, étant donnés les échecs nombreux qui accompagnent trop souvent les méthodes employées jusqu'à présent et le caractère particulièrement rebelle, voire incurable, de certaines formes cliniques du lupus, les résultats tels que nous les avons d'ores et déjà obtenus, malgré les réserves indiquées, placent certainement le radium parmi les agents thérapeutiques les plus précieux.

Il est prématuré de chercher à établir dès maintenant quelque comparaison entre la radiumthérapie et les diverses thérapeutiques préconisées. Soit que l'on s'adresse à la petite chirurgie dermatologique, aux caustiques ou aux grandes interventions chirurgicales sous le chloroforme, soit qu'on emploie les rayons X, le radium ou la méthode de Finsen, on rencontre, selon les cas, des avantages et des inconvénients.

La plupart de ces méthodes sont du reste dans une période d'évolution et de développement ; elles n'ont pas atteint leur maturité. Quoi qu'il en soit, il apparaît que quelques-unes d'entre elles conviennent à certaines formes de la tuberculose cutanée et que la combinaison des méthodes, comme nous l'avons pratiquée, est, dans bien des cas, la meilleure ligne de conduite.

En définitive, nous pensons, d'après l'observation de 150 cas environ (les plus anciens traitements datant de quatre ans), que le radium peut rendre des services à des degrés divers dans toutes les formes de la tuberculose cutanée, mais qu'il mérite une place à part dans le traitement des bourgeons, des ulcérations tuberculeuses, du lupus des conjonctives, du lupus érythémateux fixe, de la tuberculose verruqueuse, de certaines infiltrations et des cicatrices vicieuses saillantes consécutives aux écrouelles.

Nous ne voulons point terminer ce chapitre sans insister sur des essais entrepris dans une autre voie et dont nous avons déjà parlé. Il s'agit de l'action du radium, en solutions radifères ou radio-actives employées en injections dans les tissus lupiques. Nous avons, dans plusieurs cas, utilisé cette méthode nouvelle. Les doses de radium sont extrêmement faibles dans ces conditions, et le liquide est vraisemblablement très vite absorbé, mais elles contiennent un élément qui manque dans les radiations issues des appareils : c'est l'émanation. Or il existe là une énergie qui a des propriétés bactéricides évidentes.

Ainsi que nous l'avons dit d'une façon générale et à propos d'autres affections, en injectant certains sels de radium non solubles en émulsion dans des substances peu absorbables, on pourrait obtenir un contact plus prolongé du sel avec les tissus lupiques et une action plus énergique des radiations émises et de l'émanation.

Nos essais cliniques avec les solutions radifères et radio-actives nous ont donné des résultats encourageants. Dans un cas de lupus vulgaire à nodules, il y a eu une certaine régression. Dans un cas de lupus érythémateux fixe, à éléments multiples, nous avons constaté que les éléments traités par les injections avaient disparu sans récidive, tandis que les autres, traités à la même époque par la méthode ordinaire, avaient récidivé.

Il y a là, comme nous l'avons dit à propos du traitement des autres affections, une étude fort intéressante à faire, qui trouvera des applications utiles, lorsque la matière première sera devenue moins rare.

VI. — ACTION ANALGÉSIQUE DU RADIUM.
PRURITS, NÉVRODERMITES, ECZÉMAS.

Nous aborderons dans cette partie de notre travail la radium-thérapie de quelques affections inflammatoires de la peau plus ou moins étendues et prurigineuses, sujet qui avant nos recherches avait été peu étudié.

Le radium était en effet considéré comme ne pouvant servir qu'à des lésions de petite étendue ; aussi n'avait-on guère eu l'idée de l'employer pour le traitement des grandes dermatoses. Quelques petits placards isolés de psoriasis et d'eczéma avaient bien régressé sous son action ; mais il y avait loin de là à penser faire du radium un agent de thérapeutique pratiquement utilisable. Il aurait paru, en effet, en 1905, difficile de présenter la radio-activité comme un moyen de traiter par exemple tout un eczéma. La théorie de la régression de ces dermatoses par la radiumthérapie eût-elle été admise que l'instrumentation insuffisante dont on disposait alors eût rendu impossible pour les grandes lésions l'application de la théorie à la pratique courante. C'est pourquoi, après les premières communications de Lassar et de Blaschko, cette partie de la radium thérapie est restée dans l'ombre.

Aujourd'hui, après avoir traité, au cours de quatre années environ, 160 cas de cette catégorie, nous pensons qu'elle peut rendre pratiquement des services très appréciables.

On retrouve ici, parmi les causes qui interviennent dans l'évolution régressive, l'influence des propriétés décongestives et modificatrices du radium ; mais son action analgésique semble jouer le rôle principal. Il importe donc tout d'abord de démontrer la réalité de cette propriété analgésique d'une façon évidente, ainsi que nous permettra de le faire l'étude de l'action du radium sur les affections prurigineuses et douloureuses dans lesquelles l'élément inflammatoire n'intervient que pour une faible part ; aussi divisons-nous cette partie en deux chapitres :

1° Les prurits, névrites, névralgies ;

2° Les dermatoses inflammatoires prurigineuses.

I. — ACTION ANALGÉSIQUE DU RADIUM : PRURITS LOCALISÉS, HYPERESTHÉSIES, NÉVRITES, NÉVRALGIES.

Nous avons eu déjà, au cours des chapitres précédents, l'occasion de constater l'action analgésique du radium.

Un des premiers résultats obtenus sur les épithéliomas douloureux, sur les chéloïdes douloureuses, est en effet la sédation même de ces douleurs. Mais nulle part cette propriété des rayons ne sera mieux mise en lumière que dans ce chapitre.

A côté des prurits localisés et des hyperesthésies cutanées, nous avons groupé des névralgies et des douleurs qui sortent du cadre général de notre division, mais sont justiciables de l'action analgésique et la font bien comprendre.

Les résultats obtenus par l'un de nous (en 1905-1906) sur des névralgies, des névrites, des crises douloureuses de gastrite aiguë, des arthropathies rhumatismales blennorragiques, les faits analogues reconnus par d'autres auteurs, nous avaient engagés à approfondir la question de l'analgésie. Quelques-uns des résultats que nous avons obtenus depuis ont été signalés dans plusieurs de nos communications, et notamment dans celle qui fut faite au IXe Congrès de médecine (Paris, 16 octobre 1907), en collaboration avec le Dr de Beurmann.

Du reste, on trouve dans la littérature de nombreux faits qui démontrent cette action analgésique.

A. Darier, en 1903, a décrit l'arrêt des douleurs dans des cas d'iritis subaiguë, d'irido-cyclite et de névralgie orbitaire.

Foveau de Courmelles a présenté, en 1904, au Congrès de Pau, un cas de guérison rapide d'une névralgie faciale rebelle, et avait auparavant, en 1902 et 1903, montré l'action analgésique du radium.

Raymond et Zimmern ont signalé à l'Académie de médecine, en 1904, des faits positifs où, chez quatre tabétiques, il y eut disparition des douleurs en ceinture, des crises gastralgiques et des douleurs fulgurantes.

Soupault, le 11 novembre 1904, à la Société médicale des hôpitaux, a montré les effets non seulement décongestifs, mais aussi analgésiques du radium dans le rhumatisme articulaire et diverses autres affections articulaires.

H. Dominici, en 1907, en collaboration avec le Dr Ertzbischoff, observa dans le service du professeur Albarran, sur 5 cas de cystite tuberculeuse douloureuse, 3 sédations nettes qui persistèrent plusieurs semaines. Il constata en outre la guérison de 2 cas de névralgie intercostale et de 2 cas de névralgie sciatique et confirma avec Gy, en les amplifiant, les recherches de Soupault sur les rhumatismes articulaires chroniques et les arthrites blennorragiques.

Bongiovanni en 1907 publia 4 cas de névralgie et 2 cas de paralysie faciale traités avec succès.

A côté de ces faits positifs, qui démontrent l'action analgésique du radium de façon indiscutable, il y a un certain nombre de faits négatifs à l'égard surtout des douleurs profondes ; mais nous pensons, ainsi que concluent fort judicieusement Barcat et Delamarre dans leur mémoire sur la Radiumthérapie des névralgies et des névrites au Ier Congrès français de physiothérapie (22 avril 1908), qu'en améliorant la technique les faits positifs seront plus nombreux.

Nos observations personnelles sont au nombre d'une trentaine. Nous n'en donnerons qu'un exemple pour chaque variété d'affection.

1° **Prurit anal.** — On sait combien les prurits localisés, qui siègent à l'anus et à la vulve, sont parfois violents et rebelles : nous avons, avec le radium, obtenu plusieurs fois des résultats tout à fait favorables.

Une malade âgée de trente-six ans nous est adressée par le Dr Hallopeau pour un *prurit anal qui a débuté il y a douze ans. Tous les traitements essayés ont jusqu'ici échoué.*

L'anus et la région périnéale, par suite du grattage, sont le siège d'une inflammation légère et passagère ; il n'y a pas de lichénification. Le prurit est plutôt extérieur à l'orifice anal.

L'appareil n° 16, enveloppé simplement de toile caoutchoutée, est appliqué un quart d'heure de chaque côté de l'anus et sur la région périnéale.

Cette première application atténue les lésions inflammatoires. Huit jours après, l'appareil n° 1 (avec 1/100 de millimètre d'aluminium) est appliqué pendant dix minutes face à l'anus, les fesses étant au préalable fortement écartées. Les démangeaisons diminuent et disparaissent dans les quinze jours. Au cours du mois suivant, la malade ayant ressenti une légère recrudescence, l'appareil n° 2 est appliqué quinze minutes, enveloppé de 1/100 d'aluminium. *Les démangeaisons s'apaisent définitivement ; elles ne sont pas revenues depuis, bien que le traitement date de quinze mois.*

2° **Prurit anal et hémorroïdes.** — Souvent le prurit anal a une cause hémorroïdaire ; or l'action du radium sur les vaisseaux sanguins peut être utilisée contre les hémorroïdes, tandis que l'action analgésique agit sur le prurit et les douleurs qui les accompagnent.

Un homme de quarante-huit ans est atteint de prurit anal très violent, par périodes qui correspondent à des congestions hémorroïdaires. *Il souffre, par crises, d'hémorroïdes internes depuis vingt ans environ, et c'est manifestement toujours à l'occasion de ces crises que le prurit se réveille.*

Depuis plusieurs années, entre les périodes de crises, ce prurit ne disparaît pas entièrement, de sorte que le grattage, inconscient pendant la nuit, conduit aux réveils fréquents, aux insomnies et à l'entretien d'excoriations et de fissures anales

L'appareil radio-utérin, décrit plus loin, s'adaptera parfaitement à la région, puisque, par sa tige, il intéressera toute la muqueuse de l'ampoule anale et, par sa cupule, il s'appliquera à plat sur les plis radiés cutanéo-muqueux de l'orifice anal.

Cet appareil, après avoir été enveloppé d'une gaine de plomb de 5/10 de millimètre, recouverte elle-même d'un capuchon de toile caoutchoutée pour arrêter les rayons secondaires, est introduit profondément dans l'anus, de telle sorte que la cupule vienne s'adapter à l'orifice anal. Il contient à sa surface 9 centigrammes de sulfate de radium d'activité 500 000.

Il est laissé en place pendant quinze minutes dix jours consécutifs.

Ainsi toute la région hémorroïdaire et prurigineuse est influencée par des rayons à la fois suffisamment pénétrants, puisque ce sont les rayons surpénétrants qui à peu près seuls sortent de l'appareil, et suffisamment actifs puisque l'épaisseur de $0^{\text{um}},5$ de plomb laisse passer les rayons β durs en grand nombre.

Les démangeaisons diminuent sensiblement au cours du mois suivant. Il ne s'est produit aucune irritation surajoutée de surface.

Une seconde série d'applications est faite un mois après suivant le même type opératoire, mais en laissant l'appareil vingt minutes au lieu de quinze.

Le prurit disparaît alors. L'observation est trop récente pour conclure définitivement en ce qui concerne les hémorroïdes ; mais les crises qui revenaient au moins une fois par mois ne se sont pas produites depuis trois mois.

L'action double du radium, tout à la fois décongestive et analgésique, paraît excellemment appropriée au traitement des hémorroïdes, surtout celles qui sont accompagnées de prurit.

Cette observation montre par surcroît l'utilisation variée de l'appareil radio-utérin, qui d'abord était destiné uniquement à l'utérus.

3° **Prurit vulvaire.** — Une dame âgée de soixante-douze ans *souffre depuis dix ans d'un prurit vulvaire et périnéal que rien n'a pu soulager. Elle ne peut supporter longtemps la position assise, et les nuits sont toujours entrecoupées de réveils occasionnés par un besoin impérieux de grattage.*

Il n'y a aucun écoulement vaginal.

Les grandes lèvres et les régions environnantes sont épaissies ; le périnée et la région anale et périanale sont rouges et enflammées.

Une application de l'appareil n° 2, trois minutes sur chaque place, répétée trois jours consécutifs, atténue les sensations douloureuses et principalement les démangeaisons nocturnes.

Huit jours après, une deuxième série d'applications semblable à la première *est suivie d'une rémission progressive remarquable. La malade peut rester plus longtemps assise sans éprouver de douleurs,*

*et les démangeaisons nocturnes ont disparu. Peu à peu l'amélioration
s'accentue et aboutit à la disparition de tous les troubles ressentis
auparavant.*

La rémission actuelle date déjà de douze mois.

L'extrême simplicité du traitement, comparée à l'importance des
résultats obtenus, met en relief les services que, dans ces cas, le
radium est susceptible de rendre. *Cette observation, bien que fort
simple, n'en a pas moins été remarquable. Il s'est agi pour la
malade dont le prurit empoisonnait la vieillesse d'une véritable résur-
rection, d'un retour à la santé qui s'affaiblissait.*

4° **Hyperesthésie suite de zona.** — L'hypersensibilité étant ici
tout à fait superficielle, il semblerait indiqué d'avoir recours surtout
aux rayons de très faible pénétration ; mais comme, tout en évitant
la moindre irritation, il semble utile de faire durer assez longtemps
l'action des rayons employés, il est préférable, pour la pratique, de
supprimer les rayons α et quelques β. Nous possédons plusieurs
observations où ce mode de traitement s'est montré très favorable.

Une dame âgée de trente-cinq ans vient trouver le Dr Wickham, en
avril 1905, à la clinique médico-chirurgicale des Drs Cazin et Banzet.

Cette dame se présente de façon étrange ; les yeux dilatés par la
douleur, elle tient son col fortement écarté du cou, ne peut à peine
parler et est soutenue par deux personnes. *Il s'agit d'une hypersensibilité extrême de toute la région cervicale* consécutive à un zona.

Les éléments cutanés du zona ont presque terminé leur évolution.
Il reste cependant un semis de quelques zones rosées. Il suffit de
souffler sur la région pour réveiller une sensation de brûlure; le
contact léger du doigt est insupportable ; mais la pression ne détermine pas de douleurs en profondeur.

L'appareil n° 4, (p. 7), est appliqué non sans peine dix minutes
en six places différentes, soit soixante minutes en tout.

Après cette heure de traitement, la malade ne sent plus rien, mais
elle s'étonne et ne peut croire à un tel résultat. Cette rémission
soudaine est fort surprenante et semble tout d'abord devoir être
mise au compte de la suggestion.

Quoi qu'il en soit, la malade se rhabille aisément et s'en va d'elle-
même sans écarter son col et sans être soutenue par ses amies.

Quarante-huit heures après, cette dame revient, déplorant le retour
du mal. Il y a eu vingt-quatre heures d'accalmie presque complète ;
mais depuis, peu à peu, la sensibilité s'est réveillée. Celle-ci est
toutefois bien moins vive, et ce sont maintenant des sensations
plutôt de picottement que de brûlure qui sont perçues.

Nouvelle série identique à la première.

Nouvelle rémission rapide et durable pendant vingt-quatre heures.

Puis la sensibilité reparaît, mais cette fois encore moins accusée que la dernière ; il en sera ainsi après chaque série d'applications jusqu'à la guérison complète.

Il y eut en tout huit séances, chacune à quarante-huit heures d'intervalle.

Dès après la cinquième, il n'y avait eu aucun retour, et les suivantes avaient été faites par surcroît. Depuis la malade a été complètement débarrassée.

Il faut noter qu'au cours de tout le traitement et après le traitement il n'y eut pas la moindre irritation de surface.

Il est difficile de méconnaître dans cette observation le rôle analgésique du radium, et la suggestion ne peut être invoquée, puisque la répétition des mêmes applications a amené chaque fois les mêmes résultats.

L'appareil choisi avec intention avait un écran de 1/10 de millimètre d'aluminium ; de plus une couche d'ouate protectrice était interposée, en sorte que le rayonnement était composé de rayons de moyenne pénétration et bien approprié au traitement de ces lésions.

De plus l'application en six places différentes totalisait une action suffisamment étendue.

Voici une forme de sensibilité rare où les rayons ont apporté une sédation assez nette.

5° **Dermalgie frontale.** — Une dame vient pour consulter, le 6 juillet 1908, avec le diagnostic suivant du Dr Brocq :

« Plaques de dermalgie frontale sans lésions cutanées nettes qui s'y rattachent, avec un peu de chloasma du front et quelques éléments de télangiectasie fort développés chez une neuro-arthritique, enceinte de quelques mois, chez laquelle les réflexes rotuliens sont très peu accentués. »

La sensibilité occupe toute la région frontale. La pression provoque une exacerbation momentanée des douleurs, qui, du reste, existent spontanément, revêtent le caractère de brûlures et durent des journées entières.

Les souffrances sont très vives, intolérables et ont commencé il y a deux mois environ.

L'appareil n° 2, avec 0^{mm},04 d'aluminium, dix feuilles de papier et une toile caoutchoutée, est appliqué cinq minutes par place, six jours consécutifs.

Le 15 août, voici ce que nous écrit la malade, retournée chez elle en province : « Les quatre premiers jours après le traitement, du 12 au 16 juillet, il y eut une légère amélioration, car les douleurs du front ne duraient pas toute la journée comme précédemment et étaient moins vives. Du 17 au 20, de brusques douleurs passaient, faisant craindre le retour des fortes crises durables, puis disparaissaient instantanément. Un combat semblait se livrer entre le mal et les rayons emmagasinés.

« Depuis cette date, aucune douleur n'est revenue ; je crois qu'enfin les rayons ont triomphé. »

Six mois après, nous avons de nouveau demandé des nouvelles à la malade. Voici sa seconde lettre :

« Le 16 août, une nouvelle poussée s'est produite (il y a donc eu rémission complète du 20 juillet au 16 août); mais les douleurs ne revenaient que par intermittences. En tout cas, jamais plus ces douleurs n'ont été ni aussi violentes, ni aussi durables qu'avant le traitement. lequel a, en définitive, certainement apporté un grand soulagement. Il aurait été peut-être nécessaire de faire au mois d'août une nouvelle application de radium; mais nous avons reculé devant la fatigue du voyage.

« L'accouchement s'est fait normalement le 30 octobre. Actuellement la tache brune qui existait sur le milieu du front a presque complètement disparu, et aucune douleur n'est revenue depuis l'accouchement. »

Dans cette observation, il faut tenir grand compte de l'influence de la grossesse. Néanmoins, malgré la part qui doit être attribuée à l'accouchement dans la guérison qui paraît actuellement définitive, il est difficile de ne pas mettre au compte du radium l'analgésie très nette, partielle pendant un temps, complète pendant près d'un mois, produite aussitôt après le traitement et avant l'accouchement.

Le traitement, du reste, a été fort insuffisant, et il eût fallu au moins deux autres séries d'applications.

Il faut remarquer qu'il ne s'est produit aucune irritation de surface, qu'il n'est survenu aucune pigmentation supplémentaire et qu'au contraire le chloasma a disparu.

6° **Névrites lépreuses.** — Sous la direction du Dr de Beurmann, dans son service à l'hôpital Saint-Louis, le Dr Degrais a eu l'occasion de soigner plusieurs cas de névrites lépreuses. Ces lésions semblent tout particulièrement justiciables du radium; car, dans chacun des cas traités, les résultats ont été analogues au suivant :

Un homme âgé de vingt et un ans est atteint de lèpre depuis quatre ans; il souffre de douleurs siégeant sur la face externe des cuisses, sur le tibia et sur les pieds.

Les douleurs existent nuit et jour, mais avec recrudescence la nuit ; elles sont tellement pénibles que le malade ne peut dormir. Il souffre aussi de violentes douleurs sur la face dorsale de la main et la moitié inférieure des avant-bras.

Application de l'appareil n° 1 (4/100 de millimètre d'aluminium) pendant dix minutes sur autant de places qu'il en faut pour recouvrir la totalité des régions douloureuses.

Dès la première nuit qui a suivi ces applications, le malade a pu dormir, tant a été marquée l'atténuation des douleurs, et peu à peu elles ont complètement cessé.

Depuis un an et demi, elles n'ont pas reparu.

Nos études ne se sont d'ailleurs pas bornées à ces manifestations de la lèpre : nous nous sommes attaqués à des symptômes visibles, et les résultats, quoique récents, obtenus dans le nivellement des lépromes, laissent espérer que le radium pourra, dans une certaine mesure, apporter une aide précieuse à la disparition des déformations caractéristiques de la face.

7° **Névralgies intercostales.** — Il s'agit ici de douleurs plus profondes, et les résultats de la radiumthérapie, bien que le plus souvent favorables, se sont montrés moins constants ou moins complets.

Une dame souffrait d'une névralgie extrêmement douloureuse de la *région intercostale sous-mammaire. Les mouvements respiratoires étaient très pénibles* et la toux, l'éternuement réveillaient des douleurs particulièrement aiguës.

L'appareil n° 1, avec interposition de 8/100 de millimètre d'aluminium, est appliqué dix minutes sur autant de places nécessaires.

L'atténuation de la douleur est très nette.

Reprise du traitement trois jours après ; même appareil, même durée et autant trois jours après.

Cette dernière application est suivie de la *disparition complète et définitive de la douleur.*

8° **Névralgies sciatiques.** — Deux cas de *névralgies sciatiques* traités en 1905 ont été sensiblement améliorés par le radium.

L'un surtout mérite une mention spéciale, car *la technique adoptée a été le point de départ, la base qui nous a servi à imaginer la méthode du « feu croisé ».*

Il s'agissait d'un ouvrier qui ne pouvait venir que trois fois par semaine se soumettre au traitement. Il venait de très loin, moitié à pied, moitié en omnibus, et se fatiguait beaucoup à chaque voyage. Les conditions dans lesquelles se faisait le traitement étaient donc tout à fait défavorables, et cependant une amélioration évidente fut obtenue. Le malade qui, aux premières visites, marchait à grand'-peine en se soutenant, était très visiblement plus libre de ses mouvements après douze séances d'application. Se sentant mieux, il ne voulut plus continuer à venir en raison du temps perdu.

La névralgie datait de deux ans, avec faibles rémissions et s'exacerbait à la station debout et à la marche.

Il s'agissait d'agir dans la profondeur avec des rayons suffisamment nombreux et pénétrants sans irriter la peau.

Voici la technique qui fut adoptée :

1° Interposition de matelas d'ouate hydrophile tassée, enveloppée d'une double couche de baudruche formant un écran de 1 centimètre d'épaisseur. Par ces moyens, les rayons α, β mous et moyens étaient supprimés, et les appareils pouvaient être laissés un peu plus longtemps en place;

2° Application simultanée de plusieurs appareils (n°ˢ 1, 2 et 3, p. 7);

3° Durée d'application pour chaque appareil un temps inférieur à celui qui aurait pu produire de l'irritation de surface. Cinq minutes par exemple pour l'appareil n° 1 ;

4° Déplacement de chaque appareil dans le double but d'abord d'arriver à couvrir la plus grande surface possible de la région douloureuse notamment des points névralgiques spéciaux, puis de concentrer dans la profondeur par la diffusion des rayons de grande pénétration, une action correspondant à la totalité de la durée d'application de plusieurs appareils.

Supposons, pour plus de clarté, une région douloureuse de 70 centimètres carrés qui sera couverte par trois ou quatre appareils. Chaque appareil n'étant laissé en place que cinq minutes n'agira à la surface de la peau que pendant ces cinq minutes : mais, dans la profondeur, la durée de l'action des rayons très pénétrants sera équivalente à cinq fois le nombre des appareils, soit quinze ou vingt minutes.

C'est exactement le même procédé qui permit à l'un de nous à la même époque d'obtenir la rémission de crises très douloureuses au cours d'une gastrite chronique. La durée totale d'une heure d'application était répartie sur l'ensemble de la région de l'épigastre, de telle sorte que chaque place n'ait subi le contact des radiations que pendant cinq minutes.

Ces faits montrent bien que les efforts de M. Wickham tendaient alors déjà (1905) *à rechercher l'emploi des rayons très pénétrants en supprimant les rayons de faible pénétration et qu'il avait réalisé la notion de filtrage, en l'obtenant à la fois par des interpositions d'écrans et en se servant comme filtre des tissus eux-mêmes.*

C'est dans cet esprit que nous avons étudié dans la suite en collaboration, l'action des filtres, voire ceux du plomb caoutchouté (1), et établi la méthode du « feu croisé ».

Aujourd'hui, pour les diverses régions qui permettent d'appliquer les appareils en vis-à-vis, et qui sont le siège de douleurs profondes, ce sont les filtres moyens de 1/10 à 5/10 de millimètre de plomb que nous utilisons en déplaçant les appareils après les durées d'applications, qui, prolongées, détermineraient de l'irritation.

Nous pensons que les rayonnements très pénétrants composés de γ en majorité seront employés avec avantage lorsque les régions

(1) Voy. Affections diverses, glaucome.

douloureuses ont une surface limitée ; s'il fallait recouvrir une grande superficie, la durée d'application pour chaque appareil devant être longue, le traitement serait moins pratique.

9° **Douleurs articulaires.** — Dans bien des cas, ces douleurs cèdent très heureusement. Soupault avait bien compris l'utilité du radium dans les inflammations articulaires, lorsqu'à la Société médicale des hôpitaux, en 1904, il disait en insistant sur le rôle analgésique du radium que les affections articulaires ayant une allure lente chronique ou subaiguë comme les *arthrites blennorragiques* paraissaient bénéficier dans une large mesure du traitement par le rayonnement du radium. Nous avons nous-mêmes réuni plusieurs observations démonstratives ; en voici une particulièrement intéressante, elle date du 17 juin 1905.

Un ouvrier peintre âgé de quarante ans se présente pour une *arthrite blennorragique de l'index gauche*, du type dénommé *fusiforme* par le professeur Fournier.

Le malade ne peut plier le doigt et souffre violemment de son arthrite.

Il est atteint de goutte militaire.

L'appareil n° 3 (p. 7) est appliqué trois minutes sur quatre places différentes encerclant l'arthrite. Le malade prétend être soulagé dès cette première séance.

A partir de ce jour, il y eut neuf applications analogues réparties en trois semaines. Celles-ci n'ont déterminé qu'une légère réaction cutanée. Dès la seconde semaine, il s'est produit un dégonflement manifeste ; *le malade ne souffre plus et peut légèrement plier le doigt.*

Depuis lors, les très intéressants travaux de Dominici et Gy ont apporté un grand nombre de faits où l'action analgésique du radium sur les douleurs articulaires a été surabondamment démontrée.

Bref, les faits qui précèdent dénotent clairement le rôle analgésique du radium et le parti qu'on en peut tirer.

Grâce à l'instrumentation actuelle et au perfectionnement des techniques, le radium peut être utilisé avec avantage pour combattre les prurits, les douleurs superficielles ou profondes accessibles localisées, pourvu qu'elles ne soient pas entretenues par des causes générales et centrales, qu'on emploie soit les rayonnements globaux de haute intensité, soit les rayonnements de grande pénétration.

Le choix des techniques dépendra toujours à la fois de la profondeur à laquelle il faut pénétrer, du soin qu'il faut apporter à n'altérer la peau d'aucune manière et de l'étendue des surfaces qui doivent être traitées.

On choisira de préférence les appareils de grande dimension et de

haute activité, en faisant des applications courtes et répétées sans
écran si les lésions sont superficielles et étendues ; des applications
plus longues avec écran moyen si les lésions sont plus profondes et
étendues ; enfin des applications de très longue durée avec filtres
très denses si les lésions sont profondes et assez localisées.

Cependant, dans certains cas, on retirera un bénéfice appréciable
des appareils ou des toiles de faible activité, laissés à demeure pendant de longues séances avec léger filtrage.

II. — NÉVRODERMITES, LICHÉNIFICATION, ECZÉMA.

Ce chapitre comporte un intérêt spécial ; il établit, contrairement
à ce que les premiers observateurs pensaient, que le radiumthérapie
peut pratiquement s'appliquer à des surfaces de grande étendue ;
il montre une utilisation nouvelle et bien appropriée des rayonnements
globaux de haute intensité quantitative, spécialement des rayons de
moyenne et de faible pénétration ; il montre enfin que, grâce à des
techniques particulières, l'efficacité de ces rayons peut s'exercer
sans déterminer la moindre révulsion, même sur des tissus enflammés
particulièrement irritables et sensibles.

Tels sont les principaux points que nos observations ont mis en
lumière. Nous en choisirons une ou deux dans chaque groupe.

Pour respecter l'ordre dans lequel nous avons entrepris ces études,
nous parlerons d'abord des névrodermites, puis des eczémas chroniques lichénifiés, enfin des poussées aiguës d'eczéma.

I. — NÉVRODERMITES.

C'est sur les placards d'eczéma lichénoïde localisé (névrodermites
circonscrites de Brocq) que nous avons commencé l'étude de l'action
du radium dans les dermatoses inflammatoires et prurigineuses.
Dans tous les cas que nous avons traités, les résultats ont été
nettement accusés dès les premières applications ; quelques-uns
après leur guérison n'ont pas encore récidivé malgré la date déjà
éloignée du traitement ; d'autres ont présenté après huit mois à un
an quelques points de récidive, qui, de nouveau soumis au radium,
ont cédé facilement.

Parfois cependant ces retours sont assez rebelles, en voici un
exemple :

Un homme de soixante-dix ans environ souffre depuis de *longues
années* de démangeaisons localisées au pli de la *fesse droite*, à l'union
de la face postérieure de la cuisse droite avec la fesse, région exposée
au frottement dans la position assise.

De nombreux traitements ont été faits sans autres résultats que
des améliorations passagères.

Il s'agit d'une plaque de névrodermite circonscrite sans épaississement notable de la peau, mais très prurigineuse.

La surface est rouge brunâtre, légèrement quadrillée.

L'appareil n° 17 est appliqué quatre fois pendant vingt minutes au cours de quatorze jours sans interposition d'écran.

Le prurit cesse rapidement et peu après, toute trace d'irritation disparaît ; la peau reste seulement un peu plus pigmentée qu'à l'état normal. *Pendant neuf mois environ, cette guérison apparente se maintient, et c'est là un résultat des plus remarquables, si on le compare à l'inefficacité des procédés thérapeutiques qui avaient été employés au cours des huit années précédentes.*

Après cette longue période de rémission, une petite récidive se fait au centre de l'ancienne place. Le malade va consulter un spécialiste, et, après l'application de diverses pommades et emplâtres, la récidive s'aggrave et reconstitue entièrement la plaque ancienne.

Dès lors le traitement par le radium est de nouveau institué, avec 0^{mm},08 d'aluminum. L'inflammation disparaît peu à peu, et depuis deux mois il ne s'est plus reproduit de récidive.

Nous choisirons encore parmi les plus démonstratives, deux observations de névrodermite typique, l'une siégeant à la nuque, l'autre à la face supérieur et interne de la cuisse.

1° **Névrodermite de la nuque** (Pl. XX). — Une jeune fille de vingt-cinq ans, adressée par le Dr Triboulet, souffre d'une névrodermite depuis *six ans* ; celle-ci occupe toute la région de la nuque et s'étend dans le cuir chevelu, où se trouvent de nombreuses papules de prurigo.

Cette plaque de névrodermite est absolument typique, avec ses limites nettes, son épaisseur, sa surface quadrillée et ses papules excoriées par le grattage. Les démangeaisons sont très vives. A la partie inférieure du cou, à gauche, existe un autre petit îlot isolé de névrodermite.

Le traitement et ses suites ont été fort simples. Sur la grande place de la nuque, l'appareil n° 2 est appliqué dix minutes, puis à cinq jours d'intervalle l'appareil n° 7 est employé deux fois trois minutes.

L'appareil n° 7 est appliqué sur la petite place isolée trois minutes trois jours consécutifs et sur les papules du cuir chevelu une seule fois cinq minutes.

Aussitôt après les premières applications la malade accuse une diminution sensible des démangeaisons.

Puis le prurit disparaît complètement.

Toute la surface malade subit une modification qui se traduit par l'atténuation des signes caractéristiques des éléments de la névrodermite. La peau s'assouplit, le quadrillé s'atténue, le brillant disparaît.

Depuis, les lésions ont continué à s'améliorer, de sorte *qu'à l'heure actuelle, vingt mois après le traitement, il est impossible de trouver sur la peau le moindre signe qui rappelle la lésion ancienne.*

2° Névrodermite de la cuisse. — Une dame de quarante ans, souffre à la *face supéro-interne de la cuisse gauche de démangeaisons très vives.* C'est la *névrodermite classique de la cuisse.* Aucun traitement, même les rayons X, n'ont pu obtenir de rémission durable. La surface malade est assez étendue.

L'appareil n° 1 est appliqué deux minutes, sur chaque place six fois, avec un jour d'intervalle. Rémission très nette pendant cinq à six mois. Une récidive est traitée de nouveau par le même procédé.et l'affection semble définitivement guérie.

Il faut noter toutefois la production d'une pigmentation d'abord très accentuée qui peu à peu est allée en s'atténuant.

II. — ECZÉMAS.

Si la radiumthérapie peut pratiquement s'appliquer à des eczémas de grande étendue, c'est parce que ces dermatoses se laissent modifier par des doses au total faible, et parce qu'en un temps très court, une à cinq minutes, un appareil de haute puissance les fournit en quantité suffisante.

Voici l'exemple d'un eczéma qui, malgré son étendue, put être facilement traité et guéri.

1° Eczéma chronique lichénifié occupant la surface entière des deux membres inférieurs. — Un malade âgé de cinquante-trois ans souffre d'un eczéma lichénifié des membres inférieurs.

Cet eczéma a débuté sur le mollet droit, quatre mois auparavant par un petit placard qui s'est peu à peu étendu au point de recouvrir les deux jambes et les cuisses.

La peau forme un pli épais quand on la saisit entre deux doigts ; sa surface est rouge, sèche, rugueuse et quadrillée.

Elle est le siège de démangeaisons très vives, qui empêchent le malade de dormir.

L'appareil n° 1 avec écran de $0^{mm},01$ d'aluminium est appliqué dix minutes sur chaque place, en deux matinées.

Très rapidement après cette première application, les démangeaisons cessent et la lichénification qui était entretenue et aggravée par le grattage s'atténue.

Mais voici une remarque intéressante, on avait confié au malade le soin d'appliquer l'appareil, en lui recommandant de ne pas faire chevaucher les applications. *L'appareil étant de forme ronde devait laisser entre trois applications des espaces triangulaires. Or on put observer le dégonflement en quelque sorte, la dépression de chaque place traitée, par comparaison avec les places intermédiaires non modifiées, et ces dernières seules ont continué à être le siège du prurit. Cette observation fondamentale montre d'une façon indubitable l'action du radium. Les places traitées, décongestionnées, n'ont pas offert la moindre trace de révulsion.*

Dès lors le traitement fut achevé avec l'appareil n° 4 appliqué pendant dix minutes sur chaque place et, depuis, les lésions n'ont pas reparu.

Nous avons obtenu des résultats très favorables dans des cas où la lichénification était installée depuis plusieurs années.

Il est utile d'appeler l'attention sur cette possibilité de traiter de grandes surfaces; on a toujours pensé en effet que l'action du radium serait limitée en raison de la petitesse relative des appareils. Cela serait exact s'il fallait accumuler les doses par longues durées d'application, mais, comme celles-ci n'ont besoin de durer que d'une à dix minutes, si les appareils ont, 20 ou 30 centimètres carrés, une vingtaine d'applications couvrent de très grandes surfaces. L'observation qui précède en est une évidente démonstration, puisqu'il a suffi de deux matinées pour couvrir toutes les places, et comme le maniement de l'appareil est extrêmement simple, le malade a pu se traiter lui-même.

Du reste, l'emploi de deux appareils à la fois aurait permis de diminuer la durée totale de la séance, et on eût pu tout aussi bien aboutir au même résultat en adoptant notre méthode habituelle, qui consiste à appliquer ces appareils puissants trois minutes trois jours de suite et à faire trois séries, chacune à une semaine d'intervalle. Ainsi chaque séance est relativement courte.

Lorsque la lichénification est très profonde, il convient, comme nous le verrons, de terminer le traitement par une ou plusieurs séries faites en recouvrant les appareils de $0^{mm},1$ de plomb. Les rayons les plus pénétrants modifieront la profondeur et auront pour but de reculer les risques d'une récidive.

2° Eczéma chronique des membres supérieurs. — Aux mains, les résultats définitifs, ou du moins les rémissions prolongées sont habituellement plus difficiles à obtenir, et cependant chez beaucoup de nos malades occupés à un travail manuel et dont le traitement est terminé depuis longtemps, il n'y a pas eu de récidives.

En voici des exemples :

1° Un ouvrier coiffeur vient nous trouver pour un *eczéma lichénifié de la face dorsale des mains*. Cet eczéma a débuté il y a *dix ans environ*, *et depuis deux ans il est en traitement à l'hôpital Saint-Louis, sans obtenir de résultat.*

Le malade ne cache pas son scepticisme. Rien ne le guérira, dit-il; ce n'est que parce qu'il a un peu de temps à perdre qu'il veut bien se laisser traiter.

L'appareil n° 1 (aluminium 1/100 et toile caoutchoutée) est

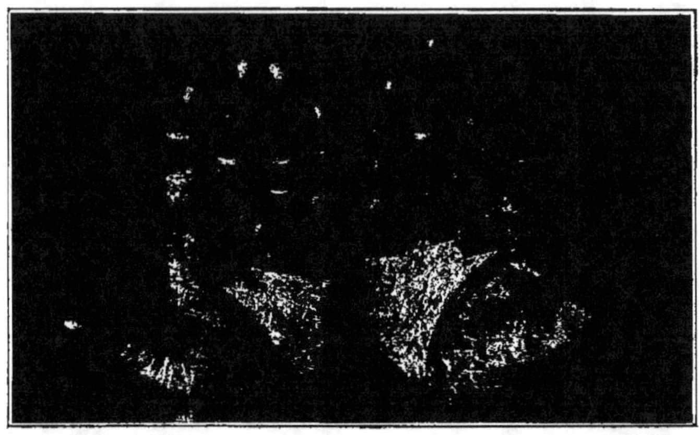

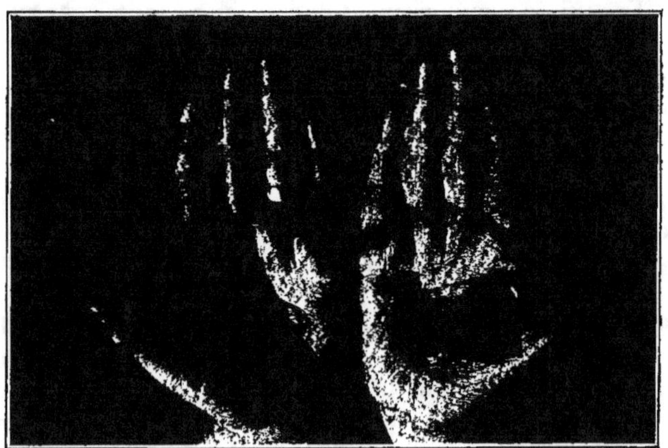

Fig. 63 et 64. — Eczéma chronique.

appliqué sur chaque place, quatre minutes le premier jour, trois le second et deux le troisième.

La semaine suivante, deuxième série de trois applications de trois minutes par place, du même appareil tous les deux jours.

Un mois après, il n'existe plus qu'une légère rougeur au niveau de la face externe du médius gauche avec un peu de démangeaisons. On applique l'appareil carré n° 3, pendant trois minutes sur le point le plus rouge et une minute sur quelques îlots.

Depuis ce moment (mars 1908), le malade a repris ses occupations et, bien que celles-ci nécessitent de fréquents lavages des mains, la guérison s'est maintenue.

2° Une malade, âgée de cinquante-deux ans, présente un *eczéma sec de la face palmaire des deux mains*, accompagné de *fortes démangeaisons* (fig. 63 et 64).

A la main droite, l'eczéma *date de huit ans*, à la main gauche, les lésions ne sont apparues que depuis un an. A droite, la peau est rouge, dure et fendillée, recouverte par places de squames. Il existe plusieurs crevasses douloureuses, en sorte que la malade ne peut fermer ses mains et ne s'en sert qu'avec peine. Au lavage, les démangeaisons et les sensations de brûlures sont très vives.

Les divers traitements employés à l'hôpital Saint-Louis n'ont pu débarrasser la malade de son eczéma qui la rend en quelque sorte impotente.

Le traitement par le radium a consisté en deux séries d'applications à huit jours d'intervalle, pendant six minutes sur chaque place, trois jours de suite, de l'appareil n° 1, avec écran d'aluminium de $0^{mm},04$ d'épaisseur recouvert de toile caoutchoutée. Ce léger écran a eu pour but de diminuer les rayons de très faible pénétration et de permettre une action un peu plus prolongée de la radiation.

Dès la première série, une amélioration s'est manifestée par la diminution des démangeaisons et la souplesse plus grande de la peau de la région palmaire ; les fissures tendent à se cicatriser, et les doigts commencent à mieux se plier.

Pour compléter cette amélioration, nous avions décidé de faire une troisième série d'applications ; mais la malade qui habite la province nous fit savoir qu'à son grand regret, elle ne pouvait continuer le traitement, par suite de l'apparition d'un zona intercostal.

Deux mois après, la malade, guérie de son zona, nous écrivait que l'amélioration de l'eczéma avait été en s'accusant de plus en plus et que maintenant les démangeaisons avaient disparu ; *la peau de la région palmaire avait repris son aspect normal, et les doigts pouvaient se plier librement.*

3° **Eczéma chronique de la face.** — Cette localisation est peut-être de toutes la plus difficile et la plus mal commode à soigner par les moyens dermatologiques habituels ; or nous allons voir ici des lésions anciennes, tenaces, rebelles, céder avec une extraordinaire facilité, et sans aucun pansement, sans aucune précaution spéciale. Un des cas les plus probants que nous ayons à signaler a fait le sujet d'un travail de P. Combres (1) (fig. 65 et 66).

(1) Combres, *la Clinique*, mars 1909.

« Le 8 avril 1908, un homme d'une cinquantaine d'années vient consulter, au « Laboratoire biologique du radium », dans le service du Dr Wickham, au sujet d'un *eczéma chronique de la face dont il souffre depuis douze ans.*

« A l'examen, on constate une *infiltration inflammatoire* profonde des tissus que révèlent une rougeur et un œdème particulièrement intenses au niveau des régions sus-sourcilières, palpébrales, géniennes, nasales et labiales ; on remarque, en outre, des lésions analogues sur la région dorsale de la main droite, au niveau des articulations métacarpo-phalangiennes et sur la face dorsale de l'annulaire de la main gauche.

« Il s'agit d'un eczéma lichénifié dont les fréquentes poussées aiguës déterminent des démangeaisons très vives. Le malade a suivi divers traitements, qui n'ont amené que de faibles rémissions passagères. Ces insuccès le décident à se faire traiter par le radium. Pour ce traitement, l'appareil n° 1, dont la puissance est grande, sera appliqué sans interposition d'écran, et le rayonnement sera *utilisé en totalité*, avec prédominance de rayons de faible et de moyenne pénétration.

Les applications sont faites sur la face et les mains du malade, durant trois minutes sur chacune des localisations de l'eczéma, et cela pendant trois jours consécutifs. Dans un temps aussi court, ce sont les rayons α, β mous et moyens — rayons de faible et de moyenne pénétration — qui agissent principalement ; le rayonnement surpénétrant composé de β durs et de γ ne peut guère entrer en ligne de compte à cause de sa faible valeur quantitative, qui, pour agir, doit être compensée par des applications de très longue durée. On a pu penser que ces rayons de faible et de moyenne pénétration n'étaient que révulsifs ; cela n'est exact que si on les dose mal. Dans le cas particulier, au contraire, c'est sans la moindre révulsion que ces tissus eczémateux, si fragiles et si sensibles, se sont calmés et décongestionnés. *Le douzième jour, il n'y a plus ni prurit ni crevasses, et les lichénifications ont considérablement diminué.* Le malade, contrairement aux conseils qui lui sont donnés, repart chez lui, à Grenoble, avant qu'on ait pu obtenir un résultat plus décisif ; la rémission demeure complète pendant six mois. — Le 25 novembre 1908, le malade revient à Paris se faire traiter, son eczéma ayant récidivé depuis un mois sur les mêmes régions de la face ; cette fois les mains sont indemnes. La direction du traitement nous est confiée. Nous opérons avec le même appareil et dans les mêmes conditions qu'au mois d'avril par une série d'applications de trois minutes durant trois jours consécutifs. Du quatrième au neuvième jour, nous constatons avec surprise la disparition progressive du prurit tout d'abord, puis de la plupart des symptômes inflammatoires. Il reste encore de l'infiltration dans la profondeur. Les deux figures montrent l'état du visage à neuf jours d'intervalle. Le malade se croit déjà complètement guéri ;

nous parvenons à le convaincre de la nécessité d'un traitement plus
prolongé. Dès lors, trois séries supplémentaires d'applications sont
faites : les deux premières, selon le mode opératoire décrit précédemment à une semaine d'intervalle, et la troisième avec le même
appareil, mais recouvert de 1 millimètre de plomb, de cinq rondelles
de papier noir et d'une toile caoutchoutée. Par cette interposition, la
radio-activité utilisable est réduite à 7 500 environ et composée uniquement de rayons β durs dans la proportion de 30 p. 100 et γ dans
la proportion de 70 p. 100. — Nous laissons l'appareil quinze minutes
sur chaque place et nous répétons les applications pendant huit

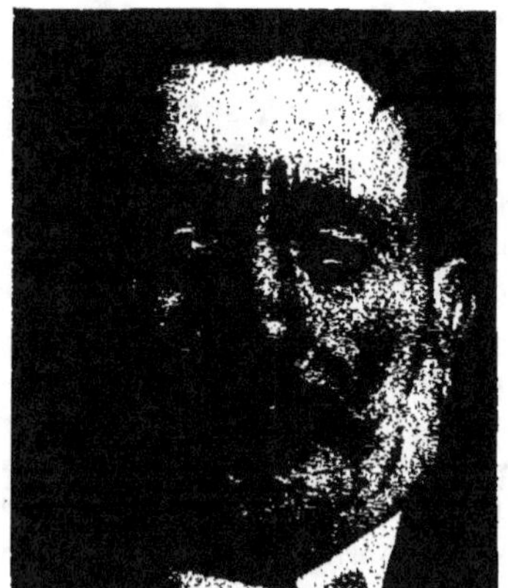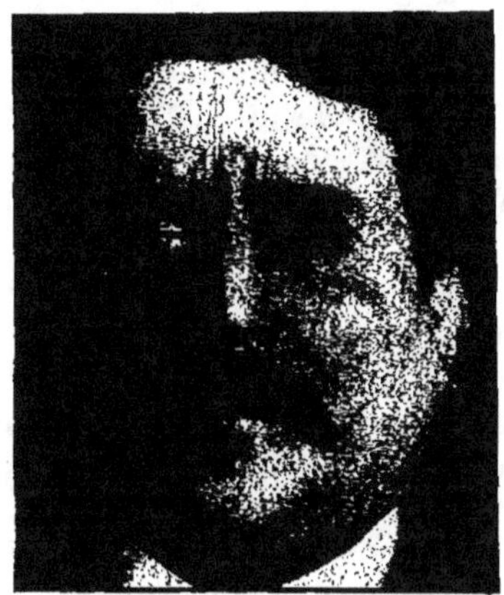

Fig. 65 et 66. — Eczéma lichénifié chronique.

jours, consécutifs, de façon à agir dans l'épaisseur même des tissus.
Lorsque le malade nous quitte, sa face ne présente plus trace des
lésions antérieures; la peau a repris son apparence et sa souplesse
normales. Cette observation typique vient confirmer les résultats analogues qui ont été déjà été signalés par Wickham et Degrais. Il est
vraiment remarquable de voir céder si rapidement et si facilement des
lésions habituellement réfractaires aux méthodes dermatologiques.
« Aucun autre médicament n'a été donné au cours du traitement, et
le malade n'a pris aucune précaution spéciale. Il lui a été simplement
recommandé de ne pas employer de savon pour se laver. »

Ce résultat, s'il était isolé, n'aurait qu'un intérêt relatif; mais
d'autres le contrôlent et le confirment.

Un ouvrier typographe, âgé de vingt-sept ans, présente *depuis sept
ans un eczéma chronique lichénifié de la face*, qui s'améliore habituellement au printemps et reparaît au début de chaque hiver. La dernière poussée pour laquelle le malade vint nous voir au mois de

février 1907 remonte au mois d'octobre 1906 ; elle est particulièrement intense et prurigineuse.

Aucun traitement jusqu'ici ne l'a soulagé.

Tout le visage, principalement les paupières, est le siège d'une inflammation vive ; la peau est épaissie, rouge brunâtre, lichénifiée.

L'appareil n° 1 est appliqué trois minutes sur chaque place, trois ours consécutifs, sauf sur les paupières, où les applications ne sont que de deux minutes.

Dès ces premières applications, le malade accuse une grande amélioration ; le soulagement est tel qu'il a pu enfin dormir des nuits pleines après des semaines d'insomnie.

Huit jours après, nouvelle série semblable à la première, suivie cette fois de rémission complète.

Au mois de juin 1907, quelques points de récidive sur la lèvre supérieure, les commissures labiales et le front, nous amènent à refaire un traitement semblable au premier.

En décembre 1907, par conséquent plus tardivement qu'à l'ordinaire, le malade ressent de légers picottements qui vont en s'accentuant un peu chaque jour. Il accuse un prurit tenant tout le masque, mais beaucoup moins fort que lors de ses crises hivernales précédentes. Le visage est légèrement érythémateux.

Le traitement est de nouveau institué comme la première fois, c'est-à-dire, deux séries à huit jours d'intervalle, de trois minutes trois jours consécutifs. Depuis lors, la guérison semble définitive, car l'hiver de l'année 1908 s'est passé sans que le malade ait eu de nouvelles poussées.

4° **Eczéma chez les enfants en bas âge.** — Mais voici une utilisation du radium tout à fait inattendue. Jusqu'ici, nous n'avons parlé des eczémas chroniques que chez des adultes, or, *même chez les bébés* où les tissus sont *extrêmement sensibles*, où le grattage et les vêtements interviennent pour désorganiser toute thérapeutique et entretenir le caractère rebelle des eczémas, le radium a pu être employé avec succès.

Au mois de mars 1907, *un bébé âgé de huit mois* nous est amené pour un eczéma extrêmement prurigineux, couvrant toute la face (oreilles, paupières, nez, lèvres) et le cuir chevelu. *L'état de l'enfant est lamentable* ; c'est celui que trop souvent nous rencontrons chez les bébés aux cliniques de l'hôpital Saint-Louis.

Le prurit est cause de grattages constants.

Les lésions suintent, saignent et se couvrent par places de croûtes. La santé générale est compromise par manque de sommeil et d'appétit, par irritation constante du système nerveux. Divers traitements n'ont encore produit aucun effet.

Comme nous n'avions pas encore osé, chez les bébés, appliquer le radium sur des lésions aussi aiguës et aussi sensibles, nous avons eu recours successivement pendant six mois aux divers moyens offerts par la thérapeutique habituelle : alimentation spéciale, hygiène très soignée, ouataplasme Langlebert, compresses humides, guimauve, sureau, huiles d'amandes douces, caséine, vaseline, oxyde de zinc, poudres diverses. *Ces divers agents thérapeutiques furent appliqués selon des méthodes suivies et sériées, mais tout fut parfaitement inutile.*

A quelques rémissions de courtes durées succédaient toujours des retours aigus.

En octobre, l'emploi du radium fut décidé. *Nous savions alors que les appareils les plus puissants appliqués à nu, si la durée de leur application est convenablement dosée, pouvaient agir sans produire de révulsion*, mais nous ne soupçonnions pas, certes, que cette donnée s'appliquerait même aux tissus les plus fragiles et les plus sensibles qui soient.

Il faut rappeler en effet, pour la juste appréciation de ce qui va suivre, que cet eczéma était de ceux dont la susceptibilité est telle qu'une poudre inerte et habituellement inoffensive, employée au lieu d'un corps gras ou *vice versa*, peut déterminer une aggravation soudaine. Les dermatologistes savent l'extrême difficulté, l'extrême délicatesse qu'offre le traitement de pareilles lésions. Il pouvait donc sembler alors véritablement téméraire d'utiliser un appareil d'activité telle que cinq minutes d'application suffisent à produire de l'érythème sur la peau saine.

Or l'appareil choisi fut le plus puissant de ceux que nous possédions alors, l'appareil n° 1 de notre tableau. Cet appareil fut simplement enveloppé de toile caoutchoutée et laissé 1 minute et demie sur chacune des places de la face et du cuir chevelu, sans en excepter les régions les plus délicates, comme les paupières, les oreilles, etc.

Le lendemain, une application semblable d'une minute et demie fut de nouveau exécutée.

L'enfant fut ramené en province, et, quinze jours après, la mère écrivait *que son bébé n'avait plus rien.* Il fallut cependant encore quelques applications pour obtenir la complète guérison.

Un an après, une lettre du médecin traitant faisait l'éloge de ce résultat extraordinaire et annonçait que *depuis le radium aucune trace d'eczéma n'était réapparue.*

Peut-être avons-nous assisté là à un cas exceptionnellement heureux ; mais depuis, à peu de chose près, nous avons observé chez les bébés d'autres faits analogues concernant des eczémas du cuir chevelu, de la face, des membres ou du tronc.

5° **Eczéma orbiculaire des lèvres.** — Cette lésion est particulièrement tenace, surtout lorsqu'elle est localisée à la portion cutanéo-muqueuse des lèvres; elle résiste d'habitude aux divers traitements.

Voici, entre plusieurs autres, un cas où les résultats furent très favorables.

Un malade, âgé de dix-sept ans, souffre d'un eczéma chronique orbiculaire des lèvres dont il ne peut se débarrasser.

Le début remonte à six ans, et depuis cette époque, malgré de nombreux traitements suivis de quelques rémissions momentanées, les lésions n'ont fait que s'aggraver. Le pourtour des lèvres est le siège tantôt de crevasses, tantôt de squames. Les commissures labiales sont fissurées; la parole est gênée, car le moindre mouvement rouvre les fissures et détermine des douleurs assez vives. Leur coloration rouge bleuâtre donne à l'ensemble de ces lésions un aspect repoussant. Le malade en est particulièrement affecté et voisine la neurasthénie, tant il lui est pénible de se montrer en cet état au milieu de ses camarades de pension.

L'appareil n° 1 est appliqué trois minutes par place, trois jours consécutifs.

Deux mois après, il n'y a plus de démangeaisons, plus de squames. Deux fissures, une à chaque commissure, viennent seulement de refaire leur apparition; mais le pourtour des lèvres reste en bon état.

Sur chaque fissure est appliqué l'appareil n° 9, pendant cinq minutes par place, quatre séances avec intervalle d'un jour.

Il se produit une réaction inflammatoire de surface un peu vive, et le malade désespéré croit à un retour de tout son eczéma. Mais, après quinze jours, l'inflammation diminue, puis disparaît, laissant des tissus très souples, et un mois après les commissures labiales sont complètement guéries. Les lèvres ont repris un aspect normal, les fissures ont disparu; la coloration brunâtre du pourtour des lèvres a fait place à la teinte normale.

Le jeune homme, revu récemment, dix mois après le traitement, est toujours en excellent état.

6° **Eczéma séborrhéique rebelle des sillons rétro-auriculaires.** — Une malade est atteinte depuis plusieurs années d'eczéma séborrhéique rebelle du pli rétro-auriculaire des deux côtés. Cette dame est venue de province à plusieurs reprises pour subir le traitement des rayons X, mais n'en a pas retiré complète satisfaction.

Une nouvelle poussée avec suintement abondant et très vives démangeaisons la ramène à Paris, où le traitement par le radium est proposé.

L'appareil n° 7, enveloppé de toile caoutchoutée, est appliqué sur chaque place trois minutes, trois jours consécutifs. La malade ne pouvait consacrer plus de temps à son traitement, et nous jugions ces doses tout à fait insuffisantes. Bien au contraire, plusieurs mois après, elle nous écrivait que les démangeaisons avaient cessé dès son retour chez elle et qu'en somme son eczéma était pour le moment guéri ou effacé, comme il ne l'avait jamais été depuis plusieurs années.

7° Eczéma torpide en placards non prurigineux chez un sujet scrofuleux. — Un malade, âgé de dix-neuf ans, a eu dans sa première enfance des *adénites suppurées*, et actuellement encore on lui trouve un *chapelet de ganglions cervicaux*. Le sommet gauche est suspect.

En hiver, il est pris constamment de rhumes qui traînent et durent plusieurs semaines.

Depuis trois ans, des placards eczémateux *non prurigineux* absolument torpides ont évolué lentement sur le dos de ses mains. Ils sont au nombre de trois sur chaque main, et ils ont les dimensions d'une pièce de 2 francs. Sa mère, sage-femme, a essayé vainement divers traitements.

Le radium lui est conseillé. L'appareil n° 4, enveloppé de 8/100 de millimètre d'aluminium et de toile caoutchoutée, est appliqué une demi-heure sur chaque place, trois fois en trois semaines. *La dose est plus forte que d'habitude ; elle a été choisie en raison de la torpidité des lésions qui ont besoin d'être ici sensiblement modifiées. L'écran a pour but de permettre un peu plus d'action dans la profondeur du derme, sans trop irriter la surface.*

Il se produit une réaction inflammatoire légère et superficielle qui dure quinze jours, après quoi la peau reprend peu à peu son aspect normal.

Il n'y a pas eu de récidive depuis deux ans que la guérison a été obtenue.

8° Eczéma aigu. — Nous n'avons employé le radium sur des eczémas aigus que récemment, après avoir constaté l'action remarquable et spéciale des rayons de faible pénétration sur les poussées aiguës qui se produisent au cours des eczémas chroniques et sur les eczémas des jeunes enfants ; nous ne pouvons donc pas conclure, à leur sujet, mais voici deux résultats intéressants.

1° Une malade, âgée de soixante ans, vient nous trouver le 10 novembre 1908, pour un *eczéma aigu des deux mains. C'est le type d'une poussée franche avec vésicules et éléments papuleux.* Cette dame a bien eu de temps en temps de petites atteintes d'eczéma, mais la poussée actuelle n'est nullement intercurrente de quelque inflammation chronique. Les appareils n° 1 et n° 2 sont appliqués dix minutes en cinq places différentes sur chaque main.

Il se produit dès le lendemain une amélioration surprenante ; mais dix jours après survient une légère recrudescence.

Nous avons souvent remarqué ces légères recrudescences dix à quinze jours après les applications; il ne faut pas se méprendre sur leur caractère. Il s'agit non point d'une poussée nouvelle d'eczéma, mais bien d'une légère réaction superficielle due au radium. Cette réaction indique, du reste, que la dose a été un peu forte; il vaut mieux l'éviter. La durée de dix minutes en une fois de notre appareil n° 1 nous semble d'ailleurs donner un résultat inférieur à la même durée fractionnée en trois fois.

Dans le cas actuel, sans la moindre intervention nouvelle, l'irritation qui s'est produite a disparu d'elle-même en quelques jours.

Les 2 et 9 décembre, l'appareil n° 2 est appliqué cinq minutes par place pour consolider la guérison.

Le 16 décembre l'appareil n° 4, pendant cinq minutes, est placé entre les doigts, où il reste quelques éléments d'eczéma.

Actuellement, la malade est en excellent état.

2° Depuis six ans, un homme âgé de trente-cinq ans, est atteint d'un *eczéma paroxystique en été*, avec accalmie complète en hiver. Ces dernières années, l'éruption insupportable par la violence de la démangeaison a régulièrement commencé dès le printemps, pour ne se calmer que vers la fin d'octobre.

L'*origine dyshydrosique* est très nette. Le malade a des transpirations abondantes principalement aux pieds, avec vésicules dyshydrosiques sur les faces latérales des orteils et des doigts.

L'eczéma siège sur la moitié inférieure des deux jambes et la face dorsale des pieds. Aucun traitement n'est parvenu à soulager le malade, qui, de guerre lasse, a pris l'habitude de se résigner à attendre le retour des froids.

Les circonstances l'amenèrent à notre consultation en mai, lors d'une poussée nouvelle particulièrement aiguë et prurigineuse, et, après le traitement par le radium, tout est rentré dans l'ordre très rapidement; l'eczéma ne reparut plus au cours de l'été.

A notre premier examen, les jambes présentent, dans leur moitié inférieure, une éruption de petites vésicules et de papules excoriées par le grattage, qui seul donne un peu d'apaisement au prurit particulièrement pénible.

Pendant l'examen, nous voyons la face dorsale du pied et des orteils se couvrir de gouttelettes de sueur, qu'l est facile de distinguer du suintement dû à l'eczéma.

L'appareil n° 1 a été appliqué pendant trois minutes sur autant de places qu'il en faut pour traiter toutes les régions malades. Une heure suffit pour couvrir la totalité de l'eczéma.

Entre l'appareil et la peau est interposée une feuille d'aluminium de $0^{mm},01$. Ces applications sont renouvelées trois jours consécutifs, ce qui fait au total neuf minutes d'application en trois jours sur chaque place.

Dès la troisième application, les démangeaisons ont cessé, et le suintement paraît avoir diminué. Au huitième jour, les lésions avaient subi une décongestion, une sédation très remarquables.

Une deuxième série d'applications identiques faite douze jours après amène progressivement la disparition de l'eczéma.

Une troisième série douze jours après a pour but de consolider la guérison.

Cette technique est celle qui nous a donné les résultats les meilleurs et les plus rapides.

En résumé, nos observations nous ont permis d'établir *quelques conclusions et indications générales* dont voici les principales.

Les rayons de faible et de moyenne pénétration ont une action favorable et élective sur certaines dermatoses inflammatoires prurigineuses de la série eczémateuse, qui peuvent guérir sans subir d'irritation.

Cette dernière considération mérite d'être soulignée, puisque, contrairement à ce qu'on aurait pu penser, des tissus pathologiques d'une sensibilité irritative extrême non seulement supportent sans s'enflammer davantage l'action de ces rayons, mais se calment même, sous leur influence. C'est là la négation formelle du rôle exclusivement révulsif auquel on serait tenté de limiter l'action des rayons de faible et de moyenne pénétration.

Nous ne saurions trop répéter que c'est le dosage seul qui règle la production de la révulsion ; et dans ce groupe des eczémas, pour éviter toute irritation, il suffit de réduire les durées des applications en proportion inverse de leur intensité globale radio-active.

La possibilité d'appliquer la radiumthérapie à de grandes surfaces est démontrée dans ce chapitre. En effet, en employant simultanément plusieurs appareils de grandes dimensions, vernis ou toiles, grâce à la brièveté et à la commodité des applications, on peut aisément couvrir toute une jambe, par exemple, en une ou deux heures.

Après l'étude de diverses techniques, nous avons reconnu, exception faite pour les localisations de petite étendue, cette nécessité :

a. D'employer des appareils de grandes dimensions et de puissante radio-activité ;

b. De faire des applications courtes et espacées ;

c. D'utiliser les rayons de faible et de moyenne pénétration en plus grand nombre possible, et pour cela de n'interposer aucun écran ou des écrans seulement de faible absorption (1 p. 100 à 8 p. 100 d'aluminium) sauf exception pour les infiltrations profondes ;

d. D'éviter les irritations surajoutées.

Ce sont ces diverses raisons qui nous ont conduits à employer jusqu'ici presque toujours dans les cas d'inflammation superficielle les appareils n° 1 et n° 2, en adoptant le type opératoire moyen de trois minutes d'application sur chaque place, trois jours consécutifs, avec séries d'applications renouvelées trois fois à une semaine d'intervalle.

Dans les cas où l'infiltration est plus profonde, il faut employer des rayons plus pénétrants et interposer des écrans de moyenne absorption, de 1/10 de millimètre d'épaisseur d'aluminium ou même 1/10 de millimètre de plomb, doublés de rondelles de papier, le tout enveloppé de caoutchouc. On augmente alors la durée et le nombre des applications.

Les résultats ont été rapides et favorables dans des cas rebelles pendant des années aux traitements dermatologiques habituels (corps gras, poudres. lotions, enveloppements, cataplasmes, etc.).

Le plus souvent les malades n'ont pas été obligés d'interrompre leurs occupations pendant le cours de leur traitement, et c'est tout en travaillant et sans avoir à appliquer de pansements désagréables et gênants que les régressions se sont produites.

Cette commodité opératoire se montre donc encore ici même fort précieuse, et les avantages qu'elle offre se marquent tout spécialement dans le traitement des enfants en bas âge.

Il est bien évident qu'il ne s'agit, dans cette influence du radium, que d'une action locale et que le traitement des causes générales doit être suivi soigneusement.

Les récidives sont toujours à craindre, puisqu'on ne peut songer qu'à « blanchir » les malades. Toutefois l'influence de la radioactivité semble parfois assez particulièrement décisive. Après la guérison nous avons remarqué en effet que les rémissions étaient plus longues qu'on aurait pu s'y attendre et plusieurs fois, lorsqu'il y a eu récidives, celles-ci se sont produites en dehors des places traitées. Dans un cas d'eczéma de la face dorsale des mains, une récidive qui eut lieu une année après respecta les places autrefois soumises au radium.

La plupart des formes de l'eczéma chronique lichénifié et des névrodermites ont bénéficié très largement de l'action du radium ; les résultats ont été fort remarquables et contrôlés par le nombre.

Plus les éléments eczémateux forment placards, plus ils sont appropriés au manuel opératoire. Des éléments papuleux isolés, disséminés sur de grandes surfaces et constituant des poussées aiguës, s'éloignent des conditions favorables au traitement. Dans un cas de congestion eczémateuse goutteuse, de ces formes qui réalisent de véritables *noli me tangere*, nous n'avons pas obtenu de bons résultats. Il est vrai que nous n'avons pas encore suffisamment étudié la technique à adopter dans les formes franchement aiguës pour nous permettre de formuler des conclusions à leur égard.

Les éléments isolés de *prurigo*, s'ils ne sont pas trop nombreux, peuvent être traités avec avantage ; dans trois cas où ils étaient

agglomérés, nous avons obtenu par la sédation du prurit des résultats
très favorables.

*Le premier facteur de guérison est sans nul doute la suppression
du prurit.* Le pouvoir analgésique du radium que nous avons vu
être en quelque sorte seul en cause dans le chapitre précédent agit
tout d'abord. C'est ce qui explique l'action remarquable des rayons
dans les névrodermites. Les tissus eczémateux ne sont plus soumis
alors aux grattages perpétuels qui entretiennent l'inflammation.
En sorte que, une fois le premier résultat d'analgésie obtenu,
plusieurs raisons expliquent la rapidité avec laquelle dans certains
cas les eczémas regressent, à savoir la *suppression du grattage, l'action modificatrice spéciale* des rayons et leur *propriété décongestive*
sur les cellules infiltrées.

Nous n'avons eu, dans aucun cas, à regretter l'intervention du
radium; la cause en est, nous le pensons, à notre préoccupation
constante d'éviter toute irritation surajoutée de la surface. Malgré
une telle ligne de conduite qu'il faut ériger en principe, nous avons
parfois involontairement dépassé les doses et produit dix à
quinze jours après les applications quelques réactions secondaires.
Celles-ci n'ont pas eu de conséquences fâcheuses; mais il faut savoir
les reconnaître et ne pas les prendre pour des récidives; il faut se
contenter de les calmer par des adoucissants.

Dans les névrodermites et dans quelques cas d'eczéma lichénifié, chez certains sujets, il se produit des pigmentations consécutives
au traitement parfois prononcées; celles-ci heureusement disparaissent à la longue.

En s'en tenant avec soin en deçà des doses irritatives et en agissant lentement, avec patience, on évitera le plus souvent cette complication (1).

(1) Nous tenons à remercier tout particulièrement le Dr de Beurmann pour les
nombreux éléments de ce chapitre qu'il nous a permis de trouver dans son service.

VII. — AFFECTIONS DIVERSES.

Nous réunissons dans cette partie de notre travail quelques-unes des observations que nous avons faites sur les effets du radium dans un certain nombre de lésions plus ou moins rebelles aux agents thérapeutiques habituels.

Les unes se rapportent à un nombre de cas assez grand pour nous autoriser à formuler quelques conclusions ; d'autres seront données sans commentaire.

Psoriasis. — Le radium peut être utilisé avec avantage dans les formes prurigineuses du psoriasis, les formes à placards localisés et torpides comme on les rencontre souvent au cuir chevelu, aux doigts, aux faces palmaires et plantaires, à la lisière du cuir chevelu, etc. ; il est particulièrement indiqué pour la localisation unguéale.

Les formes trop étendues, congestives, irritables, les formes à éléments disséminés nombreux et de petites dimensions, les variétés à récidives subintrantes sortent du cadre de l'action du radium.

Quant aux techniques, elles varient selon qu'il faut agir à la surface ou dans l'épaisseur des tissus et, sauf pour des cas spéciaux que nous indiquerons, toute irritation doit être évitée. Les écrans de $0^{mm},03$ à $0^{mm},08$ d'aluminium recouverts de dix rondelles de papier et de toile caoutchoutée formeront des filtres de bonne moyenne pour les psoriasis prurigineux qu'on craindrait d'irriter.

Lorsque ces psoriasis se compliquent de lichénification, l'action analgésique opère d'abord comme pour les eczémas lichénifiés. Nos observations sont au nombre de trente-deux, en voici quelques-unes.

Un malade âgé de quatre-vingt-sept ans souffrait depuis plus de vingt ans d'un psoriasis invétéré de tout le corps, sauf de la face et des mains ; *ce psoriasis, depuis cinq à six ans, était devenu extrêmement prurigineux*. Après avoir essayé divers traitements sans aucun succès, le malade ne pouvant se soumettre aux exigences et aux fatigues des applications de pommades, des bains, etc., accepte d'entreprendre le traitement par le radium.

Les membres supérieurs sont le siège de démangeaisons particulièrement intolérables. Au réveil et le soir, en se déshabillant, le malade est pris d'un besoin impérieux de grattage, qu'il satisfait au moyen d'une brosse dure.

Le bras droit est traité par les appareils n°ˢ 1 et 2 appliqués en même temps, cinq minutes par place, trois fois à un jour d'intervalle, et enveloppés de 3/100 d'aluminium et de caoutchouc.

Deux semaines après, nouvelle série semblable. Les démangeaisons ont cessé dès la première série d'applications, puis les squames qui se produisaient abondamment n'ont plus reparu, les rougeurs ont diminué, et peu à peu, *après deux mois, la peau a retrouvé sa souplesse et son aspect à peu près normal.*

Au cuir chevelu, il faut agir assez superficiellement pour ne pas amener la dépilation définitive.

Une malade présente *au cuir chevelu un psoriasis invétéré.* A peine l'a-t-on effacé par diverses pommades qu'il réapparaît. Avec le radium, la réapparition ne s'est faite que plus de six mois après.

L'appareil n° 1 est appliqué dix fois, chaque jour trois minutes, enveloppé de 8/100 d'aluminium.

Une réaction inflammatoire un peu trop forte se produit. Elle se manifeste sous la forme d'un léger œdème, d'érythème et de sensation de picotements ; cette réaction n'est pas suivie de croûte et s'éteint en quelques jours. Le psoriasis ne paraît pas tout d'abord s'être amélioré en proportion de la radio-activité utilisée. Cependant, peu à peu, une modification favorable se produit, et le placard de psoriasis finit par disparaître.

Les cheveux qui étaient en partie tombés à la suite des applications ont repoussé.

Pour le traitement du *psoriasis des ongles,* comme l'a bien montré Blaschko, le radium est particulièrement utile ; il se montre supérieur aux autres agents thérapeutiques. Le pouvoir de pénétration permet l'action, à travers l'ongle, sur la kératose sous-jacente.

Un malade parvient à guérir assez facilement par les moyens habituels les diverses poussées de psoriasis qui de temps en temps se développent sur ses bras, *mais depuis plusieurs années les éléments en placards disséminés sur les doigts et le psoriasis des ongles des pouces sont absolument rebelles et ne se modifient nullement, quoi qu'on fasse.*

Les appareils n°⁵ 5 et 6 sont appliqués avec interposition de 1/10 de millimètre de plomb sur chaque ongle, pendant cinq heures au total, réparties en fractions égales au cours de dix jours ; la kératose est modifiée sans irritation, et le malade, revu assez longtemps après, peut être considéré comme débarrassé de son psoriasis unguéal.

Pour les psoriasis à kératose épaisse aux mains et aux pieds, aux coudes, aux genoux, il ne faut pas craindre les doses qui modifient plus complètement les tissus ; une légère irritation sera suivie parfois d'un bon résultat. En cas d'épaisseur plus grande encore, on pourra agir à travers des écrans de plomb de 1/10 à 5/10 de millimètre et laisser les appareils le temps nécessaire, trois à cinq heures par exemple pour l'appareil n° 1, par fragment d'une demi-heure par jour.

Un malade est atteint de *parakératose psoriasiforme*; il présente à la *cuisse gauche* un élément éruptif arrondi, de la dimension d'une pièce d'un franc, de fond rosé et couvert de petites squames. Cet élément est le seul qui existe et ait jamais existé sur tout le corps; il n'y a jamais eu ni eczéma, ni éruption d'aucune sorte. La lésion n'est pas le siège de démangeaisons. Lorsque les squames sont enlevées par grattage, elles se reproduisent dans les quarante-huit heures. Cet élément a débuté par un tout petit point qui depuis une dizaine d'années s'est très lentement et progressivement développé.

L'appareil n° 6 (p. 7) est placé une seule fois quinze minutes. Une légère irritation se produit et dure trois ou quatre jours ; les squames ne se reproduisent plus, la base érythémateuse s'est éteinte. *Il y a de cela près de quatre ans*, et plus jamais la lésion n'est réapparue.

Dyskératose trophonévrotique d'origine congénitale. — Une fillette de onze ans et demi nous est adressée par le Dʳ Hallopeau avec le diagnostic de *dyskératose trophonévrotique d'origine congénitale*.

A la naissance de l'enfant, les parents remarquèrent sur le médius de la main gauche, près de l'ongle, une petite surface desquamée; peu à peu cette lésion s'est agrandie en s'étendant vers l'articulation.

Il y a quatre ans, une nouvelle lésion semblable apparaît sur l'index gauche, puis la face palmaire devient le siège d'éléments kératosiques.

Un an après, à la suite d'une brûlure, est apparue à la face antérieure du poignet trois petits placards psoriasiformes, où la peau est desquamée et légèrement rosée.

Mêmes lésions à la face antérieure de l'aisselle.

La face antérieure du thorax et l'omoplate sont parsemées de petits points kératosiques. Toutes ces lésions se sont développées à gauche ; il n'y a rien de semblable du côté droit.

Quand l'enfant se présente à nous, la face latérale du médius s'est fissurée dans le sens de la longueur du doigt, et, des deux lèvres écartées, sortent des proliférations verruqueuses débordant de 3 à 4 millimètres le niveau de la peau.

L'index gauche offre le même aspect.

La paume présente entre la base de l'éminence thénar et de l'éminence hypothénar une fissure bourgeonnante semblable.

Le poignet, la face antérieure de l'aisselle semblent avoir été récemment le siège de vésicules.

Ces diverses lésions ne sont pas spontanément douloureuses ; elles le deviennent au médius et à l'index par les crevasses que les mouvements de flexion déterminent.

De nombreux traitements ont été tentés, mais toujours sans résultat.

Nous appliquons sur le médius l'appareil n° 1, enveloppé de 1/100 d'aluminium et de caoutchouc pendant deux heures consécutives ; sur la paume, l'appareil n°6, avec 1/100 d'aluminium. Sur l'index, les appareils n°s 7 et 3, avec 1/100 d'aluminium, pendant deux heures et demie consécutives. Sur les lésions du poignet, l'appareil n° 3 pendant une heure. La réaction inflammatoire, recherchée du reste, n'est point très vive ; elle est bien supportée et n'occasionne guère de douleurs. *Un mois après la réfection des tissus, on ne constate plus les végétations ni les éléments de kératose. A leur place, la peau est lisse, unie, un peu plus brillante que normale. Aucune récidive ne semble prête à se produire.*

Angiokératome. — Une jeune fille de vingt et un ans, malade du Dr de Beurmann, présente des éléments d'*angiokératome sur la main droite.* La face dorsale de la main est parsemée de petites lésions, et nous traitons successivement ces différents points en appliquant sur chacun d'eux, après les avoir circonscrits par notre méthode, des caches protectrices, les appareils n°s 12 et 5. Nous les laissons trois heures en place ; ce temps est long, mais il faut remarquer que ce n'est qu'une petite surface de chacun de ces appareils qui est utilisée ; du reste, nous recherchons un certain degré d'inflammation.

Les réactions inflammatoires se sont produites en temps voulu, quinze jours après les applications, et se sont traduites par de légères exulcérations suivies d'écoulement de sérosité.

Six semaines après, les éléments d'angiokératome sont remplacés par de petites surfaces lisses très légèrement cicatricielles, peu visibles.

Ichtyose linéaire zoniforme (fig. 67 et 68). — Un enfant âgé de sept ans présente *dans la région latérale droite du cou une lésion de kératodermie congénitale revêtant la forme d'une longue bande serpentine commençant au-dessous du lobule de l'oreille, sur lequel existent d'ailleurs quelques petits éléments isolés.* Arrivé à la hauteur de l'angle du maxillaire inférieur, cette bande se subdivise en deux chefs, qui, s'éloignant d'abord, se rapprochent ensuite pour encadrer une sorte de losange de peau saine. Le point de réunion des deux bandes est une masse de 1 centimètre carré environ, à laquelle est appendue une autre masse plus volumineuse et plus étendue en forme de virgule.

De teinte gris noirâtre, cette lésion est formée par la juxtaposition de petits éléments kératosiques mesurant 3 millimètres cubes environ.

Il nous paraît évident qu'ici c'est au pouvoir destructeur du radium qu'il convient d'avoir recours.

Les appareils n° 7 et 16 sont laissés en place quatre heures, sur chaque

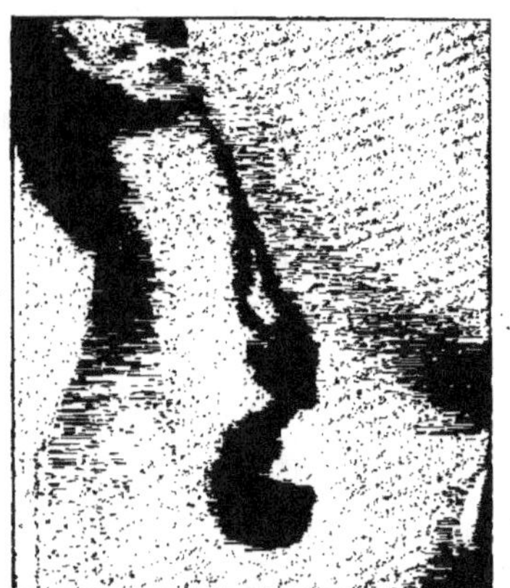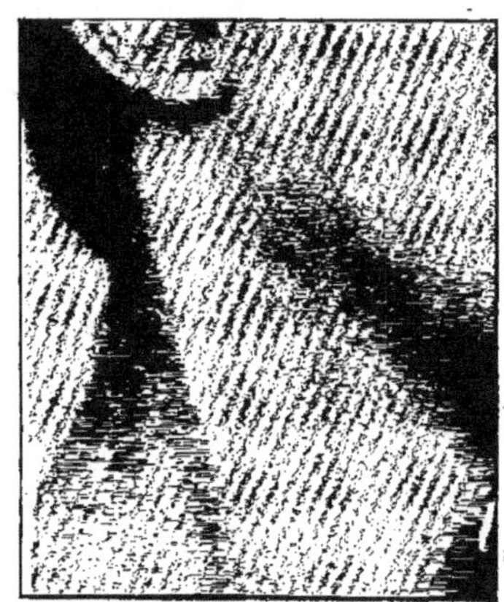

Fig. 67 et 68. — Ichtyose linéaire zoniforme.

place, après avoir découpé des caches emboîtant exactement la forme des bandes serpentines.

Réaction normale suivie de guérison en certains points et seulement d'atténuation en d'autres.

Deux mois et demi après, même temps d'application de l'appareil n° 16 sur les quelques petits points qui persistent encore. L'état actuel est très satisfaisant, il ne reste que quelques traces blanchâtres.

Nous avons eu à traiter plusieurs cas semblables, et chaque fois avec résultat satisfaisant.

Kératose palmaire symétrique (fig. 69 et 70). — Un homme de vingt-neuf ans souffre depuis plusieurs années à la face palmaire des mains de croûtes nombreuses. La peau est épaissie et présente à droite, surtout au niveau des articulations métacarpo-phalangiennes, de profondes crevasses.

A gauche, mêmes lésions, mais avec fissures moins nombreuses. Le malade ne peut ni ouvrir complètement les mains, ni les fermer en raison de la douleur que ces mouvements provoquent.

L'appareil n° 1, avec 1/10 de millimètre de plomb, est appliqué vingt minutes sur chaque place, cinq jours consécutifs. Au quinzième jour, l'extension des doigts est possible sans trop de douleur, d'où l'utilité d'une nouvelle série, mais seulement de quinze minutes par place.

Ce deuxième traitement suffit pour amener la guérison telle que la représente la photographie (fig. 71).

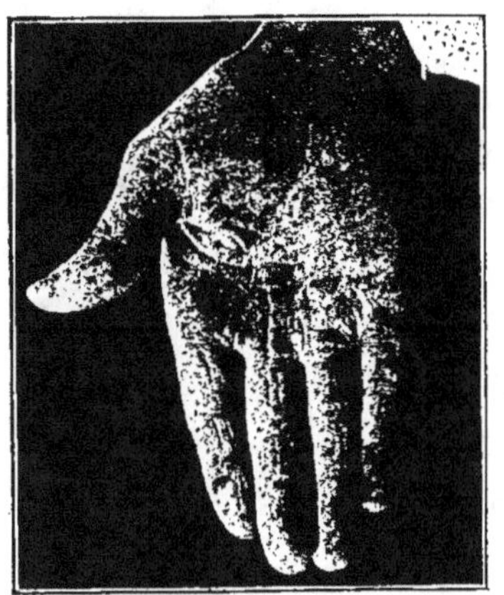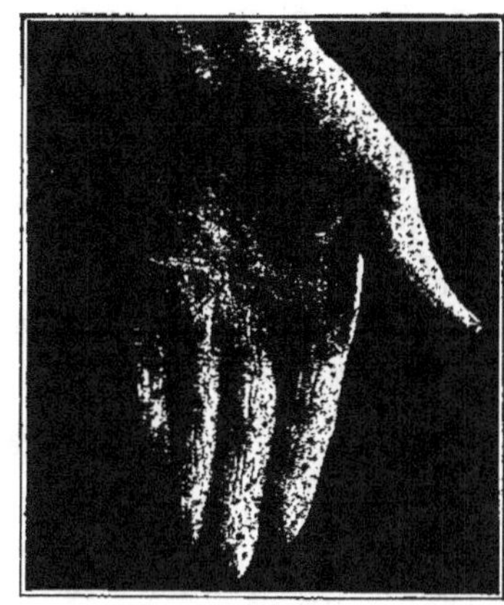

Fig. 69 et 70. — Kératose palmaire symétrique.

A la suite de la reprise d'un travail, qui oblige le malade à mettre souvent les mains dans l'eau, quelques crevasses réapparaissent.

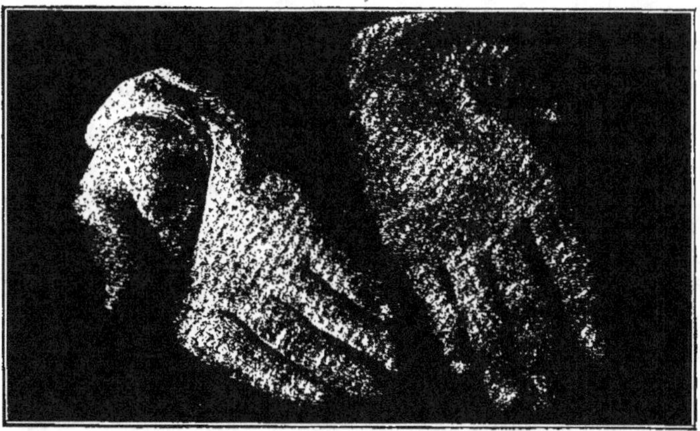

Fig. 71. — Guérison de la kératose palmaire.

Nous faisons alors pendant trois jours consécutifs, en cinq places, des applications de trois minutes chacune de l'appareil n° 1 sur chaque main, puis, huit jours après, une seconde série du même traitement. *Dès lors la guérison semble définitive; on constate le retour à l'état normal, et aucune récidive ne s'est produite encore depuis plusieurs mois*

Lichen ruber plan localisé. — En raison des résultats que nous avons obtenus sur diverses dermatoses chroniques, le Dr Milian, remplaçant le Dr de Beurmann en son service de l'hôpital Saint-Louis, nous confie le traitement d'une fillette atteinte au dos de la main droite de plusieurs plaques de lichen plan.

Cette jeune fille, obligée de travailler de ses mains, est pour cette raison pressée de se débarrasser de son lichen. Celui-ci consiste en un grand placard et trois autres plus petits ayant les caractères objectifs typiques du lichen ruber plan. Il n'y a rien sur aucun autre point du corps. Cette localisation est curieuse ; elle n'en existe pas moins et est fort tenace.

Les applications de radium ont commencé le 14 décembre 1906 et se sont renouvelées chaque jour jusqu'au 20 décembre. Elles ont duré chacune quarante-cinq minutes.

Sur le grand placard, nous appliquons l'appareil n° 4 ; sur les autres, l'appareil n° 9.

Ces appareils sont recouverts d'écrans d'aluminium et de toile caoutchoutée.

Les tissus, sous l'influence des rayons, se sont vite modifiés ; il s'est produit au niveau des places une érosion suivie de croûte.

Le 15 janvier, la guérison complète était obtenue, mais avec une légère décoloration blanchâtre de la peau, qui indique un tissu un peu cicatriciel. Pressés par la malade, nous avons un peu trop activé le traitement, et des doses sensiblement plus faibles eussent été bien suffisantes.

Néanmoins la petite malade et ses parents sont satisfaits des résultats tels qu'ils ont été obtenus.

Il eût suffi, avec le plus fort appareil, notre expérience nous l'a démontré depuis, de quatre applications de vingt minutes et, avec le plus faible, de six applications de vingt minutes.

De cette façon, nous aurions assisté à la même guérison, mais avec intégrité des tissus.

Lichen ruber plan en éléments disséminés zoniformes. — Habituellement, les dermatoses à éléments disséminés ne conviennent pas à la radiumthérapie ; le cas suivant montre que ce n'est pas là une règle absolue.

Une jeune Anglaise nous est adressée par le Dr Robinson pour un lichen ruber plan zoniforme qui occupe toute la longueur de l'avant-bras et le quart inférieur du bras gauche.

Des éléments typiques qui autorisent le diagnostic existent dans la région du poignet ; partout ailleurs il y a un piqueté de petits points rouges à surface plane moins caractéristique.

Ces régions sont le siège non pas de véritables démangeaisons, mais d'une sensation pénible de fourmillement.

Nous appliquons pendant trois minutes sur chaque place l'appareil n° 1, pendant quatre jours consécutifs.

Huit jours après la dernière application, il y a une réaction érythémateuse légère et, un mois après, une très grande amélioration ; la sensation de fourmillement ne persiste légère qu'à la partie inférieure de l'avant-bras.

Six semaines après le traitement, il n'y a plus trace des lésions anciennes. Cette observation date de juin 1907, et tout dernièrement le Dr Robinson nous a informé que la guérison s'était maintenue.

Action sur le système pilo-sébacé. — Plusieurs des facteurs de guérison qu'apportent les rayons du radium se trouvent répondre aux conditions nécessaires à la modification des inflammations des glandes sébacées.

L'action dépilante, décongestive et atrophiante, s'adresse assez bien aux folliculites et aux acnés.

L'action dépilante est évidente. Nous l'avons montré à propos des nævi pigmentaires et pilaires. Dans quelques cas, sans irritation, par l'emploi des rayons très pénétrants employés isolés aux moyens des filtrages de 1/10 de millimètre de plomb, on peut obtenir une action destructive qui ne s'exerce que sur les racines pilaires ; c'est là un excellent moyen d'agir sur certaines *hypertrichoses localisées*.

En traitant les acnés chéloïdiennes, nous avons pu voir la disparition des éléments d'acné. Dans nos observations d'eczéma de la face, nous avons non seulement constaté l'action décongestive sur les tissus enflammés, mais aussi l'action résolutive sur les folliculites secondaires.

L'action spéciale sur les vaisseaux capillaires, enfin la stérilisation en quelque sorte des foyers à staphylocoques, non point par action directe bactéricide, mais par modification du terrain de culture (1), sont autant de raisons qui, dans les inflammations pilo-sébacées, autorisent les essais de radiumthérapie.

Au surplus, la rœntgénothérapie s'est montrée favorable dans bien des cas semblables pour lesquels, d'avis unanime, il paraît nécessaire de produire une légère irritation, pour « décaper » en quelque sorte.

Par une action analogue de décapage souvent renouvelée, mais en utilisant ici les rayons de faible pénétration α et β mous et moyens, nous avons obtenu aussi des résultats intéressants ; mais nous pensons que les rayons β moyens en moins grand nombre débarrassés d'une part des β mous et des α et, d'autre part, renforcés de l'action des β durs et des γ représentent la principale valeur de la

____
(1) Voy. introduction p. 12.

radiumthérapie pour le traitement de ces lésions. En effet, tandis qu'il ne convient ni d'irriter trop vivement, — et on sait combien ces tissus sont parfois irritables, — ni d'agir trop brutalement, il faut par contre agir à un demi-centimètre de profondeur : tel est le meilleur moyen d'agir suffisamment sur la base même des éléments sébacés.

Dans le décapage, ce sont les appareils n°ˢ 1 et 2 de grande surface et de puissante intensité qui doivent être utilisés soit à nu, soit recouverts d'écrans légers d'aluminium de 1/100 à 1/10 de millimètre d'épaisseur.

Il faut ici avoir grand soin de supprimer tous les rayons secondaires en ajoutant selon notre habitude des rondelles de papier et une fine toile caoutchoutée, c'est le meilleur moyen de diminuer les causes d'irritation et de pigmentation consécutives.

Les applications seront courtes de trois à quinze minutes et renouvelées à un jour d'intervalle. Après cinq à six séances, on s'arrêtera dix à douze jours pour recommencer ensuite. Dès l'apparition d'une irritation, on interrompra tout traitement jusqu'à dix à quinze jours après qu'elle aura cessé.

Pour agir un peu plus en profondeur et sans révulsion en donnant une part plus grande aux rayons β moyens et durs et en réduisant l'intensité globale, nous conseillons les filtres de plomb de 1/10 à 3/10 de millimètre ; l'appareil n° 1 serait laissé alors à demeure selon les écrans, soit quinze minutes chaque jour, durant cinq à six jours, soit trente minutes tous les trois jours, cinq à six fois par série et en plusieurs séries.

Acné rosacée. — Une jeune fille de seize ans vient nous trouver pour une acné tenace du visage. Le début remonte à quatre ans, et pendant ce temps aucun des traitements suivis à l'hôpital Saint-Louis n'a donné de résultats satisfaisants.

Cette acné couvre à peu près tout le visage, mais avec confluence des éléments comédoniens inflammatoires et pustuleux au menton, sur la moitié gauche du front et la moitié supérieure des joues.

Nous pratiquons tout d'abord l'extraction de quelques comédons et l'ouverture des pustules. Ce nettoyage préalable est nécessaire et fort utile. Les rayons agissent mieux sur les terrains de culture de staphylocoque s'ils sont mis à découvert. La région malaire à droite, où les poussées de pustules et d'éléments indurés se renouvellent sans cesse, est soumise d'abord au traitement.

Le 29 mai 1908, l'appareil n° 1, dans 4/10 de plomb, cinq feuilles de papier noir, le tout maintenu par la toile caoutchoutée, est appliqué tous les deux jours une heure pendant une semaine. Au cours des vingt jours suivants, il ne se produit aucune irritation secondaire ; au contraire une atténuation très nette de l'élément congestif se manifeste.

Deuxième série sur la même place avec l'appareil n° 2, même fil-trage, mais applications de six heures par heure tous les deux jours.

Cette fois encore, il n'y a aucune réaction inflammatoire secondaire, ce qui montre que notre dosage était bien approprié. L'inflammation diminue encore, la régression est évidente. Aucune nouvelle pustule ne s'est reformée à cette place depuis le commencement du traite-ment, tandis que tout autour il y a eu à plusieurs reprises de nou-velles confluences.

Vers le trente-cinquième jour, la partie traitée tranche nettement sur la peau environnante par sa décoloration, sa surface unie et l'abscence de pustules.

Le front et la joue gauche ont été alors traités selon le mode adopté à la seconde série sur la joue droite, et les mêmes résultats sont obtenus. La fin du traitement est trop récente pour conclure ; mais ce cas apparaît d'ores et déjà comme absolument favorable.

Dans d'autres cas, nous avons obtenu aussi de bons résultats en laissant l'appareil n° 1 à demeure plusieurs nuits entières, après l'avoir recouvert de 2 millimètres de plomb. Ce sont alors les rayons γ en proportion de 90 p. 100 et les β durs en proportion de 10 p. 100 qui ont agi dans ce rayonnement surpénétrant de faible intensité quanti-tative.

Sycosis. — Dans le sycosis, il faut, après avoir avec grand soin vidé et nettoyé tous les abcès, adopter des doses qui entraînent la dépilation. Dans un cas où le malade ne tenait pas à conserver sa barbe, nous avons obtenu un très beau résultat en poussant les doses jusqu'à la disparition définitive de toute repousse pilaire.

Rhinophyma ou acné hypertrophique. — Dans un cas de rhinophyma, chez un nègre qui nous fut adressé par le Dr Hallopeau, il y eut modification et nivellement très appréciables des bourgeon-nements multiples qui recouvraient les ailes et le lobule du nez, après applications du radium à doses assez élevées.

Pour chaque place : appareil n° 6, avec 4/100 de millimètre d'aluminium, cinq heures en dix jours, une demi-heure tous les jours en deux séries de deux heures et demie chacune à une semaine d'intervalle.

Chez un autre malade, nous avons agi sur une petite tumeur de l'aile du nez, par le rayonnement surpénétrant, en laissant l'appareil n° 9 (avec 1 millimètre de plomb) pendant trois nuits consécutives, et les résultats après une courte et légère réaction inflammatoire ont été tout à fait satisfaisants.

Chez un autre, l'appareil n° 7 laissé une nuit avec 1 millimètre de plomb amène la décongestion, la diminution du lobule hypertrophié après une légère réaction croûteuse.

Enfin certaines régions, comme le bord des paupières, se prêtent fort bien à l'application des appareils en forme de lames plates. Plusieurs cas de *blépharite chronique* ont été ainsi rapidement améliorés.

Syphilis. — Le radium semble pouvoir rendre service dans le traitement local des lésions rebelles. On rencontre parfois des éléments syphilitiques qui, pour diverses raisons, résistent au traitement général ; or, dans quelques cas de ce genre, les rayons du radium ont paru favoriser et hâter la guérison.

En mai 1905, un sujet est atteint de syphilis d'allure maligne, à poussées subintrantes rebelles au traitement général. Il présente aux avant-bras quelques gros *éléments papuleux* qui ont persisté après six semaines de traitement mercuriel et l'absorption de doses qu'il était difficile de dépasser. Le traitement local par le radium est proposé, et chaque élément disparaît environ cinq à huit jours après avoir été irradié par l'appareil n° 3 (p. 7), appliqué directement pendant quinze minutes.

Dans le service du Dr Wickham à Saint-Lazare, une femme se présente en octobre 1906, ayant sur chaque fesse, au voisinage de l'anus, de grosses masses de *syphilides papulo-hypertrophiques végétantes*, qui, malgré le traitement général et local, sont fort lentes à disparaître. On essaie le radium, la fesse droite est traitée ; huit jours après, les syphilides ont complètement disparu.

Celles qui siègent du côté opposé et qui, pendant ce temps, ne se sont pas modifiées sont traitées et guéries à leur tour dans la semaine suivante.

Un malade se présente à la clinique médico-chirurgicale des Drs Cazin et Banzet, en avril 1905 ; il a subi fort régulièrement des injections d'huile grise, sans être débarrassé d'une *ulcération* de 1 centimètre carré environ qui siège sur le dos de la verge et pour laquelle tout d'abord le diagnostic de syphilide ulcéreuse avait été porté. La lésion est relativement torpide, et, en raison de la résistance au traitement, on commence à douter de l'exactitude du diagnostic. Deux mois en effet se sont écoulés depuis la dernière injection mercurielle, et l'ulcération ne s'est pas modifiée.

Une petite toile radifère de 1 centimètre carré environ et d'activité 8000 est fixée à demeure et laissée quarante-huit heures au-dessus d'un premier pansement d'ouate de 1 centimètre environ d'épaisseur.

Dans les quinze jours qui suivent, l'ulcération se modifie, se cicatrise et disparaît. Le diagnostic de syphilis fut confirmé dans la suite, le malade étant revenu quelques mois après porteur de nouvelles lésions syphilitiques.

Un homme est atteint de *syphilides ulcéreuses serpigineuses* péribuccales récidivantes (octobre 1906). Nous instituons le traitement général. Localement le radium est employé, mais tout d'abord seulement sur la moité gauche de la lésion, afin de pouvoir établir des comparaisons. L'appareil n° 6 est appliqué sur chaque place environ vingt minutes en cinq séances également espacées au cours de dix-sept jours. Comme d'habitude, ces ulcérations guérissent facilement sous l'influence de l'huile grise, mais la guérison est du côté gauche un peu plus rapide et la cicatrisation plus lisse et plus régulière que du côté droit.

Une dame vient nous trouver pour une ulcération de dimension et de profondeur considérables qui occupe la moitié antérieure de la jambe gauche. Il s'agit encore ici, comme dans le cas précédent, de *syphilis tertiaire ignorée*.

Le traitement local est fait avec le radium, en même temps que des injections mercurielles sont pratiquées. La surface est irradiée par plusieurs appareils à la fois (n°s 4, 5, 6 et 7), et un tube radifère est enfoncé dans plusieurs excavations et fissures qui atteignent *jusqu'à 5 centimètres de profondeur*. Il s'agit d'infiltrations gommeuses confluentes ulcérées. Très rapidement l'aspect des lésions se modifie : d'énormes lambeaux de sphacèle s'éliminent. Quinze jours après, le tout était en pleine voie de réparation rapide.

Il a été dans ce cas difficile de préciser la part du traitement local; mais il nous est apparu évident que le radium avait joué un rôle favorable dans la rapidité avec laquelle les tissus se sont d'abord débarrassés de leur fétidité, de leurs escarres, puis réparés.

Mais voici un cas de *syphilis ulcéreuse* où, par suite d'une erreur de diagnostic, *le radium a été employé localement seul*.

Les ulcérations siègent vers le haut de la fesse chez une jeune femme; elles sont larges, croûteuses, profondément creusées et remplies de pus. Lorsque les croûtes sont enlevées, les douleurs de l'ulcération mise à nu deviennent intolérables. Les croûtes se reproduisent vite du reste, même si la malade nettoie antiseptiquement ses plaies.

L'action du radium est essayée sur une première ulcération avec l'appareil n° 4. Le surlendemain, la croûte ne s'est pas reformée; la malade n'a senti aucune douleur ; le fond de la plaie est à peine humide.

Trois autres applications sont faites dans les mêmes conditions de deux en deux jours.

Dès la troisième application, le fond de l'ulcère est sec et se cicatrise avec rapidité. Au huitième jour, la plaie est méconnaissable; elle se cicatrise comme une plaie simple aseptique.

Au douzième jour, la cicatrisation est complète. Trois autres ulcérations semblables traitées de la même façon ont réagi à peu près de même.

Il s'agissait non point de tuberculose, comme nous l'avions cru à tort et comme le diagnostic en avait été porté à l'hôpital Saint-Louis, mais de syphilides ulcéreuses, car, un mois après, de nouvelles poussées, cette fois typiques, montraient le véritable caractère de l'affection.

Tous ces faits, choisis parmi les plus probants, concordent pour montrer l'utilisation qu'on peut faire du radium au point de vue local. Nous ne reviendrons pas sur ce que nous avons dit page 36 sur les injections de solution de biiodure et d'huile grise radio-active que nous avons pratiquées sur une trentaine de malades.

Ulcères variqueux. — La radiumthérapie des ulcères variqueux a débuté entre nos mains par la guérison rapide et facile d'un cas jusque-là rebelle (1). Mais l'ulcère était de petite étendue. Dans d'autres lésions de même nature, mais occupant de vastes surfaces, les résultats ont été variables. Dans deux cas douloureux, les sensations de brûlures ont été apaisées; mais les ulcérations ne se sont fermées que très lentement.

Pour les autres, il y a eu amélioration, cicatrisation jusqu'à un certain degré, sans aboutir à la guérison définitive.

Pour les vastes ulcères à parois épaisses et à base variqueuse, il convient d'avoir recours à l'action des rayons de moyenne pénétration avec écran de 1/10 de millimètre d'aluminium à 1/10 de millimètre de plomb sans craindre de déterminer une certaine irritation; celle-ci réveille avantageusement la torpidité des lésions.

Papillomes, verrues, végétations. — Plusieurs *papillomes du cuir chevelu* ont guéri après deux applications de trente minutes de l'appareil n° 7. Un papillome de la langue, traité aussi en 1905, s'est réduit, mais plus lentement.

Lorsque les *verrues* sont de petites dimensions et nombreuses, le traitement n'est guère pratique, car les appareils, en raison de la petitesse de leur surface, ont un faible rendement et la durée des applications est longue. Au surplus il est fort difficile de circonscrire ces petits éléments.

C'est pour les *végétations confluentes* qui nécessitent l'intervention chirurgicale que le radium semble être fort utile et supérieur à d'autres moyens, car c'est très facilement et sans douleur que les malades ont été débarrassés.

(1) WICKHAM et DEGRAIS, *Soc. franç. de dermatologie*, juillet 1907.

Un homme de vingt-cinq ans présente en novembre 1906, sur la verge, à la base du gland et le long du frein, une série de végétations confluentes.

Divers traitements depuis un an ont été institués : raclage, galvano-cautérisation, pommades diverses ; mais toujours il s'est produit des récidives dans un temps assez court ; le malade n'avait pas voulu se laisser endormir pour faciliter l'exérèse complète.

Nous avons appliqué sur les végétations les appareils n°⁵ 8, 9 et 7, après les avoir isolées en pratiquant des fenêtres dans une cache protectrice.

Les applications furent de deux heures et demie en tout, divisées en trois fois à un jour d'intervalle.

Il se produisit une réaction moyenne, et, après un mois, les végétations avaient disparu. Depuis, elles ne se sont point reproduites.

Les masses confluentes qui encerclent parfois le col de l'utérus se résorbent assez facilement ; nous en parlerons au chapitre de la gynécologie. De même, dans plusieurs cas de végétations vulvaires confluentes, les résultats ont été rapides et faciles.

Une jeune femme est envoyée par le Dʳ Camescasse pour des *végétations vulvaires*.

La malade est enceinte et depuis le début de la grossesse est apparu un semis de végétations sur les petites lèvres et le vestibule. Parmi celles-ci, il en est une qui s'est développée à un point tel que son volume est une cause de gêne. Il y a intérêt à enlever cette grosse végétation, tout au moins à entraver son développement, qui s'accentue assez vite, et cependant tout procédé d'exérèse chirurgicale doit être évité, car il pourrait être préjudiciable à la grossesse.

L'appareil n° 3, enveloppé de caoutchouc, est appliqué pendant trois quarts d'heure sur la grosse végétation, après l'avoir bien dégagée et circonscrite par une fenêtre pratiquée dans une cache protectrice.

Au quinzième jour, sans la moindre sensation désagréable, la malade s'apercevait de la fonte de la petite grosseur.

Au bout d'un mois, une nouvelle application est faite, suivie cette fois de la disparition à peu près complète de cette grosse végétation. Les petits éléments étant de peu d'importance et, ne se développant pas, ne sont pas traités au radium.

Affections oculaires, un cas de glaucome. — Le radium a été employé dans diverses affections oculaires par différents auteurs, notamment par le Dʳ A. Darier ; il semble avoir donné quelques résultats dans des troubles nerveux et a guéri très nettement des cas de trachomes. Nous avons de notre côté essayé le radium dans un cas de glaucome, et, si nous le signalons, ce n'est pas pour le résultat obtenu, car il n'a été probant d'aucune façon, mais pour la technique qui fut suivie.

Dans les derniers jours de décembre 1906, un malade, atteint de glaucome, hospitalisé à la maison des Frères de Saint-Jean-de-Dieu à Saint-Barthélemy, près de Marseille, nous est adressé par M. de M..., très au courant des nouvelles recherches de radiumthérapie. Ce dernier insiste pour que nous essayions les effets du radium; mais, avant de faire faire à son protégé le long voyage de Marseille à Paris, il s'informe des procédés qui seraient employés pour éviter toute complication inflammatoire.

Ce procédé consisterait, lui répondions-nous, à interposer une lame de plomb caoutchoutée entre les appareils et les points d'application. Ce mode de filtrage n'avait pas été employé auparavant à notre connaissance; il nous offrait le moyen d'agir dans les grandes profondeurs avec, nous semblait-il, un minimum de danger pour les surfaces.

Le malade présente une cécité complète à gauche et incomplète à droite. L'œil de ce côté distinguait quelques ombres. Le diagnostic du médecin oculiste de l'établissement des Frères portait « glaucome inopérable » datant de plusieurs années. Le traitement, commencé le 23 janvier 1907, fut répété chaque jour jusqu'au 11 février inclus; il dura vingt jours.

Il consistait en l'application pendant vingt minutes sur chaque place de l'appareil n° 1 avec interposition d'une lame de plomb caoutchoutée. L'appareil était ainsi appliqué à droite et à gauche sur la région fronto-sourcilière, juste au-dessus du globe oculaire et sur la tempe.

Le manuel opératoire était simple; il fut confié à l'infirmière du laboratoire.

Comme jusqu'alors nous n'avions utilisé ces lames de plomb caoutchoutée que comme « caches protectrices » en les « fenêtrant », les personnes de notre entourage étaient surprises de nous voir chercher à obtenir un résultat à travers le plein de ces mêmes lames.

Notre but était de diminuer l'intensité globale, d'éviter les actions de surface et d'agir dans la grande profondeur. De plus, la double action sur le front et sur la tempe relevait de la notion que nous avions déjà acquise alors de l'utilité de croiser autant que possible les radiations pour multiplier dans la profondeur l'intensité des rayons les plus pénétrants.

Ces lames de plomb caoutchoutées étaient semblables à celles qui en radiothérapie servent comme protectrices.

Dans cette technique, nous avions commis l'erreur de laisser agir les rayons secondaires de Sagnac. Ceux-ci se produisent après passage des rayons à travers les métaux en assez grande quantité pour irriter les surfaces, et nous avons eu un léger érythème très superficiel.

Depuis, M. Beaudoin nous a appris le moyen d'arrêter ces rayons secondaires, et nous l'avons adopté de suite pour nos caches protectrices.

Le malade est retourné à Marseille le 12 février; au cours du traitement, il lui semblait voir des lueurs inhabituelles, et il se sentait très encouragé.

Le 26 mars, M. de M... nous écrivait qu'il semblait y avoir de l'amélioration; depuis, l'état est revenu à ce qu'il était avant le traitement.

Nous n'avons donné cette observation que parce qu'elle marque le premier essai que nous ayons fait de filtrage des rayons du radium à travers une lame de plomb.

Auparavant, depuis le début de 1905, nous n'avions utilisé comme écrans que des matelas d'ouate et des lames d'aluminium.

Notre seconde tentative dans des conditions absolument semblables eut lieu le 6 novembre 1907, à l'occasion d'un cancer du sein adressé par le Dʳ Triboulet et pour lequel nous voulions éviter toute irritation de surface (Voy. *Néoplasies du sein*).

Goitre exophtalmique. — En mars 1905, notre ami le Dʳ Abbé (de New-York) appliquait avec succès son procédé d'introduction de tubes cylindriques radifères dans les tumeurs (1) à un cas de goitre exophtalmique.

Après cocaïnisation, une incision fut pratiquée sur la ligne médiane, puis l'ouverture fut agrandie par dissection en évitant les grosses veines.

Le tube put être ainsi introduit profondément dans le lobe central et laissé en place vingt-quatre heures.

Huit semaines après, le goitre avait considérablement diminué, sans aucune altération de la santé générale.

Nous avons eu l'occasion d'obtenir un résultat analogue — il n'en a pas encore été signalé en France — par applications à l'extérieur des appareils selon notre procédé du « feu croisé ».

Une malade, âgée de quarante ans, nous est adressée le 6 novembre 1906 pour un goitre; l'exophtalmie et les lésions cardiaques sont peu marquées, mais les troubles nerveux sont nets. Limitée à droite par le sterno-cléido-mastoïdien, et débordant à gauche la ligne médiane, la tumeur a la grosseur d'une mandarine; elle est formée de plusieurs lobes, sa surface est bosselée. Plusieurs appareils 4, 5 et 6 sont appliqués à la fois en des points différents en vis-à-vis, et à chaque séance les places choisies varient autant que possible. Ainsi à la surface la peau ne reçoit que de faibles radiations; mais, dans la profondeur, l'action des rayons surpénétrants se combine et s'accumule.

(1) Voy. page 41 ce qui concerne l'introduction dans les tumeurs de tubes radifères (procédés Morton-Abbé).

Chaque durée d'application ne dépasse pas cinq minutes.

Le traitement est poursuivi chaque jour pendant un mois; la tumeur diminue lentement de volume.

Après un mois de repos, une seconde série semblable est suivie de régression; les troubles nerveux sont améliorés.

Actuellement, nous choisirions pour traiter un cas semblable le procédé du « feu croisé » combiné aux filtrages de 1/10 à 5/10 de plomb, en employant une source radio-active très puissante.

VIII. — APPLICATIONS DU RADIUM A LA GYNÉCOLOGIE UTÉRINE.

Le radium peut rendre de grands services dans diverses affections de l'utérus; les résultats qui ont été obtenus par différents observateurs et ceux que nous avons réunis depuis le début de l'année 1905, concernant les métrites, les fibromes et les cancers, l'ont indiqué de façon certaine. Avec l'amélioration des techniques qui permet d'utiliser les diverses qualités curatives propres au radium, *la gynécologie possède sans aucun doute un nouvel agent thérapeutique de la plus haute valeur.*

Il était naturel que la radiumthérapie s'attachât de façon spéciale à l'utérus, car les diverses propriétés des rayons du radium s'adaptent fort bien aux nécessités requises pour le traitement des lésions utérines. Les *pouvoirs analgésique, hémostatique, décongestif, l'action destructive ou simplement modificatrice qu'exercent les rayons sur les cellules morbides selon les techniques et les dosages adoptés, la possibilité d'agir soit en surface, soit dans les grandes profondeurs et cela sans déterminer de réaction inflammatoire des surfaces,* sont autant de qualités qui, employées séparément ou combinées, doivent trouver en gynécologie de fréquentes utilisations.

D'autre part, *l'instrumentation se prête admirablement aux régions utérines, puisque toute forme d'appareil capable d'aller porter les rayons en n'importe quelle région peut être imaginée.* Une fois l'appareil placé, un tamponnement peut aisément le maintenir et le fixer de longues heures en place, voire même des jours et des nuits entières.

Il y avait dans cette thérapeutique la promesse d'une supériorité d'énergie radio-active et de technique sur les autres moyens de physiothérapie.

Cependant on ne signalait, dans la littérature, en matière de radiumthérapie gynécologique, qu'une note du Dr Abbé (1905) sur le cancer de l'utérus, avant la très remarquable communication à l'Académie des sciences en 1906 de nos amis les Drs Oudin et Verchère, sur l'action du radium dans les fibromes utérins, les métrites et les urétrites blennorragiques.

Cette communication a été reproduite et développée dans un travail de MM. Oudin et Verchère (1), et dans un travail sur les hémorragies utérines de M. Oudin (2).

(1) OUDIN et VERCHÈRE, *Ann. d'electrobiologie*, 31 oct. 1906.
(2) OUDIN, *Ann. d'électrobiologie*, août 1907.

Récemment, enfin, des études fort intéressantes ont aussi été faites dans le service du Dr Tuffier (1).

Instrumentation. — Les appareils cylindriques ou plans servent également en gynécologie, mais il leur faut avoir, selon leur destination, des formes et des dimensions spéciales. Les appareils cylindriques sont de deux sortes : les uns contiennent le radium à l'intérieur, il s'agit alors de tubes en argent le plus souvent ; les autres sont des tiges dont la surface est recouverte du vernis radifère, sur le type de l'appareil n° 15 de notre tableau, mais d'un diamètre plus ou moins grand.

Les tubes de verre enveloppés simplement d'une gaine-écran métallique sont de très petites dimensions ; ils ne peuvent guère être utilisés que pour la région du col.

Pour les faire pénétrer plus loin, il faut les placer à l'extrémité d'une sonde creuse et longue dont la nature permette la facile introduction intra-utérine, ou bien les monter sur un manche de longueur appropriée.

Bien entendu, le filtrage variera suivant la nature de la gaine-écran ou de la sonde.

Les tiges peuvent avoir différentes longueurs ; elles ont l'avantage de pouvoir être employées recouvertes simplement d'un manchon de toile caoutchoutée et d'émettre des rayons d'ensemble globaux plus intenses. Elles peuvent, du reste, être, elles aussi, recouvertes d'écrans de nature et d'épaisseur diverses.

Les appareils à surface plate sont de préférence des toiles de haute radio-activité, qui, en raison de leur souplesse et de leur faible épaisseur, permettent, lorsqu'elles sont enveloppées de leur écran d'aluminium ou de plomb, de se mouler plus ou moins sur le col et de n'offrir qu'une épaisseur relativement faible, ce qui facilite la pratique.

Ces toiles ne doivent guère avoir plus de 12 centimètres carrés pour être introduites dans le vagin.

Les appareils de grandes dimensions peuvent être aussi utiles, mais seulement alors sur la paroi abdominale.

Il semblait intéressant de réunir dans un même appareil la forme cylindrique et plate et de construire un appareil pouvant, par le jeu de ses pièces, servir à plusieurs fins selon qu'il serait employé en entier ou par ses parties séparées. C'est dans cet esprit que l'un de nous a imaginé l'appareil radio-utérin dont nous avons déjà parlé et dont la figure 72 est suffisamment explicite pour qu'il soit inutile d'insister.

On choisira, selon les effets recherchés, les exigences régionales et les durées d'applications compatibles avec la pratique, des appa-

---

(1) Tuffier, Congrès international de chirurgie, Bruxelles, oct. 1908.

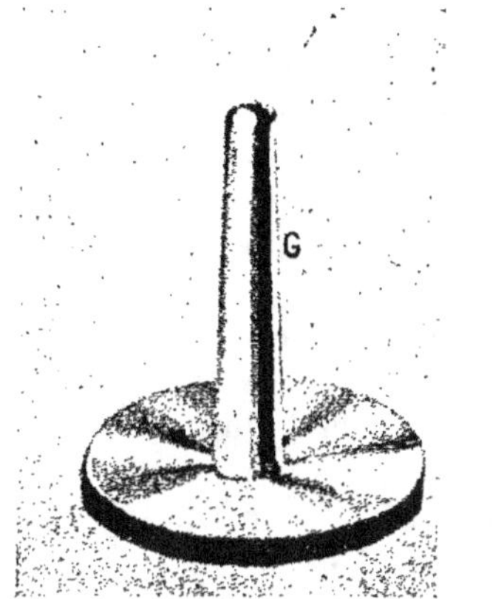
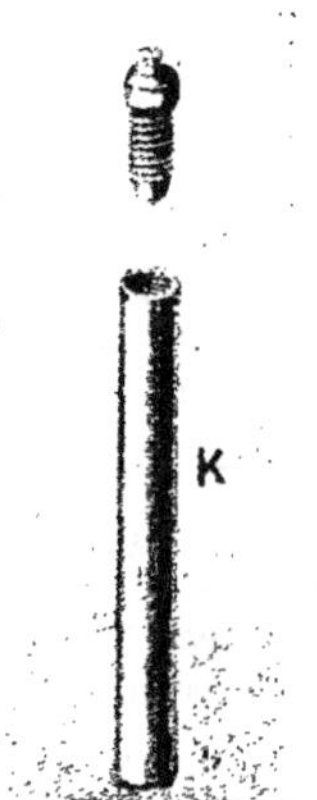

Fig. IV.   Fig. V.

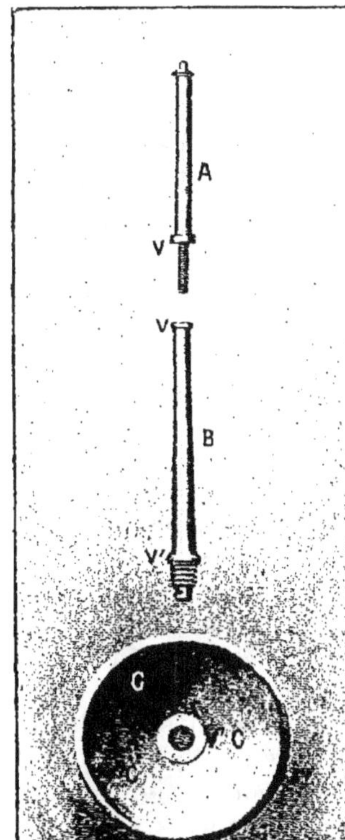

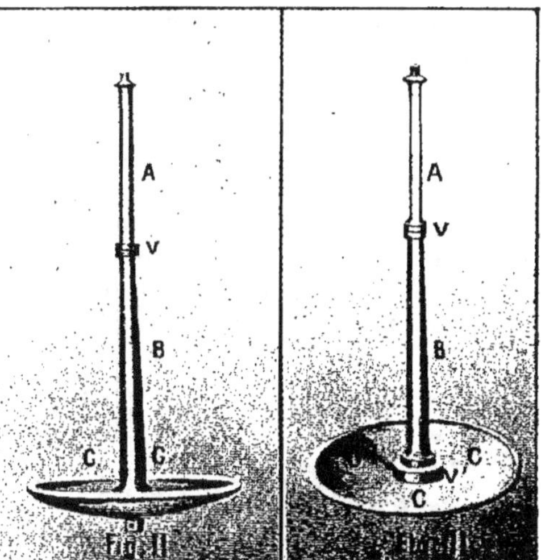

Fig. 72. — Appareil radio-utérin
du Dr Wickham (Voy. p. 45).

I. Trois parties constituantes de l'appareil.

II. Armature de l'appareil vissé. Les dépressions sur les tiges A et B sont destinées à être
comblées par le vernis radifère. Le vernis
déposé dans la dépression C respecte cependant
la concavité de la cupule. Les deux parties
plates aux extrémités sont des prises qui
permettent de dévisser sans toucher au vernis.
L'extrémité qui traverse la cupule C est perforée
pour le passage d'un lien. La tige pénètre dans
l'utérus, soit entière si on veut traiter le corps,
soit sans la partie A si l'on ne veut intéresser que le col. La cupule s'applique
sur le col. Les pièces dévissées peuvent être utilisées séparément ou combinées
avec des pièces d'un autre appareil de radio-activité plus fort ou plus faible.

III. Cette figure montre la concavité de la cupule, laquelle peut être utilisée
seule comme le sont les autres appareils plats ordinaires.

IV. Écran de plomb ou d'argent, qui s'emboîte sur la tige et la cupule.

V. Écran-tube servant pour la tige entière ou l'une de ses parties.

L'appareil radio-utérin, soit par ses diverses parties, soit en son ensemble, peut
servir à d'autres emplois qu'au traitement de l utérus.

reils contenant des sels en quantité et en qualité radio-actives appropriées. La valeur thérapeutique, le mode d'emploi de ces appareils suivront en tous points les règles générales concernant les techniques et les filtrages que nous avons indiquées dans la première partie de notre ouvrage.

Tous ces appareils, tiges, plateaux radio-utérins doivent être soigneusement protégés, au minimum par une toile caoutchoutée, et, lorsqu'ils sont enveloppés d'écrans métalliques, ceux-ci doivent épouser exactement leur forme.

Leur contention est facile ; elle consiste en un tamponnement fait avec de l'ouate hydrophile ou de la gaze stérilisée.

Le *manuel opératoire* comporte :

1° Le nettoyage très complet de la cavité vaginale ;

2° La stérilisation parfaite de l'écran ou de la toile qui seront au contact des muqueuses ;

3° Le placement des appareils ;

4° Le tamponnement fixateur.

Les techniques sont un peu spéciales selon la nature des lésions ; en indiquant les résultats qu'on peut obtenir, nous mentionnerons les particularités du manuel opératoire.

Nous résumerons dans ce qui suit le rôle qu'il convient d'accorder à la radiumthérapie en gynécologie.

CANCERS

Voici deux malades traitées dans le service et sous la surveillance du Dr Tuffier, à l'hôpital Beaujon, par le Dr Lacapère.

« La première est une dame de cinquante-six ans, atteinte d'épithélioma utérin depuis plusieurs mois. La malade signale des pesanteurs abdominales, surtout à droite ; elle indique des pertes fréquentes d'un liquide fluide sanieux assez fréquemment rosé, mais pas de pertes de sang pur. Des végétations du col ont déjà été traitées par le curettage. On constate des bourgeons cancéreux formant deux groupes principaux siégeant sur la lèvre antérieure et sur la lèvre postérieure du col, qu'ils recouvrent à la façon de deux choux-fleurs séparés par une fente horizontale ; ces bourgeons saignent au moindre contact ; il n'existe pas de ganglions inguinaux ; l'utérus est très gros, immobile, douloureux, et la malade est considérée par le Dr Tuffier comme inopérable.

« Le 29 mai 1908, nous appliquons pour la première fois la toile radifère (appareil n° 15), enveloppée d'une lame de plomb de 1 millimètre d'épaisseur et de toile caoutchoutée (1). Cet appareil est placé exactement sur les bourgeons du col de l'utérus qu'il recouvre. Il est

(1) Cet appareil provient du service du Dr Wickham au laboratoire biologique du radium. La première application a été faite avec la collaboration du Dr Degrais.

maintenu et fixé avec des tampons et laissé en place treize heures. Nouvelles applications pendant treize heures, les 2, 11, 19 et 30 juin.

« A ce moment, tous les bourgeons néoplasiques du fond du vagin sont complètement abrasés. Le Dr Tuffier constate que l'utérus est beaucoup plus souple et n'est plus immobilisé dans le petit bassin ; les pertes de sang ont disparu; la malade perd encore du liquide sanieux. A cette époque, l'action sur les bourgeons en choux-fleurs du col de l'utérus paraissant suffisante, nous plaçons dans le trajet utérin une tige cylindrique recouverte de sel de radium d'activité 500 000 et engainée de trois manchons de toile caoutchoutée. L'appareil est laissé en place seize heures, et l'application est renouvelée du 6 au 7 juillet.

« A ce moment, le fond du vagin est rouge, le cancer est totalement abrasé. Sur la paroi antérieure du col, on constate un petit bourgeon cancéreux, gros comme une lentille.

« La malade est revue au commencement d'octobre; la tumeur ayant continué à se rétracter, le Dr Tuffier a jugé l'opération possible et a pratiqué une hystérectomie totale. L'examen histologique fait par le Dr Mauté, chef de laboratoire, montre qu'il s'agit d'un cancer du col de l'utérus sans envahissement de la totalité de l'organe; la plaie se réunit admirablement; elle est à présent complètement cicatrisée, et il ne reste plus en haut et à droite du vagin qu'une sorte de petit diverticulum, où il existe encore quelques petites végétations rouges. L'application du radium a donc déterminé d'une façon extrêmement rapide la réduction de la tumeur et a permis une opération totale qui avait été d'abord jugée impossible et qui avait été précédée elle-même d'un curettage.

« La seconde malade, âgée de quarante-huit ans, a constaté pour la première fois, au mois de mars 1907, qu'elle était atteinte d'une affection de l'utérus; il existait à ce moment une plaie rouge circulaire, siégeant sur le col de l'utérus, plaie non douloureuse qui suintait légèrement, surtout lorsque la malade se fatiguait, plaie dont l'existence lui fut révélée par une sage-femme.

« Elle fut examinée six mois après, à Nice, par le Dr Prat, qui préleva une petite partie de la tumeur et vit qu'il s'agissait d'un néoplasme de l'utérus. Le cancer fut opéré à Paris par le Dr Tuffier, au mois de décembre de la même année.

« Au mois de juin 1908, on constata une légère récidive pour laquelle furent proposées des applications de radium. Au moment où fut examinée la malade, le 19 juin 1908, celle-ci se plaignait d'avoir un suintement chaque fois qu'elle marchait un peu longtemps; ses injections vaginales ramenaient des flocons puriformes. L'examen au spéculum montrait que le fond du vagin se terminait par un cul-de-sac sur lequel existait à gauche la cicatrice de l'hystérectomie pratiquée en décembre. Cette cicatrice était un peu infiltrée, épaisse, et présentait des petits bourgeonnements de récidive.

« Le 26 juin 1908, on applique le même appareil que dans le cas précédent, et nous le disposons de la même manière. L'appareil fut laissé en place pendant quinze heures. Il y eut à la suite quelques douleurs dans le ventre, quelques coliques utérines, et aussi quelques pertes non sanglantes que la malade comparait à de la colle.

« Le 29 juin, les pertes étaient beaucoup moins abondantes; le le 1er juillet, elles n'étaient pas encore arrêtées. Le 10 juillet, on constatait la présence de quelques bourgeons cancéreux sur un autre point du fond du vagin; la dilatation avec le spéculum paraissait difficile et douloureuse. Le même appareil fut alors appliqué une seconde fois dans les mêmes conditions et laissé en place pendant seize heures. Cette application fut répétée une troisième fois le 28 juillet.

« A cette époque, la malade continuait à avoir des pertes, mais surtout aqueuses; elle signalait une sorte de pesanteur des annexes gauches.

« Quelques bourgeons du vagin s'étaient notablement abrasés; d'autres persistaient encore.

« Dans le courant du mois d'août, neuf applications furent faites avec le même appareil, mais de vingt-quatre heures de durée. La malade sortie de l'hôpital venait le soir se faire appliquer l'appareil et revenait le lendemain pour le faire enlever.

« En septembre, une amélioration était déjà très manifeste; presque toute la cicatrice était redevenue souple, les bourgeons s'étaient complètement aplatis et les pertes de sang s'étaient arrêtées d'une façon totale.

« Au début du mois d'octobre, le Dr Tuffier avait l'intention d'opérer par curettage les quelques bourgeons qui persistaient, mais, le 26 du même mois, trouvant que l'amélioration s'était encore accentuée d'une façon notable, il renonça définitivement à toute opération.

« Deux applications furent encore faites en décembre, ce qui portait le nombre total des applications de radium à 23. La malade, revue récemment, n'éprouve plus aucune fatigue; les pertes de sang et de mucosités ont disparu définitivement; et l'examen local dénote une telle amélioration dans la souplesse des tissus qu'on peut espérer en une guérison complète. »

Nous venons de voir nous-mêmes cette malade le 8 avril 1909; son état est satisfaisant.

Ces deux cas sont intéressants à divers titres; ils montrent d'une façon évidente l'influence du radium.

Nos propres observations nous ont amenés aux mêmes conclusions. C'est par la disparition de l'odeur fétide que le plus souvent l'amélioration débute. Dans deux cas, dès le cinquième ou le sixième jour, il n'y avait plus d'odeur ; puis les écoulements sanguins et purulents se tarissent ; c'est du reste la même succession de faits que nous avons rencontrée dans les ulcérations cancéreuses cutanées de grandes surfaces.

Dans certains cas opérables où les bourgeons sont exubérants et semblent n'intéresser que le col, avant d'enlever l'utérus, on peut pratiquer un curettage et faire intervenir ensuite le radium.

Dans des cancers inopérables, le radium est tout indiqué ; même il apparaît comme le secours relativement le plus efficace qui reste à porter aux malades. Dans un cas, la réduction et la mobilisation furent telles que le cancer, considéré auparavant comme inopérable, put être opéré dans les conditions à peu près normales.

Dans les cas graves et désespérés, on peut cependant parfois encore soulager les malades, car on parvient à obtenir la diminution, parfois même la disparition des douleurs.

Quant aux récidives, lorsqu'elles sont inopérables, elles peuvent être elles aussi soumises au radium. Les noyaux en sont souvent épais, sous-muqueux, et l'emploi des rayonnements surpénétrants paraît supérieur aux autres méthodes.

Techniques. — Les techniques sont différentes selon les cas ; si la végétation épithéliale est assez bien localisée sur le col et franchement bourgeonnante, on pourra placer, comme nous l'avons fait dans un cas, d'abord un appareil d'activité très intense recouvert d'un écran de moyenne densité de 1/10 de millimètre de plomb pendant douze heures de façon à détruire rapidement les parties bourgeonnantes, puis faire suivre souvent cette application d'une série d'applications, chaque nuit de préférence, d'un appareil organisé comme celui que nous avons conseillé au Dʳ Lacapère, mais d'intensité radio-active supérieure si possible. Nous avons à cet effet un appareil de 3 centimètres sur 4, qui, par l'intensité du faisceau surpénétrant qu'il donne, met à notre disposition une puissance radio-active considérable pour les profondeurs. Si les bourgeons n'empêchent pas la pénétration dans le col, l'appareil radio-utérin (cupule et première pièce de la tige recouvertes d'écran d'argent d'épaisseur voulue) sera introduit dans le col de telle sorte que la cupule recouvre bien la surface extérieure ; ainsi on pourra attaquer à la fois l'épithélioma en ses diverses places.

Le plus souvent il y aura grand avantage à conseiller d'abord un curettage avant d'appliquer les appareils.

En mai 1907, nous eûmes à traiter un épithélioma inopérable très bourgeonnant extrêmement hémorragique. Le moindre contact entraînait des pertes considérables. Il est certain qu'en un tel cas, même inopérable, il est tout indiqué de faire le curettage d'abord ; les appareils appliqués aussitôt après et bien fixés par un tamponnement d'ouate et laissés vingt-quatre heures pourront arrêter les hémorragies, car l'action hémostatique du radium est très nette ; nous l'avons constatée dans bien des circonstances.

En ce qui concerne les cancers du corps ou de la totalité de l'utérus, c'est la tige terminale de l'appareil radio-utérin ou un tube qu'il faudra introduire ; ces appareils seront enveloppés d'un écran de façon à ne donner que les rayons surpénétrants et à pouvoir être laissés à demeure plusieurs heures chaque jour. Il faudra les choisir aussi actifs que possible.

Dans les cancers inopérables avec propagation aux organes voisins, on emploiera les méthodes du « feu croisé », en appliquant simultanément sur la paroi abdominale des appareils à surface plane de haute intensité recouverts de 1 millimètre de plomb et en les changeant de place fréquemment avant que la peau n'ait absorbé une trop grande quantité de rayons.

Dans certains cas, on pourra agir aussi par la voie rectale.

S'il s'agit de récidives, on appliquera les appareils dont nous venons de parler sur les noyaux néoplasiques en employant toujours les filtrages de 2 millimètres de plomb environ.

L'appareil à radium enveloppé de son filtre restera aisément plusieurs nuits appliqué contre la néoplasie sans incommoder la malade et sans irriter spécialement la muqueuse.

En résumé, nous pensons que le radium, mieux que tout autre moyen en raison de la commodité du manuel opératoire et du pouvoir de grande pénétration des rayons, peut rendre les plus grands services et offrir les utilisations suivantes :

1° Il peut venir en aide à la chirurgie, soit après un curettage, soit peu après l'exérèse par mesure préventive, soit sur les récidives suite d'hystérectomie ;

2° Il peut agir par son action spécifique réductrice dans les cas où le cancer opérable en soi ne pourrait l'être pour d'autres raisons ;

3° Il peut enfin diminuer les douleurs, les sécrétions et les hémorragies et, dans une certaine mesure, soulager les malades dans les cas inopérables et désespérés, et parfois même son influence a pu rendre le cancer opérable.

FIBROMES ET HÉMORRAGIES UTÉRINES

MM. Oudin et Verchère, dans leur intéressante étude, concluent à la cessation des hémorragies ou des écoulements anciens et rebelles, à une certaine diminution des tumeurs et surtout de l'empâtement inflammatoire qui les accompagnent, par l'étude de plusieurs observations dont nous reproduisons la suivante :

« Marie, trente-six ans, ménagère. Rien à signaler comme antécédents héréditaires. Réglée difficilement à dix-neuf ans. A cette époque, troubles anémiques assez sérieux pour avoir nécessité un séjour de trois mois à Laennec. Règles irrégulières très peu abondantes, très douloureuses. Mariée à vingt ans. Les règles cessent d'être douloureuses et irrégulières. Elle a six enfants en dix ans. Grossesses et accouchements normaux.

« Depuis dix-huit mois, les règles augmentent de durée et d'abondance ; puis apparaissent dans l'intervalle des métrorragies, sans douleurs, sans phénomènes de compression ; pourtant la malade sent son ventre augmenter peu à peu de volume. Enfin, depuis six mois, elle perd continuellement. Pendant quelques jours, ce n'est qu'un suintement peu abondant ; puis le sang revient en quantité ; le moindre effort, la plus légère fatigue, un examen au toucher, provoquent de vraies hémorragies.

« 19 *Mai*. — État actuel : femme extrêmement anémiée, teint cireux, muqueuses décolorées, presque exsangues, extrémités froides, vertiges pour le moindre mouvement. Œdème des extrémités et souvent des paupières. Au toucher, l'utérus est antéfléchi et surtout antéversé, le col est très haut, difficile à atteindre, l'orifice regarde en arrière. Le fond de l'utérus est en contact avec la paroi abdominale, remontant de quatre travers de doigt au-dessus de la symphyse. Dans les deux culs-de-sac latéraux, on sent des masses du volume d'une mandarine, moins dures que la tumeur centrale, peu douloureuses, le tout formant un bloc, un pâté immobile dont le bord supérieur se limite mal par la palpation. La malade devait être laparotomisée le 20 mai, quand nous faisons, le 19, notre première application de quinze minutes (1). Elle perd encore dans la journée, mais le soir l'écoulement est très faible, et le lendemain il a complètement disparu.

« 24 *Mai*. — Il n'y a plus eu le moindre écoulement sanguin ni séreux. Le toucher semble montrer des modifications sensibles de la tumeur ; l'utérus est plus mobile, le fond paraît plus éloigné de la paroi abdominale, moins facilement accessible par la palpation.

« 28 *Mai et le 9 Juin*. — Nouvelles séances de quinze minutes.

« 19 *Juin*. — Depuis trois jours, léger écoulement sanguin qui s'est arrêté spontanément dans la nuit du 18 au 19 et qui est complètement terminé ce matin. La malade nous fait remarquer que, quand elle datait encore ses époques, c'est du 15 au 20 du mois qu'elle les avait. Séance de quinze minutes. Au début, léger suintement sanguin autour du tube, mais qui s'arrête pendant la séance.

« La malade a été revue pour la dernière fois le 20 juillet. Elle n'a plus perdu de sang depuis le 19 juin. La tumeur est restée beaucoup plus mobile qu'avant le traitement ; les tumeurs des culs-de-sac latéraux sont à peine perceptibles. L'atténuation du volume total, la mobilité, semblent dues plus à la

---

(1) L'appareil utilisé était un tube de verre de 25 millimètres de longueur et de 2 millimètres de diamètre, contenant 27 milligrammes de bromure de radium à 70 p. 100 de produit pur. Ce tube était fixé au fond d'une longue tige d'aluminium creuse ayant la forme et les dimensions d'un hystéromètre de $3^{mm},5$ de diamètre. D'après les auteurs, l'appareil ainsi disposé rayonnait 920 unités.

résorption de périmétrite, d'empâtement inflammatoire, qu'à la disparition du fibrome. L'état général est excellent.

« La malade, revue dans les premiers jours de septembre, est dans le même état. Elle a eu ses règles en août pendant cinq jours. »

Voici maintenant parmi d'autres un cas d'hémorragie sans corps fibreux.

« Mme G..., trente-cinq ans, mariée, pas d'enfant, se voit malade pour la première fois, en mai 1905; elle est envoyée par le Dr Barthélemy. Quatre ans auparavant ont commencé des métrorragies; d'abord les règles sont survenues de plus en plus longues et abondantes, puis l'écoulement sanguin est devenu permanent, la malade n'ayant plus aucune indication des dates mensuelles. C'est le plus souvent un suintement léger qui, à chaque instant, à l'occasion de la moindre fatigue, souvent sans cause apparence, s'exagère au point que la malade souille cinq ou six serviettes dans la journée; souvent même elle est obligée de rester étendue pendant vingt-quatre ou quarante-huit heures.

« On a fait, en 1902, un curettage, qui a été suivi pendant trois semaines d'une cessation de l'écoulement; puis il a recommencé. Elle a subi cinquante séances d'électrolyse, qui, d'après les renseignements qu'elle donne, a dû être faite à très haute intensité. L'écoulement a diminué peu à peu, puis s'est arrêté, mais a reparu quinze jours après la dernière séance, aussi abondant que jamais.

« Depuis dix-huit mois, les pertes sanguines n'ont pas cessé un seul jour; douleurs lombaires presque constantes.

« Malgré cela, l'état général n'est pas mauvais. Femme grasse, à teint assez coloré. L'utérus est un peu gros, mais on n'y sent pas d'induration; pas de corps fibreux; il est plutôt mou et ne remonte pas au-dessus du pubis. Col gros, mais sans exagération, non ulcéré, pas de déviation.

« De mai 1905 à janvier 1906, je fais une vingtaine de séance d'électrolyse positive de vingt minutes chaque et de 20 milliampères par série de trois à sept séances. Il y a de l'amélioration en ce sens que les pertes abondantes ont bien diminué; mais le suintement persiste, la patiente finit par se lasser et cesse de venir.

« En octobre 1906, après les résultats intéressants que nous avions obtenus dans les métrorragies de corps fibreux, j'écris à la malade et la fais revenir.

« Depuis le mois de mars, l'écoulement a reparu plus abondant que jamais.

« Je fais les 19, 22 et 26 octobre, trois applications de radium de dix minutes chaque.

« Dès la première séance, l'hémorragie a été remplacée par un écoulement d'eau rousse, de moins en moins colorée et qui a cessé le 28 octobre pour reparaître le 10 novembre; le 12 et le 13, écoulement sanguin, qui s'arrête complètement et spontanément le 15.

« Le 22 novembre, nouvelle séance de vingt minutes.

« Du 9 au 15 décembre, quelques taches d'eau rousse. Et, depuis lors, c'est fini, complètement fini. La malade a eu ses règles le 7 janvier; elles ont duré cinq jours, un peu abondantes, et depuis, tous les mois, elle est réglée normalement pendant cinq jours, pas le moindre écoulement dans l'intervalle des règles. Les douleurs lombaires ont disparu. J'ai revu la malade ces jours derniers ; son état est demeuré parfait. »

Techniques. — La tige creuse qui contient le radium à l'état libre dans un tube de verre est, pour traiter les fibromes, la forme qui paraît la meilleure.

En effet, nous avions fait construire deux sondes en gomme recouvertes à leur extrémité de vernis radifère : elles étaient, souples, et il semblait que le passage, parfois si tortueux, de certains trajets utérins eût été facilité, mais il était nécessaire de recouvrir ces sondes d'écrans métalliques non seulement pour les protéger, mais surtout pour obtenir les rayonnements surpénétrants aussi isolés que possible, en sorte que ces sondes, utiles pour d'autres affections gynécologiques, ne répondaient pas aux conditions nécessaires pour le traitement des fibromes.

Le tube en verre introduit dans la sonde doit avoir le plus petit diamètre possible ; il doit contenir au minimum 1 centigramme de sel de radium pur. Une plus grande quantité ferait mieux encore, et il faut chercher à utiliser les tubes les plus radio-actifs ; avec la méthode du « feu croisé » dont nous allons montrer l'application, ces activités sont fortement accrues.

La tige creuse doit être de plusieurs modèles afin de faciliter la pratique. Certaines tiges seront droites, d'autres en forme d'hystéromètre, et dans ce cas dévissables à leur extrémité afin de pouvoir y glisser le tube de verre dans la portion relevée au delà du coude.

Ces tiges seront en aluminium et de diamètre différent, soit dans leur partie creuse, soit dans leur circonférence extérieure, qui variera avec l'épaisseur des parois. On pourra ainsi soit mettre le tube de verre à nu dans un tube creux à paroi mince ou épaisse, soit enfermer au préalable le tube de verre dans un petit tube de plomb de 1/10 à 5/10 de millimètre ou plus si possible, et introduire le tout dans la tige creuse.

Ces diverses indications relèvent de deux ordres de considérations :

1° On rencontre souvent une grande difficulté à passer une tige le long du trajet utérin. Les fibromes fréquemment déforment l'organe, et les trajets sont fort tortueux et longs, mesurant jusqu'à 15 et 20 centimètres.

Dans un des cas soumis à notre traitement au début de nos essais, l'hystéromètre ne pénétrait pas ; seule, une sonde molle parvenait et avec peine à parcourir les 15 centimètres de profondeur qu'avait l'utérus. Nous dûmes renoncer au traitement, parce que le vernis radifère, bien que recouvert de toile caoutchoutée, subissait un frottement préjudiciable, et parce que l'absence d'écrans métalliques obligeait, pour éviter les inflammations irritantes, à des séances trop fréquentes et trop courtes.

Il faut donc avoir sous la main des formes différentes afin d'aboutir au passage dans les meilleures conditions.

2° La technique doit avoir recours aux rayons surpénétrants.

Les tissus fibreux à traiter sont épais et denses ; il faut les inonder le plus complètement de rayons très durs.

Avec la radio-activité extérieure 4 000 composée uniquement de rayons β durs et γ, on pourra laisser l'appareil, s'il ne se produit pas de coliques, une nuit sur deux, par séries de cinq à six applications, séries renouvelées cinq à six fois à dix jours d'intervalle.

Pour les gros fibromes, ces doses sont insuffisantes ; mais on peut simultanément agir à travers la paroi abdominale de la manière suivante :

Un appareil très puissant enveloppé de 2 millimètres de plomb laissant filtrer un rayonnement d'activité 4 000 à 6 000 est fixé chaque nuit *sur une place différente.*

Ainsi par cette méthode il y aura combinaison par « feu croisé » des rayonnements surpénétrants et augmentation considérable dans la profondeur de l'intensité de ces rayonnements.

En résumé, nous pensons que, si aucun motif n'impose l'intervention chirurgicale, s'il n'y a pas urgence, on sera en droit d'essayer le radium. Nulle part, à vrai dire, ces tentatives ne seront plus autorisées, car les risques sont nuls, et les avantages peuvent être grands. Dans certains cas, les hémorragies, les écoulements s'arrêtent ; les tumeurs régressent en partie, délivrant les malades d'une part de leurs symptômes subjectifs ; elles deviennent plus mobiles, se libérant en quelque sorte par résorption de leurs adhérences inflammatoires périphériques.

MÉTRITES

Dans les métrites catarrhales chroniques, le nombre de cas traités est assez grand pour autoriser à quelques conclusions sur l'utilité de la radiumthérapie ; les divers observateurs sont tous d'accord.

En réunissant aux nôtres, qui sont au nombre de douze, les observations de nos confrères, nous trouvons une trentaine de cas où toujours il y a eu un résultat intéressant et favorable. Quelques-uns malheureusement n'ont pu être suivis assez longtemps, ni revus. Beaucoup ont été probants, et toujours dans ces cas les phénomènes de régression ont évolué à peu près de la même manière.

Aussi est-il difficile de méconnaître l'action définitivement favorable du radium sur les métrites. Sous l'influence des rayons, l'ectropion régresse, les hémorragies diminuent et les douleurs cessent le plus souvent. Pendant l'action des rayons, — peut-être s'agit-il de l'excitation mécanique due à la pression de l'instrument dans l'utérus, — il se produit souvent des douleurs utérines, des coliques qui peuvent obliger à modifier la technique, à adopter des applications plus courtes, mais plus fréquentes, douleurs en tout cas qu'il faut bien distinguer des douleurs dues à la métrite, qui, elles, s'arrêtent et disparaissent après les premières applications.

Plusieurs métrites ont paru absolument guéries un mois à six semaines après la fin des applications, et, dans ces cas, l'hystéromètre a montré qu'il ne s'était nullement produit d'atrésie du col.

Parmi les métrites que nous avons traitées, nous en citerons trois qui nous paraissent probantes; les autres ont régressé à peu près de la même manière.

L'une des trois métrites dont nous voulons parler offrait l'exemple d'un cas extrêmement étendu (corps et col), rebelle, d'infiltration inflammatoire profonde, hémorragique et purulente, avec ectropion considérable. Nous la prendrons comme type, car elle présentait volontiers un maximum d'intensité, et ce cas est précisément un de ceux qui ont pu être assez longuement suivis.

Une malade âgée de vingt et un ans présente des végétations périvulvaires, mais nous lui trouvons aussi, le 13 juin 1906, une métrite très accusée. Le col est extrêmement gros et dur; il est presque entièrement recouvert d'une masse rouge végétante et dure de base, au point qu'il est permis un instant de songer à un chancre du col. Il s'agit d'un ectropion considérable. Toute la muqueuse saigne aisément; il y a du reste de fréquentes hémorragies. L'hystéromètre pénètre à plus de 7 centimètres. Les culs-de-sac vaginaux sont baignés de muco-pus, et de l'orifice utérin s'écoulent en abondance des glaires muco-purulentes et sanieuses. Il y a des douleurs abdominales, et les règles sont extrêmement douloureuses. La malade prétend que ces lésions datent de plus d'un an.

Nous sommes en présence d'un de ces cas rebelles entre tous, défavorables par excellence, où le curettage s'impose.

Toutefois nous décidons de surseoir à toute intervention chirurgicale et d'essayer d'abord les effets du radium.

Nous possédions alors (c'était avant l'ouverture du Laboratoire du radium) un appareil à tige cylindrique du même type et de la même forme que le n° 10 de notre tableau (n° 6, p. 7), mais dont le vernis radifère, sur une longueur de 2 centimètres, contenait un sel pur. Cet appareil fort actif fut introduit dans le trajet utérin, plus ou moins profondément, de façon à intéresser la muqueuse enflammée dans toute son étendue.

Pour agir sur l'ectropion, nous avons employé l'appareil n° 5 (p. 7), contenant aussi un sel pur. Sa surface était très inférieure à l'étendue de l'ectropion; mais, en le tenant éloigné de quelques millimètres et en le déplaçant légèrement, nous pouvions influencer la surface entière.

Le 14 et le 19 juin, l'appareil tige est appliqué vingt minutes.

Les applications de l'appareil à plateau carré pendant vingt minutes sont commencées le 21 juin. Alors déjà l'ectropion a pâli, il s'est rétracté et légèrement réduit, le col a changé d'aspect; il saigne beaucoup moins. Quelques coliques utérines se sont produites au cours des applications.

On fait encore pendant vingt minutes la double application dans le canal et sur le col le 21 et le 26 juin.

Le 28 juin, il apparaît à la surface de l'ectropion très fortement réduit une fausse membrane blanchâtre peu adhérente qui s'enlève aisément avec du coton.

Le 11 août, le bourgeon de la lèvre supérieure a complètement disparu; la muqueuse de l'orifice du col paraît saine à cet endroit. A la lèvre inférieure, l'ectropion a diminué sensiblement, mais il persiste dans sa portion moyenne en connexion avec l'orifice utérin une petite rougeur de la dimension d'une lentille.

L'hystéromètre est introduit facilement, sans déterminer d'hémorragie.

Du reste, le col a complètement changé d'aspect; il a repris une souplesse et une forme à peu près normales.

Il n'y a plus eu d'hémorragie depuis un mois; l'écoulement n'est pas absolument tari, mais il a changé de caractère; il est glaireux, clair et peu abondant.

La malade revue deux mois après est en excellent état, l'aspect du col est normal; la petite érosion de la lèvre inférieure persiste, mais il n'y a plus aucun écoulement; les douleurs, les pesanteurs ont disparu.

Nous considérons ces résultats comme absolument remarquables à des titres divers. Cette durée d'application, de quatre-vingts minutes dans le canal et de soixante minutes sur l'ectropion, répartie en trois et quatre séances avec une moyenne de trois jours d'intervalle au cours de douze jours, représente une puissance d'action qui, sur peau saine, avec cette radio-activité très élevée, aurait déterminé une vive inflammation.

Les rayonnements d'ensemble étaient ici utilisés, ceux de faible pénétration n'étant pas arrêtés. Or la muqueuse utérine a parfaitement résisté; elle s'est réduite sans inflammation ulcérative apparente et sans se rétracter ultérieurement.

Nous avions voulu, à propos de ce cas, expérimenter la résistance de la muqueuse; mais dans ceux que nous avions précédemment traités nous avions interposé une lame d'aluminium de 1/100 de millimètre enveloppée d'un capuchon de caoutchouc, et, depuis, nous avons toujours, même lorsque les rayonnements d'ensemble ont été utilisés, supprimé les rayons α et β mous.

L'action décongestive et hémostatique a été très nette dans toutes nos observations.

Quant aux signes subjectifs, si des coliques se sont manifestées pendant les applications et quelques heures après, une diminution rapide des pesanteurs abdominales s'est produite.

Voici deux autres cas qui confirment le précédent :

Une malade, âgée de vingt-cinq ans, présente en mai 1905 une métrite catarrhale chronique du col avec ectropion considérable. Le même appareil que celui de l'observation précédente est utilisé, mais enveloppé d'une feuille d'aluminium de 1/100 de millimètre qui fait environ trois fois le tour, soit 3/100 d'épaisseur ; le tout est engainé et maintenu par une capote de toile caoutchoutée.

Pour l'ectropion, nous employons directement sans écran l'appareil carré n° 5 (p. 7).

En dix-neuf jours, il a été fait dans le col six applications de vingt minutes et sur l'ectropion quatre de même durée. L'amélioration s'est produite rapidement, et, un mois après la dernière application, on notait la disparition du catarrhe et de l'ectropion, sauf sur une petite étendue de la lèvre inférieure. Le col avait repris sa souplesse et n'était nullement endommagé.

La persistance de la petite érosion à la lèvre inférieure se retrouve presque dans tous les cas où l'ectropion était primitivement considérable. C'est là un point où la muqueuse est de faible résistance, et nous avons souvent vu cette petite érosion persister ; mais le reste de la muqueuse est en si parfait état au moins en apparence qu'on peut considérer cette érosion comme insignifiante.

Voici un cas traité avec un appareil radio-utérin dont le vernis contenait en totalité 9 centigrammes de sel de radium d'activité initiale 500 000.

L'hystéromètre ne pénètre pas facilement au delà du col de l'utérus ; l'ectropion recouvre toute la lèvre inférieure, le col est gros et dur. Il y a quelques pesanteurs abdominales. L'écoulement des glaires est assez abondant, mais peu sanieux.

Nous concluons à une métrite localisée du col. Il est inutile, dans ce cas, d'employer la portion terminale de la tige. Celle-ci est alors dévissée, et c'est la cupule avec la première portion de la tige qui seules vont être employées. Après enveloppement dans 3/100 d'aluminium et une gaine de caoutchouc épais, l'appareil est saisi au moyen d'une pince longue par le prolongement de la tige qui apparaît pour cet usage au verso de la cupule. Il traverse aisément le spéculum et est introduit dans le col, la cupule vient s'appliquer sur le museau de tanche. Nous avons mis sur la cupule, au-dessous du caoutchouc, une épaisseur de 1/10 de plomb dans la partie correspondant à la lèvre supérieure non malade pour la ménager.

Cinq applications de vingt minutes sont faites à un jour d'intervalle. Six semaines après, il semble que la métrite ait disparu. Il ne reste plus aucun des signes constatés avant le traitement, et la régression s'est faite sans irritation, sans inflammation supplémentaire apparente.

La plupart de nos observations ont confirmé ces résultats.

Les cas suivants appartiennent aux Drs Émery et Lacapère.

« Les malades atteintes de métrite qui ont été traitées par le radium à Saint-Lazare ont paru presque toujours s'améliorer ; quelques-unes d'entre elles n'ont pu être gardées assez longtemps dans le service pour qu'on pût se rendre suffisamment compte des suites.

« D'une façon générale, il a semblé que ces améliorations se produisaient surtout de quatre à six semaines après le traitement, et les malades que nous avons vues dans la suite sont restées complètement guéries. Les appareils utilisés provenaient du Laboratoire biologique du radium. »

Une malade, âgée de vingt-deux ans, présente une métrite cervicale glaireuse avec ulcération légère du col.

« Une première application est faite le 11 juin 1908 avec une tige radifère de 3 centimètres de long, engainée de caoutchouc, ce qui réduit le rayonnement à l'activité 4 000 environ (Beaudoin). La durée d'application est de vingt-quatre heures ; traitement parallèle par des injections de permanganate. Cinq autres applications sont faites dans les mêmes conditions les jours suivants.

« Le 10 juillet, la métrite a beaucoup diminué.

« Dans un cas de métrite muco-purulente chez une malade âgée de vingt-cinq ans, le col est enflammé, gros et présente de l'ectropion. On commence les applications de radium le 19 juin 1908 avec une tige cylindrique de 2^cm,5 de long, contenant 2 centigrammes de sulfate de radium d'activité 50 000, et engainée de caoutchouc. La tige est laissée en place vingt-quatre heures. Pour les trois applications suivantes, on utilise un appareil d'activité 100 000. Le 20 juillet, la malade n'a plus qu'un écoulement très faible ; les lèvres du col sont encore granuleuses, mais en meilleur état.

« Pour une métrite purulente avec fort écoulement, on fait le 22 juin des applications de la tige 100 000 engainée de caoutchouc mince, laissée en place vingt-quatre heures. Quatre applications sont d'abord faites à trois jours d'intervalle, puis deux à une semaine d'intervalle.

« La malade, au bout d'un mois, ne présente plus aucun écoulement.

« Pour une métrite cervicale avec ectropion et un écoulement séro-purulent, des applications de radium sont commencées le 19 juin ;

une tige d'activité 500 000 sous gaine de caoutchouc est laissée en place vingt-quatre heures. Cinq applications sont faites à trois jours d'intervalle. Le 10 juillet, l'amélioration est notable; l'écoulement très faible. L'ulcération (ectropion), qui n'a pas été en contact avec le crayon radifère, n'est pas modifiée. Le 17 juillet, la malade est guérie; elle a été revue depuis plusieurs fois, et l'affection n'a pas récidivé ».

Technique. — L'appareil radio-utérin répond aux diverses conditions nécessaires pour le traitement des métrites. Il est facile de comprendre les divers avantages qu'offre cet appareil.

Nous n'y insisterons pas.

Mais la question du choix des intensités radio-actives est intéressante et délicate à formuler.

En général, le mieux est d'agir sans irriter la muqueuse ou du moins en ne déterminant que des irritations légères. Trois moyens s'offrent pour aboutir à ce résultat :

1° On emploiera soit les tiges recouvertes de sel de radium faible (50 000 ou même 30 000). Ces radio-activités, desquelles on supprimera les rayons α et β mous par les enveloppes et écrans légers de $0^{mm},01$ à $0^{mm},05$ d'aluminium, seront appliquées quatre à six heures, réparties en cinq jours avec un jour d'intervalle ;

2° On choisira des sels d'intensité très forte (500 000) (dont on arrêtera aussi les α et β mous), qu'on laissera en contact, cinq à dix minutes, cinq à six fois à un jour d'intervalle ;

3° Enfin ces derniers sels d'activité forte, enveloppés d'écrans de 1/10 à 5/10 de millimètre de plomb ou d'argent, seront laissés à demeure cinq heures à deux reprises différentes avec intervalle de deux jours.

Telles sont les méthodes qui nous paraissent appelées au meilleur résultat.

Nous pensons pour conclure que l'emploi du radium dans les métrites, ces affections si rebelles et déconcertantes par leur ténacité, et contre lesquelles nous sommes trop souvent désarmés, est absolument indiqué; dans certains cas même, il apparaît comme le moyen le plus efficace que nous possédions.

URÉTRITES CHRONIQUES

Les résultats que MM. Oudin et Verchère ont obtenu dans l'urétrite chez la femme ont été inconstants.

Nous pensons, d'après nos propres essais, qu'il faut agir avec des rayons très actifs, mais laissés un temps très court, selon le type des techniques adoptées pour les eczémas. La durée prolongée irrite mécaniquement la muqueuse. Une tige de haute puissance radio-active, recouverte de toile caoutchoutée assez épaisse pour arrêter les rayons α et β mous, laissée en place deux à trois minutes par jour, cinq à six fois à un jour d'intervalle, représentera de bonnes conditions de technique.

L'urétrite chronique est si rebelle et si difficile à guérir par les procédés thérapeutiques habituels que des tentatives radiumthérapiques sont légitimes.

Dans d'autres affections génito-urinaires où nous avons utilisé le radium, des résultats intéressants ont été obtenus; mais nous ne voulons point insister sur des cas isolés.

Il s'agissait, entre autres, de la fonte d'une *agglomération de végétations* qui siégeait dans le cul-de-sac inférieur vaginal (fait à rapprocher de ce que nous avons dit page 316 sur les végétations); d'un cas d'*esthiomène vulvaire* qui subit une amélioration très évidente, après avoir résisté à divers autres traitements; d'un cas d'*ulcération banale chronique* d'origine probablement blennorragique qui fut, lui aussi, notablement amélioré.

En résumé, il résulte de l'ensemble de ces faits que la radium-thérapie appliquée à la gynécologie, bien qu'à son début, a prouvé suffisamment sa valeur pour qu'on doive la prendre en très sérieuse considération. Nous lui croyons pour notre part un grand avenir.

QUALITÉS ET AVANTAGES
PROPRES A LA RADIUMTHÉRAPIE

Une science n'est constituée que du jour où elle est en possession de procédés rigoureux d'investigation, et la conception qu'on doit s'en faire n'est précise que lorsqu'on connaît la méthode qu'elle emploie.

C'est précisément dans le but de donner à la radiumthérapie un caractère réellement scientifique que toujours, dès le début de nos recherches, nous avons eu le souci des méthodes et des dosages.

Aujourd'hui, nous pouvons considérer que cette branche de la physiothérapie est définitivement sortie pour une part de la phase de tâtonnements et d'empirisme où elle végétait.

Au point de vue physique, nous sommes en possession d'énergies analysées, connues ; nous savons quelles quantités et quelles qualités physiques possèdent les rayonnements mis à notre service.

Au point de vue clinique, nous connaissons la façon de manier les appareils et les dosages qui sont nécessaires pour obtenir tels ou tels résultats.

Certes ces notions ne sont définies que dans leurs grandes lignes générales ; la part de l'expérience, du sens clinique, de la sagacité du radiumthérapeute demeure toujours très grande et domine dans les détails.

Il en est ici comme de toute autre thérapeutique, où ce sont les qualités individuelles du praticien qui président aux conditions de succès et à la meilleure mise en valeur de l'arme offerte et utilisée.

Nous tenons à résumer, en dernière analyse pour les mieux souligner, les qualités saillantes de la radiumthérapie, celles qui lui constituent son originalité.

1° *Action élective*. — Les rayons du radium ont une action élective sur certains tissus morbides, entre autres les tissus épithéliomateux, les angiomes, les chéloïdes, les eczémas, etc ; ils peuvent, selon les dosages, les modifier sans les irriter, sans déterminer d'inflammation surajoutée, en déviant le processus pathologique dont ils sont le siège vers une évolution réparatrice.

Cette action peut s'exercer non seulement sur des lésions quand elles sont facilement accessibles, mais aussi quand elles siègent à une certaine profondeur.

C'est ainsi qu'une néoplasie maligne sous-cutanée, par exemple, pourra être favorablement modifiée sans que la peau subisse d'irritation.

2° *Action révulsive dans un but thérapeutique*. — En modifiant les dosages on peut obtenir, soit en surface, soit plus profondément et en intéressant la surface, une inflammation des tissus à des degrés divers allant jusqu'à la destruction.

Cette action thérapeutique des rayons (globaux ou surpénétrants) est fort utile dans bien des cas, et ce qui la caractérise, c'est la valeur spéciale des tissus de réparation. Mais il faut savoir limiter son emploi, car toute irritation doit être évitée chaque fois que celle-ci peut nuire à la réparation esthétique des tissus et à leur évolution ultérieure.

3° *Existence et utilisation des rayons* α *et* β. — Le radium est le seul agent physique qui actuellement nous donne la possibilité d'utiliser ces rayons. Le rôle thérapeutique des rayons α et β est très nettement mis en évidence dans le traitement de certaines lésions de surface (eczéma). Ces rayons, selon les dosages et la nature des tissus, jouissent dans une certaine mesure de la propriété élective ; ils ne sont pas exclusivement révulsifs.

4° *Puissance de pénétration des rayons* β *durs et* γ. — *Leur utilisation*. — Les rayons β durs et γ offrent le double avantage de pouvoir être utilisés avec ou sans filtrage.

Dans ce dernier cas (rayonnement global), on arrive à compenser par diverses méthodes (feu croisé, applications courtes et fréquemment répétées, etc.) leur valeur quantitative faible et à accumuler dans la profondeur une intensité radioactive suffisante sans que les rayons peu pénétrants irritent la surface.

Par un jeu de filtres, on peut sélectionner les β durs et les γ, les employer isolés des rayons peu pénétrants et utiliser ainsi selon les cas leurs propriétés destructives ou électives spéciales.

Par la longue durée des applications, on parvient à compenser leur faiblesse quantitative et à accumuler leur énergie de façon à permettre leur action en profondeur. Cela explique que, lorsque les tissus à traiter sont « terrain d'élection » et siègent dans la profondeur, ces rayons puissent les modifier favorablement sans altérer la surface.

Ces qualités appartiennent en propre à la radiumthérapie ; leur valeur pratique dérive en grande partie des deux avantages suivants : la commodité et la souplesse.

C'est aussi cette spécificité qui explique la possibilité de l'action curative en surface sans irritation nécessaire.

5° _Commodité_. — La commodité du manuel opératoire permet les longues durées d'applications. La facilité du transport des appareils, l'absence de toute contrainte, de tout appareillage bruyant trouve son importance pour le traitement des enfants en bas âge, des vieillards, des malades pusillanimes ou impotents.

6° _Souplesse_. — Cette qualité comporte la facilité d'adaptation des appareils aux régions, la grande variété des modalités et des combinaisons opératoires.

Qu'on emploie des toiles radifères, des tubes ou des appareils métalliques à vernis, chaque appareil peut varier de puissance à l'infini, selon le poids de sel utilisé, la teneur de ce sel en radium pur et la forme des appareils.

Nous résumerons, _à titre d'exemple_, quelques-unes des combinaisons possibles en prenant pour type l'appareil n° 1.

Avec cet appareil, soit qu'on l'emploie à nu ou recouvert de la série des écrans, soit qu'on le laisse au contact des tissus un temps plus ou moins long, on peut aboutir aux effets suivants :

1° **Action surtout en surface sans irritation.** — _a._ Lésions superficielles (eczéma, névrodermite, etc.). — Application de l'appareil à nu ou enveloppé de toile fine caoutchoutée.

Durée : une à trois minutes, trois jours de suite, à renouveler trois ou quatre fois à une semaine d'intervalle.

_b._ Lésions d'épaisseur un peu plus grande (lichénifications épaisses, etc.). — Application de l'appareil recouvert de 4/100 à 8/100 de millimètre d'aluminium, cinq feuilles de papier et toile caoutchoutée.

Durée : trois à six minutes cinq jours de suite, renouvelées plus ou moins fréquemment avec une semaine d'intervalle, selon l'épaisseur des tissus traités.

_c._ Lésions sur lesquelles il faut agir plus profondément (cancer superficiel, chéloïde). — Appareil recouvert de 1/10 de millimètre de plomb, dix feuilles de papier et toile caoutchoutée (1).

Durée : deux heures réparties en huit jours, renouvelées à une semaine d'intervalle.

2° **Action en surface avec destruction (cancer superficiel, nævus**

---

(1) Au cours de notre travail, nous avons souvent parlé d'écrans sans mentionner l'adjonction de feuilles de papier et de toile caoutchoutée. Il est bien entendu que celle-ci existe toujours, et c'est pour éviter les redites qu'elle n'a pas toujours été indiquée.

pigmentaire, etc.). — Application de l'appareil sans écran ou avec écran de 1/100 à 5/100 d'aluminium.

Durée : trois heures consécutives, ou quatre heures réparties par heure en quatre jours.

3° **Action en profondeur sans irriter la surface (chéloïde, cancers, etc.).** — Écran de 5/10 de millimètre de plomb.

Durée : une heure trois jours de suite, série renouvelée une semaine après.

Écran de 1 millimètre de plomb.

Durée : trois heures six jours de suite ou douze heures consécutives.

Écran de 2 millimètres de plomb (cancer de la profondeur, cancer du sein par exemple).

Durée : soixante-dix heures environ par fraction de dix à douze heures tous les deux jours.

Écran de 3 millimètres de plomb.

Durée : cent cinquante heures par fraction de dix heures tous les deux jours.

4° **Action en profondeur avec irritation de la surface (cancer intéressant le derme et de base assez profonde).** — Écran de 1 millimètre de plomb.

Durée : soixante-douze heures consécutives.

Ces diverses évaluations, qui montrent la multiplicité d'emploi d'un même appareil, sont loin d'épuiser le nombre des combinaisons possibles ; de plus, elles ne sont qu'approximatives, car elles varient selon la nature des lésions, et selon qu'on utilise tout ou partie de la surface de l'appareil.

Or, si l'on ajoute à ces variétés nombreuses celles qui résultent des combinaisons d'appareils, selon la méthode du « feu croisé » par exemple, selon la méthode de l'introduction des tubes ou des injections, on conçoit que cette expression de *souplesse* attribuée à l'instrumentation radiumthérapique soit absolument justifiée.

7° ***Introduction du radium dans les tissus.*** — Enfin, grâce à la solubilité du radium, grâce à la facilité avec laquelle ce corps se laisse, à l'état de poudre impalpable, mélanger à diverses substances, ont peut introduire l'énergie radio-active dans l'intérieur des tissus et de l'économie non seulement sous forme de rayons, mais aussi d'émanation.

Il y a là tout un champ ouvert à la thérapeutique, qui actuellement n'appartient à aucune autre substance qu'au radium.

On voit, en somme, combien la nouvelle arme dont nous disposons est complexe et combien elle offre de modalités distinctes ; il faut savoir l'utiliser sous ses différentes formes et se garder de la réduire à l'une quelconque d'entre elles.

Si nous avons tenu à insister, à la fin de notre travail, sur ces diverses qualités et avantages, c'est parce que leur ensemble forme un tout qui crée à la Radiumthérapie une situation absolument spéciale, et lui confère dans l'arsenal général de la thérapeutique une place à part définitive et déjà grande.

TABLE DES MATIÈRES

5465-08. — CORBEIL Imprimerie CRÉTÉ.

MALADIES DE LA PEAU

Par E. GAUCHER

PROFESSEUR DE CLINIQUE DES MALADIES CUTANÉES ET SYPHILITIQUES
A LA FACULTÉ DE MÉDECINE DE PARIS, MÉDECIN DE L'HÔPITAL SAINT-LOUIS.

1909, 1 vol. gr. in-8 de 508 pages, avec 180 photogravures : **10** fr. Cart. : **11** fr. **50**

BIBLIOTHÈQUE DE THÉRAPEUTIQUE

PUBLIÉE SOUS LA DIRECTION DE
A. GILBERT et P. CARNOT

PHYSIOTHÉRAPIE
4 volumes

★

ÉLECTROTHÉRAPIE
Par le Dr NOGIER
PROFESSEUR AGRÉGÉ A LA FACULTÉ DE MÉDECINE DE LYON

1909. 1 vol. in-8, de 528 pages, avec 251 figures, cartonné........ **10** fr.

★ ★

RADIOTHÉRAPIE, RADIUMTHÉRAPIE,
Photothérapie, Thermothérapie
Par les Drs OUDIN et ZIMMERN

(En préparation.)

★ ★ ★

KINÉSITHÉRAPIE
MASSAGE, MOBILISATION, GYMNASTIQUE

PAR

les Drs CARNOT, DAGRON, DUCROQUET,
NAGEOTTE-WILBOUCHEWITCH, CAUTRU, BOURCART

1909. 1 volume in-8 de 559 pages, avec 356 figures, cartonné...... **12** fr.

★ ★ ★ ★

MÉCANOTHÉRAPIE
Rééducation, Jeux et Sports, Méthode de Bier
HYDROTHÉRAPIE

PAR

les Drs FRAIKIN, GRENIER DE CARDENAL,
CONSTENSOUX, TISSIÉ, DELAGENIÈRE, PARISET

1909. 1 volume in-8 de 404 pages avec 114 figures, cartonné..... **8** fr.

Traitement des Maladies Cutanées et Vénériennes

Par les Drs CH. AUDRY et J. NICOLAS
Professeurs de Clinique des maladies cutanées et syphilitiques aux Universités de Toulouse et de Lyon
et le Dr M. DURAND, Professeur agrégé, chirurgien des hôpitaux de Lyon

1909, 1 volume in-8 de 700 pages, avec 150 figures. Cartonné........... **12** fr.